Die Individuelle Therapie

Rainer Strebel   Michael Gienger

Die Individuelle Therapie

Ein neuer Weg zu Gesundheit und Wohlbefinden

Einfache Diagnose – wirkungsvolle Anwendungen

AT Verlag

© 2005
AT Verlag, Baden und München
Lektorat: Karin Breyer, Freiburg i. Br.
Umschlagbild: Bildagentur Baumann AG, Würenlingen
Lithos: AZ Print, Aarau
Druck und Bindearbeiten: Appl, Wemding
Printed in Germany

ISBN 3-03800-216-X

www.at-verlag.ch

Inhalt

Vorwort

Nichts ist unheilbar! Das sind große Töne – aber wahr. Ist Heilung schwierig oder unmöglich, liegt es nicht daran, dass es keine Möglichkeiten gäbe, sondern daran, dass wir diese nicht kennen oder ausschöpfen. Gerade die Naturheilkunde umfasst eine solche Fülle von Heilweisen, dass sich im Grunde für jeden Menschen in jeder Situation die richtige Maßnahme finden lässt – sofern wir ein geeignetes System zum Suchen und Finden besitzen!

Doch gerade daran mangelt es. Sowohl in der Schulmedizin als auch in der Naturheilkunde haben wir heute eine fortgeschrittene Spezialisierung: Da gibt es Internisten, Chirurgen, Orthopäden, Onkologen, Kardiologen usw. – oder eben klassische Homöopathen, Phytotherapeuten, Akupunkteure, Steinheilkundler usw. Wohin soll man sich wenden? Wo findet sich der richtige Schlüssel zur Lösung des eigenen Problems?

Der Weg zur individuellen Lösung ist für viele Patientinnen und Patienten ein langer Marsch durch Versuch und Irrtum. Gerade aufgrund der bestehenden Spezialisierung sucht man planlos hier und dort, bekommt sich widersprechende Auskünfte, hat Teilerfolge und Rückschläge, wechselt zwischen Hoffnung und Frustration. Vielleicht leitet sich das Wort »Patient« deshalb von lateinisch *patientia,* »Geduld«, ab?

Die Erkenntnis, dass nicht jede Methode bei jedem Menschen hilft, ist eine der wenigen, bei denen sich Schulmedizin und Naturheilkunde einig sind. Also müsste man doch nur ein System finden, mit dessen Hilfe sich *in einem konkreten Fall* wirksame und unwirksame Maßnahmen von vornherein unterscheiden lassen – und schon ließe sich der lange Marsch durch die medizinischen Instanzen abkürzen. Und nicht nur das: Dann wäre Heilung oftmals auch rechtzeitig möglich – bevor es am Ende eines langen Weges heißt: »Wären Sie doch früher gekommen!«

»Individuelle Therapie« ist der Name eines Konzepts, mit dessen Hilfe sich die individuelle Wirksamkeit einer Maßnahme, Medizin oder Methode bereits austesten lässt, bevor sie zur Anwendung kommt. Nicht mehr Versuch und Irrtum, sondern Sicherheit und Gewissheit sind damit die Fundamente einer Therapie, die zugleich eine Vielfalt von Möglichkeiten zu verbinden weiß.

Dieses Konzept ermöglicht, genau herauszufinden, welche individuellen Ursachen hinter einer Erkrankung stehen und welche individuellen Lösungen dazu passen. Denn so einzigartig wie unser Fingerabdruck, so einzigartig ist auch jede Lebenssituation, jedes Problem, jede Erkrankung und jeder Heilungsweg in unserem Leben. Wenn wir diese Einzigartigkeit anerkennen, berücksichtigen und uns konsequent darauf einstellen – dann ist tatsächlich nichts unheilbar.

Viele Menschen haben heute eine kuriose Einstellung zu Gesundheit und Krankheit gewonnen. Es hat sich die Überzeugung gebildet, dass wir schuften müssen, wie die Ochsen, oder abhängen, bis der Sessel bricht; dass wir essen sollen, was das Genlabor kreiert, oder trinken können, was die Chemie beschert; dass wir schlafen dürfen im schönen High-Tech-Bett und die Lebensfreude aus der Bierflasche quillt; dass wir am besten mit dem Auto zum Briefkasten fahren und alles tun und lassen können, solange wir Steuern zahlen; dass uns glücklich macht, was die Werbung verspricht – und dass Probleme, die daraus entstehen, mit einer kleinen Pille zu lösen sind. Oder mit einem homöopathischen Mittelchen, einem Kraut, einem Stein oder was auch immer … Wir bleiben, wie wir sein sollen, und was dabei stört, wird halt beseitigt.

Mit dieser Einstellung räumt die Individuelle Therapie sehr schnell auf. Individuell zu therapieren bedeutet, ganz genau zu schauen, welche Faktoren in der persönlichen Situation zu einem bestimmten Problem oder einer bestimmten Beschwerde führen – und genau diese Dinge zum Wohl für sich und andere zu ändern. Die persönlich zugeschnittenen Maßnahmen und eventuellen Veränderungen sind also der Schlüssel zur Heilung.

Zwei Faktoren bestimmen den Erfolg der Heilung: Zum einen die Erkenntnis der Ursachen, der notwendigen Veränderungen und unterstützenden Maßnahmen. Das ist die Aufgabe des Arztes, Heilpraktikers oder Therapeuten. Zum anderen das tatsächliche Umsetzen dieser Veränderungen und Maßnahmen. Das ist die Aufgabe des Patienten. Um aus der fast unendlichen Vielfalt möglicher Ursachen und der ebenso großen Anzahl möglicher Maßnahmen genau die richtigen herauszufiltern, bedient sich die Individuelle Therapie eines ausgeklügelten Testsystems. Das ist das »Herzstück« ihres Konzepts.

Dieses Testverfahren ist im Grunde sehr einfach; man kann es tatsächlich an einem einzigen Wochenende erlernen. Allein das spricht für die Richtigkeit und Funktionsfähigkeit des Konzepts, denn in der Einfachheit liegt die Wahrheit. Zugleich ist es ein offenes System, das sich in jedes Heilverfahren integrieren lässt und unterschiedlichste Therapien und Heilweisen, selbst Schulmedizin und Naturheilkunde, verbinden kann.

Und genau daraus entsteht etwas Neues: Indem die Individuelle Therapie nicht eine neue Methode zu den bestehenden hinzufügt, sondern mit einem neuen Konzept die bestehenden Methoden individuell passend kombiniert, entstehen von Fall zu Fall variierbare Behandlungen, Verordnungen und entwicklungsfähige Therapien, die zuvor nicht einmal denkbar waren. »Das Ganze ist mehr als die Summe seiner Teile.« – In diesem Sinne findet jeder seine derzeit passende individuelle Therapie

Die Individuelle Therapie ist ein einfach erlernbares Konzept, das sowohl Laien zur Linderung einfacher Leiden als auch Therapeuten in der Naturheilpraxis zur Behandlung von Erkrankungen und seelischen Beschwerden einsetzen können. Die Art des verwendeten Testverfahrens macht die Individuelle Therapie zu einem ganzheitlichen Konzept, das Körper, Seele, Verstand und Geist gleichermaßen berücksichtigt.

Wir möchten Sie mit diesem Buch einladen, das Konzept der Individuellen Therapie kennen und anwenden zu lernen. Ob privat für sich selbst und die eigene Familie oder beruflich in Praxis und Therapie, nach Lektüre der hier vorgestellten Diagnoseverfahren und Therapieformen können Sie bereits konkret arbeiten. Wir sind sicher, dass Ihnen dies sowohl für den beruflichen Erfolg als auch die private Gesundheitsvorsorge neue Möglichkeiten eröffnet. Probieren Sie es aus!

Rainer Strebel
Michael Gienger

Einleitung

Was bedeutet Individuelle Therapie?

Warum werden bei einer Grippewelle nicht alle Menschen krank? Warum hat ein Mensch dauernd Unfälle, ein anderer praktisch nie? Warum bleibt einer selbst bei großer Belastung gesund, einen anderen fesselt eine Kleinigkeit ans Bett? Warum greift bei einem Menschen eine einfache Therapie schnell, während bei einem anderen alle Bemühungen nahezu erfolglos bleiben?

Stellen Sie sich einmal vor, eine Horde wild gewordener Krankheitserreger liegt in der Straßenbahn auf der Lauer. Die Tür öffnet sich, und ein potenzielles Opfer betritt die Bahn. Sofort schwärmt das erste Geschwader aus und versucht, sich Zugang zum Körper des Betreffenden zu verschaffen. Doch, o weh, kaum sind die Schleimhäute erreicht, sehen sich die ankommenden Erreger einer breit grinsenden Phalanx von Abwehrzellen gegenüber, die stark, kräftig, völlig durchtrainiert und hoch motiviert den Angriff zurückschlagen. Ja, leider ist das potenzielle Opfer gut ausgeschlafen, gut genährt und dank des morgendlichen Wegs zur Bahnstation auch bestens sauerstoffdurchflutet – also körperlich fit und derzeit sogar seelisch einigermaßen im Lot. Alle Körpersysteme sind in Ordnung und allzeit bereit, mit den Anweisungen »von oben« zu kooperieren. Jede Attacke gegen Hals, Nase oder Haut scheitert, und selbst die wagemutigen Erreger, die mit der Nahrung in den Körper eingedrungen sind, haben gegenüber den Heerscharen des Immunsystems keine Chance. Wer sich noch retten kann, zieht sich zurück und wartet auf das nächste Opfer.

Dieses lässt nicht lange auf sich warten. Schon an der nächsten Station steigt ein weiterer Fahrgast zu. Müdigkeit steht ihm in den Augen, denn die Geldsorgen, der Stress im Job und auch noch der Liebeskummer rauben den Schlaf. Zum Frühstück hat es nicht mehr gereicht, zwei Tassen Kaffee waren auch genug, der Appetit kommt sowieso immer erst am Abend. Kopf, Hals, Nacken und Rücken sind noch von der Arbeit vom Vortag verspannt, die Augen tränen schon beim Gedanken an den Computermonitor. Lider und Glieder sind schwer wie Blei, doch es ist keine Erholung in Sicht. Ein leichtes Spiel für das nächste Geschwader der Erreger. Diesmal stehen ihnen nur ein paar geschwächte, demotivierte Abwehrzellen gegenüber. Nur wenige sind heute überhaupt zum Dienst erschienen, zu lange schon ist ihr Sold, die körpereigene Versorgung, viel zu mager, und ihr Dienstweg liegt voller Schlacken, voll nichtentsorgtem Müll. Und die meisten, die eintreffen, ziehen sich schnell wieder zurück – wer will schon unter diesen Bedingungen bei nasskaltem Wetter Wache stehen? Daher stehen die Pforten der Schleimhäute weit offen wie Scheunentore, und das Schicksal – wenn man es so nennen will – nimmt seinen Lauf …

Im Grunde erzählt uns diese kleine Geschichte nichts Neues. Wir wissen heute alle, dass seelische Ausgeglichenheit, gesunde Ernährung, rhythmischer Lebenswandel, genügend Schlaf usw. eine stabile Gesundheit zur Folge haben, während Kummer, Stress, Sorgen, Schlafmangel und Fehlernährung vielerlei Beschwerden die Türe öffnen. Doch welche Konsequenzen hat diese Erkenntnis, wenn wir tatsächlich einmal krank werden? Oftmals praktisch keine. Zwar bemühen wir uns vielleicht, unseren Stress etwas zu reduzieren oder mehr zu schlafen usw., doch zum Kurieren unserer Erkrankung verlassen wir uns dennoch auf jene Mittel, die allgemein helfen sollen: Diesen oder jenen Tee, diese oder jene Tabletten, diese oder jene Verordnung, die jeder bekommt, der mit ähnlichen Beschwerden eine Ärztin oder einen Heilpraktiker aufsucht. Doch leider – und diese Erfahrung lässt sich aus der Praxis bestätigen – scheitern diese allgemeingültigen Rezepte sehr oft.

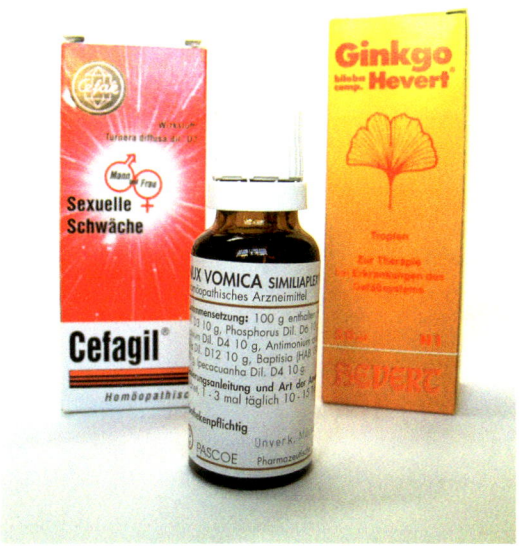

Nicht bei jedem Menschen wirkt dasselbe Heilmittel.

Auch wenn zehn Patienten mit denselben Erregern infiziert sind und daher – nach schulmedizinischem Verständnis – dieselbe Krankheit haben, so wirkt doch nicht in jedem Fall dasselbe Heilmittel. Diese Tatsache sollte eigentlich uns alle – Patienten, Ärzte und Heilpraktiker – aufhorchen lassen und nachdenklich machen. Doch meistens wird sie nur schulterzuckend akzeptiert oder völlig ignoriert. Unser gesamtes medizinisches System betreibt einen Riesenaufwand, allgemein wirksame Mittel zu finden – mit immer geringerem Erfolg. Dagegen werden Studien für individuell abgestimmte Heilmittel fast gar nicht betrieben – von speziellen Naturheilverfahren wie der Homöopathie, Steinheilkunde und Ähnlichem einmal abgesehen. Doch genau darin liegt die Lösung vieler Probleme. Primär natürlich die Lösung der gesundheitlichen Probleme der betroffenen Patientinnen und Patienten, aber auch die Lösung für die Misere unseres immer teurer und immer ineffektiver werdenden Gesundheitssystems.

> **Grundsatz der Individuellen Therapie:**
> Heilmittel und Therapien sind nur dann tiefgreifend und dauerhaft wirksam, wenn sie nicht nur die Krankheit selbst, sondern auch deren gesamten Hintergrund erfassen, wandeln und verbessern. Aus diesem Grund brauchen wir keine pauschalen Behandlungen und Konzepte, sondern individuell abgestimmte Heilmittel und Therapien.

Dieser Grundsatz ist von außerordentlicher Wichtigkeit für eine wirksame Therapie. Gerade in unserer modernen Zeit sind die jeweiligen Krankheitshintergründe äußerst vielschichtig und komplex geworden. Wie die vorangegangene Geschichte zeigt, ist nicht der Krankheitserreger allein verantwortlich für eine Erkrankung. Vielmehr sind es zahlreiche Faktoren, die eine Krankheit überhaupt erst ermöglichen oder begünstigen:

• Falsche Ernährung
• Degenerierte Nahrungsmittel
• Genussgifte, Drogen
• Falsche Medikamente
• Mangelnde Bewegung
• Umweltbelastungen
• Strahlung, Elektrosmog
• Belastender Lebenswandel
• Fehlender Lebensrhythmus
• Schlafstörungen
• Stress und fehlende Erholung
• Soziale Defizite

• Kummer, Sorgen, Ängste
• Konflikte

Möglichkeiten der Individuellen Therapie

Doch wie ist es möglich, all diese Faktoren überhaupt zu berücksichtigen? Sei es in der persönlichen Gesundheitsvorsorge, sei es in einer wirkungsvollen naturheilkundlichen oder schulmedizinischen Therapie. Sind wir damit nicht überfordert – als Privatperson ebenso wie als behandelnder Therapeut, Therapeutin? Schließlich wollen wir (berechtigterweise) in unserem Leben auch Spaß haben, Herausforderungen meistern, ab und zu in die Extreme gehen und unsere Grenzen spüren. Oder gar überwinden? – Und das verträgt sich oftmals gar nicht mit strengen gesundheitsapostolischen Regeln zur Vermeidung jeglicher Krankheit.

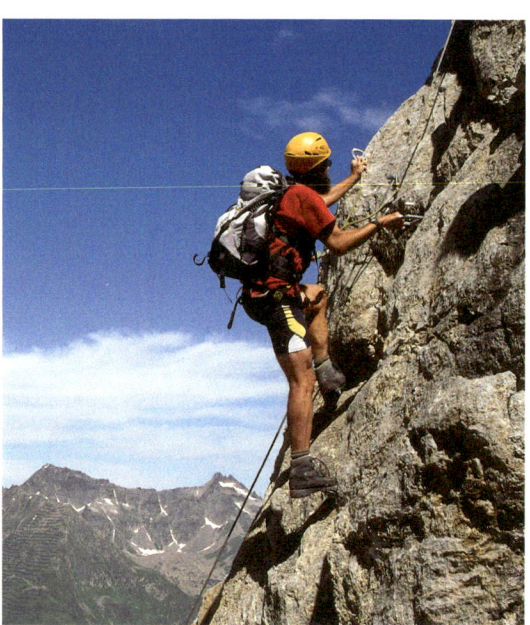

Intensives Leben führt zur Begegnung mit Grenzen.

Aber was dann? – Die Lösung sieht anders aus. Es geht nicht darum, sich in der Lebensintensität einzuschränken, um allen denkbaren und undenkbaren Beschwerden aus dem Weg zu gehen, in beständiger Sorge, etwas falsch zu machen. Vielmehr geht es darum, aufmerksam wahrzunehmen und zu erkennen, welche Wechselwirkung zwischen Erleben und Gesundheit besteht. Wie weit uns etwas gut tut – oder nicht. Dazu benötigen wir ein einfaches System, das uns ermöglicht, unseren Gesundheitszustand aktuell zu überprüfen und als Abhilfe oder Vorbeugung die individuell passenden »Korrekturmaßnahmen« zu treffen. Ein solches System ist die Individuelle Therapie!

> Die Individuelle Therapie bietet ein Konzept, das es ermöglicht, unseren Gesundheitsstatus auf einfache Weise zu prüfen – und bei Störungen ebenso einfach die ursächlichen Faktoren als auch die individuell passenden Lösungen zu finden.

Dabei ist die Individuelle Therapie, wie bereits im Vorwort erwähnt, nicht ein bestimmtes neues Naturheilverfahren, sondern vielmehr ein neues Konzept, mit dessen Hilfe verschiedene Naturheilverfahren sinnvoll kombiniert werden können. Die Individuelle Therapie ermöglicht, diverse Therapieansätze den Bedürfnissen und Notwendigkeiten jedes einzelnen Individuums anzupassen. Es ist im Grunde egal, welche Haus- und Hilfsmittel wir als Laien nutzen oder welche Heilmittel und Behandlungen wir als Therapeut, Therapeutin verwenden. Dank der Individuellen Therapie können wir unsere Methoden und Möglichkeiten so auswählen, anpassen und optimieren, dass wir mit ihnen die bestmöglichen Resultate erzielen. Dabei zeigt sich gerade in der Kombination verschiedener Therapien, dass das Ganze oft mehr ist als die Summe seiner Teile.

Die Individuelle Therapie bietet daher

- für Laien eine Möglichkeit, selbst aktive Gesundheitsvorsorge zu betreiben und Krankheiten vorzubeugen. Sie ermöglicht, das eigene Leben so zu gestalten, dass wir trotz den modernen Belastungen dauerhaft gesund und glücklich leben können;
- für Ärztinnen und Ärzte, Heilpraktikerinnen und Heilpraktiker, Therapeutinnen und Therapeuten die Chance, die eigenen Therapiekonzepte zu optimieren und vor allem für jede Patientin, jeden Patienten individuell anzupassen. Sie ermöglicht, unerkannte Ursachen und neue Lösungswege zu finden, gerade auch für zuvor »unheilbare« Fälle. Eine sehr große Hilfe ist die Individuelle Therapie vor allem dabei, verschiedene Verfahren deart zu kombinieren, dass sie sich in ihrer Wirksamkeit gegenseitig fördern. Mit welchen Verfahren wir arbeiten, spielt dabei nur eine untergeordnete Rolle.

In dem vorliegenden Buch wird das gesamte Konzept der Individuellen Therapie vorgestellt. Es beginnt mit den »Grundlagen«, dem therapeutischen Verständnis, das für das gesamte Therapiekonzept sehr wichtig ist, schildert dann die Diagnose und Therapie sowie das praktische Vorgehen für Laien und Therapeutinnen bzw. Therapeuten. Inbegriffen sind dabei einige Fallbeispiele, welche die vielfältigen Möglichkeiten der Individuellen Therapie verdeutlichen.

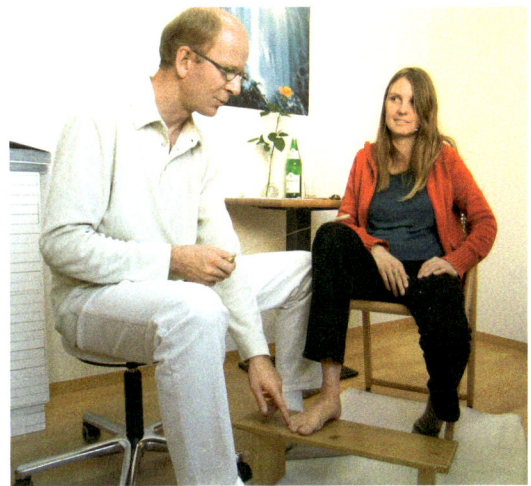

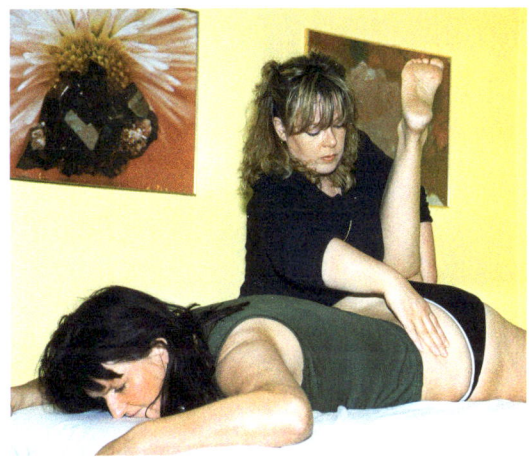

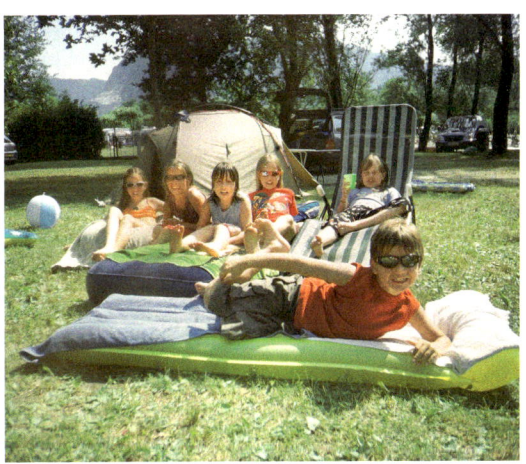

Die Individuelle Therapie: Heilen ohne Grenzen …

Grundlagen

Was ist Gesundheit?

Wann ist man gesund, wann ist man krank? Dass Heilung ohne ein sinnvolles Konzept von Gesundheit und Krankheit nicht möglich ist, liegt auf der Hand. Dennoch ist es oft verwunderlich, welche Vorstellungen von Gesundheit und Krankheit selbst in Fachkreisen kursieren. Gesundheit wird meist mit Arbeitsfähigkeit gleichgesetzt und Krankheit mit Abweichungen von der Norm – wobei die »Norm« nichts anderes ist als der statistische Durchschnitt. Ist jemand also chronisch krank, nur weil er zum Beispiel mit einer Größe von 1,96 Meter deutlich von der Norm, dem statistischen Durchschnitt abweicht?

Gesundheit und Krankheit haben einen objektiven und einen subjektiven Aspekt. Objektiv betrachtet ist Gesundheit die Überlebensfähigkeit eines Wesens, Krankheit eine Einschränkung dieser Fähigkeit, das eigene Leben zu bewältigen. Ein Mensch, ein Tier oder eine Pflanze sind also gesund, solange sie in der momentanen Art und Weise »ewig« weiterleben könnten. Krankheit liegt dagegen vor, wenn die Überlebensfähigkeit durch körperliche oder seelische Beschwerden derart weit beeinträchtigt ist, dass das Überleben bei längerem Andauern dieses Zustands gefährdet wird. Ganz einfach: 41 Grad Fieber überlebt man ein paar Tage, nicht jedoch ein paar Jahre.

Doch was bedeutet »überleben«? Ist es schlicht die Garantie, am nächsten Morgen wieder aufzuwachen? Gilt auch das bloße Vegetieren am Existenzminimum als Überleben? – Hier kommen wir zur subjektiven Betrachtung von Gesundheit und Krankheit: Jeder Mensch hat bestimmte Erwartungen, Wünsche und Ziele für sein Leben. Die Fähigkeit, diese Lebenswünsche zu erfüllen und die Lebensziele zu erreichen, kann man als das »subjektive Überleben« bezeichnen.

Gesundheit bedeutet also, das eigene Leben in der gewünschten Weise bewältigen zu können. Das ist mehr als bloßes Vegetieren. Zumindest haben wir noch keinen einzigen Menschen getroffen, der »bloßes Vegetieren« als Lebensziel hatte; in der Regel gehört zum Leben auch der beständige Wunsch nach Verbesserung der eigenen Lebensumstände.

Krankheit bedeutet dementsprechend, durch körperliche oder seelische Erscheinungen so beeinträchtigt zu sein, dass die Bewältigung des eigenen Lebens in der gewünschten Weise nicht mög-

lich ist. In diesem Sinne ist auch das »bloße Vegetieren« ein Krankheitszustand, denn es tritt nur ein, wenn jemand keine Möglichkeit zur Erfüllung seiner Lebenswünsche oder zum Erreichen seiner Lebensziele mehr sieht.

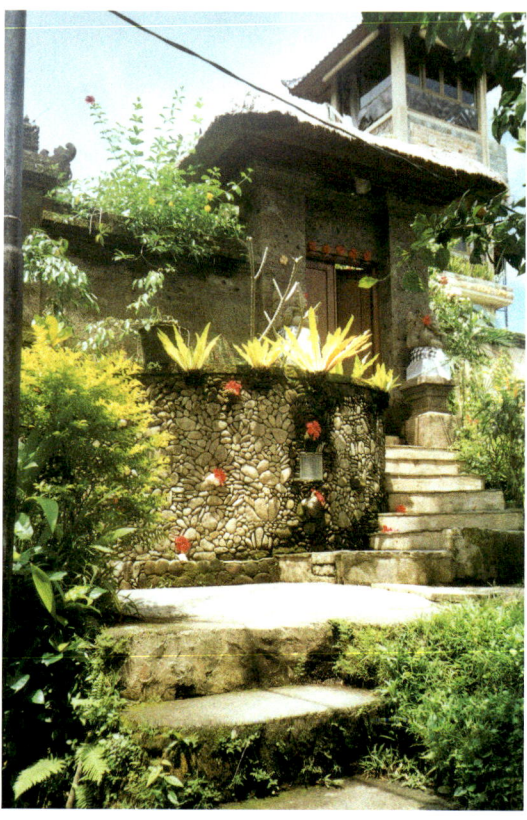

»Überleben« beinhaltet das Verbessern der Lebensumstände.

Heilung ist in diesem Sinne der Prozess, der Beeinträchtigungen auflöst und die Fähigkeit zurückbringt, das eigene Leben in der gewünschten Weise bewältigen zu können. Wann ein Heilungsprozess abgeschlossen ist, ist dabei wiederum eine rein subjektive Angelegenheit: Es ist der Moment, in dem wir uns wieder gesund fühlen, also fähig fühlen, unser Leben zu bewältigen.

Gesundheit = Freie Bewältigung und Entwicklung des eigenen Lebens in gewünschter Weise.
Krankheit = Beeinträchtigung der Lebensbewältigung bis zur Unmöglichkeit des Überlebens.
Heilung = Auflösen von Beeinträchtigungen und Wiederherstellung der Fähigkeit, wie gewünscht zu leben.

Den »Moment der Heilung«, den »Umkehrpunkt« von der Krankheit zur Gesundheit kann man als den »Normalzustand« bezeichnen. Objektiv betrachtet, ist dieser Normalzustand also die Lebensweise, mit der wir unverändert eine lange Zeit weiterleben können. Subjektiv betrachtet ist er die Lebensweise, die uns der Erfüllung unserer Lebenswünsche und der Erreichung unserer Lebensziele näher bringt. Wir fühlen uns also »normal«, wenn wir fähig sind, (im objektiven und subjektiven Sinne) zu überleben.

Gesundheit und Krankheit haben also mit entsprechenden Fähigkeiten zu tun; Heilung ist demgemäß der Prozess, Fähigkeiten wieder mindestens in den Normalzustand zu überführen. Dies soll ein einfaches Diagramm noch einmal verdeutlichen:

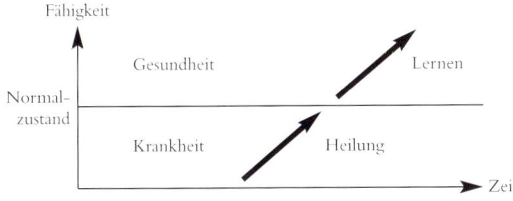

Gesundheit, Krankheit, Heilung.

Die nach oben weisende Achse des Diagramms zeigt die Zunahme der Fähigkeit, das eigene Leben zu bewältigen. Die horizontale Linie markiert dabei den Normalzustand. Der Bereich unterhalb des Normalzustands ist dementsprechend der Bereich der Krankheit, der Bereich darüber die Gesundheit. Die Achse nach rechts zeigt den zeitlichen Verlauf. Ein Prozess, der zu einer Zunahme der Fähigkeiten bis zum Normalzustand führt (unterer Pfeil), ist ein Heilungsprozess, die Weiterentwicklung der Fähigkeiten über den Normalzustand hinaus wird Lernprozess genannt.

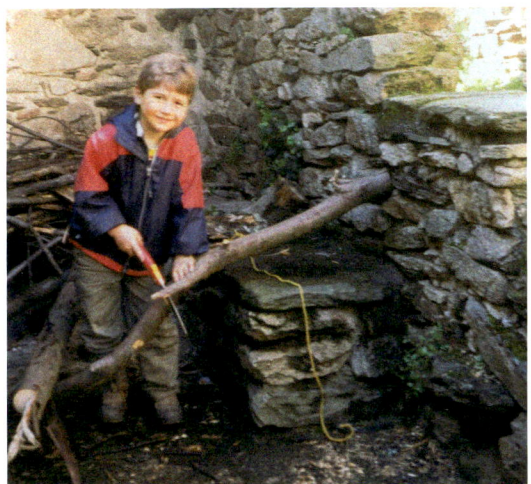

Heilung: das Wiedererlangen von Selbstbestimmung in unserem Leben.

Im Verhältnis von Heilung und Lernen ist das Ziel eines Heilungsprozesses, Beeinträchtigungen aufzulösen und unsere Überlebensfähigkeit so weit zu steigern, dass wir wieder Selbstbestimmung in unserem Leben erlangen, körperlich gesunden, unsere Schwierigkeiten und Probleme lösen und mit unserem Leben zufrieden sind.

Ziel eines Lernprozesses ist es, unseren geistigen Horizont zu erweitern, unsere Fähigkeiten auszubauen und Möglichkeiten zu vergrößern. Letztlich ist das Ziel die Freiheit – im Denken, Kommunizieren und Handeln uneingeschränkt zu sein (vgl. Gienger 1995: 84f.).

> Heilung ist die Wiederherstellung einer ursprünglichen Ordnung oder Fähigkeit.
> Lernen ist die Erweiterung und Verbesserung der ursprünglichen Ordnung oder Fähigkeit.

Wozu ist diese Unterscheidung wichtig? Eine einfache Grundregel besagt: Zuerst kommt die Heilung, dann das Lernen. Solange wir körperlich, seelisch oder in einem bestimmten Bereich unseres Lebens der Heilung bedürfen, treten andere Lebensbereiche in den Hintergrund. Der Bereich, in welchem wir uns krank fühlen oder in dem etwas nicht in Ordnung ist, bindet viel Aufmerksamkeit, Zeit und Energie. Dies so zu belassen und sich anderen Dingen zu widmen fällt oftmals schwer oder ist sogar unmöglich. Erfolgt jedoch eine Heilung, haben wir plötzlich wieder enorme Kapazitäten frei für andere Bereiche unseres Lebens. Dies ist der erste Aspekt von »zuerst die Heilung, dann das Lernen«.

Der zweite Aspekt dieser Grundregel besagt, dass wir nach einem Heilungsprozess aufgefordert sind, Konsequenzen zu ziehen, indem wir zurückschauen und erkennen: »Wie bin ich in diese Situation geraten? Wie hat sie sich ausgewirkt? Welche Maßnahmen haben mir geholfen, welche haben versagt? Gab es Fehler? Was habe ich dadurch gewonnen?« Aus der Krankheit und Heilung können wir etwas lernen. Wir haben die Chance, neue Richtlinien für unser Leben zu finden, es zu verbessern. Also nicht einfach hinterher genauso weitermachen wie vorher. Natürlich ist der Übergang vom Heilungs- und Lernprozess fließend. Doch solange wir tief drin stecken in Leid und Schmerz, ist Nachdenken und Auswerten oft unmöglich. Alle Gedanken richten sich darauf: »Wie komme ich hier raus? Wie schaffe ich mir Erleichterung?« Daher ist zuerst Heilung notwendig. Je mehr Erleichterung wir dann erfahren, desto müheloser werden Reflektion und Erkenntnis.

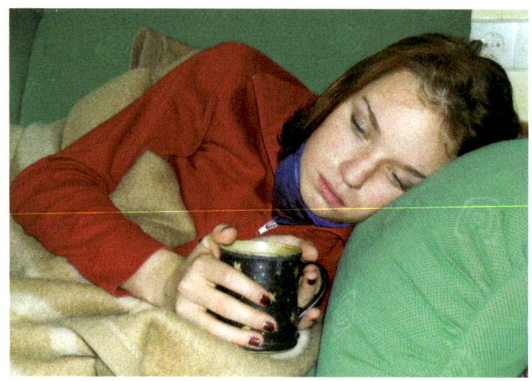

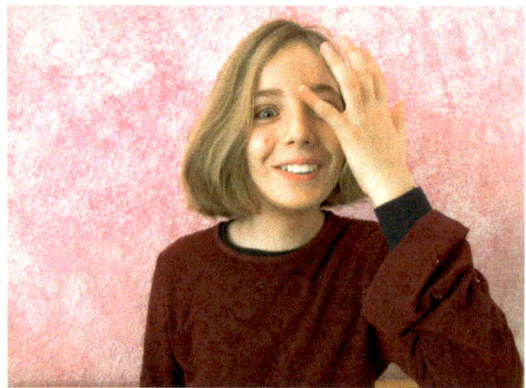

Zuerst die Heilung, dann das Lernen.

> Eine Grundregel des Heilens: Zuerst die Heilung, dann das Lernen.

Ein dritter Aspekt in diesem Zusammenhang betrifft den Mechanismus von Heilungsprozessen. Für den Beginn eines Heilungsprozesses ist meist notwendig, dass wir – bewusst oder unbewusst – unsere Situation so betrachten, wie sie ist. Dass wir unsere Beschwerden und Probleme nicht ignorieren, sondern anschauen und erkennen. Daher sind hier alle Maßnahmen und Heilmittel wirksam, die uns zeigen: »So ist es.« Im seelisch-geistigen Bereich ist dies die Grundlage wirksamer Therapie, doch aus demselben Grund funktioniert zum Beispiel der homöopathische Heilungsgrundsatz »Ähnliches heilt Ähnliches«. Daher können Medikamente, Steine, Klänge oder Farben, die beim gesunden Menschen bestimmte Symptome hervorrufen, bei ähnlichen Erkrankungen eingesetzt werden. Sie lassen uns oder unseren Körper die eigentliche Problematik erkennen und führen uns in die aktive Auseinandersetzung mit der Krankheitsursache. Gerade dadurch entsteht in uns oder unserem Körper die Initiative zur Heilung. Auch sogenannte Erstverschlimmerungen können wir als eine solche Auseinandersetzung verstehen – wobei Erstverschlimmerungen keinesfalls sein müssen! Ein

Großteil der Heilungsprozesse vollzieht sich einfach als Weg stufenweiser Erleichterung.

Je mehr wir im Heilungsprozess fortschreiten, je größer der anteilige Lernprozess wird, desto mehr öffnen wir uns auch für weitere Aspekte derselben Mittel und Maßnahmen. Wir werden bereit, neue Ideen, Konzepte oder Impulse aufzunehmen, die Veränderungen auf körperlicher, seelischer oder geistiger Ebene anregen und eine neue Ausrichtung oder Orientierung ermöglichen. Ergänzend zur Heilung kann es daher hilfreich sein, bestimmte Fähigkeiten gezielt zu trainieren, sich mit neuen Betrachtungen zum Leben auseinander zu setzen oder einfach jene Dinge zu studieren und zu lernen, die für unsere Lebensbewältigung notwendig und förderlich sind.

Auch unser Körper lernt. Nicht nur unser Immunsystem, sondern der gesamte Organismus lernt aus Erfahrungen, Krankheiten, Heilungsprozessen und unserem geistigen Umgang mit ihm. Das Angebot anderer Konzepte zur Verbesserung der Lebensumstände kann daher eine große Hilfe sein. Auf dieser Ebene werden Medikamente, Steine, Klänge, Farben und andere »regulierende Einflüsse« zu einer Art Unterricht für den Körper, durch den auch er ein neues Verhalten lernt.

Das »Ähnlichkeitsprinzip« und das »Angebot neuer Konzepte« haben in der Heilkunde also beide ihre Berechtigung. Leider wird viel zu viel darüber gestritten, welches Heilungskonzept das Richtige ist. Beides hat seinen Platz, und es liegt vielmehr an uns als am jeweiligen Hilfsmittel, ob wir das »Schau hin! So ist es!« oder das »Sieh her! Es könnte auch so gehen!« benötigen. Oft bieten dieselben Maßnahmen und Heilmittel (Steine, Farben, Klänge usw.) je nach Situation sowieso beide Aspekte.

> Die Individuelle Therapie favorisiert daher keine bestimmte Methode. Vielmehr geht es darum, immer wieder zu überprüfen, in welcher Situation welche Maßnahme die individuell passende ist.

Diese Grundlagen zu Gesundheit und Krankheit, zu Heilung und Lernen sind im Prinzip sehr einfach. Mit diesem Grundverständnis lassen sich viele heilkundliche Methoden so einsetzen, dass sie dem Ziel, nämlich der Freiheit von Beeinträchtigungen dienen können. Die Wahl der Methode ist dabei zweitrangig; es spielt keine Rolle, ob wir im Einzelfall Steine, Kräuter oder Medikamente verwenden oder nur durch das Gespräch und verständnisvolles Zuhören helfen und heilen. – Der

Grund, weshalb diese einfachen Grundprinzipien so selten besprochen und beschrieben oder sogar vehement bekämpft werden, ist ganz einfach: Es lässt sich mit wirklich gesunden und freien Menschen zu wenig Geld verdienen. Wie heißt es doch so schön in einem alten Vers:

> »Was raubt dem guten Arzt das Brot?
> Entweder Gesundheit oder Tod!
> Drum hält er uns, auf dass er lebe,
> zwischen beidem grad in der Schwebe.«

Die Individuelle Therapie hat andere Ziele. Höchste Priorität hat hier die Wiederherstellung und Weiterentwicklung der geistigen und körperlichen Fähigkeiten des Patienten oder der Patientin hin zu einem stabilen Zustand, der als gesund und glücklich erlebt wird.

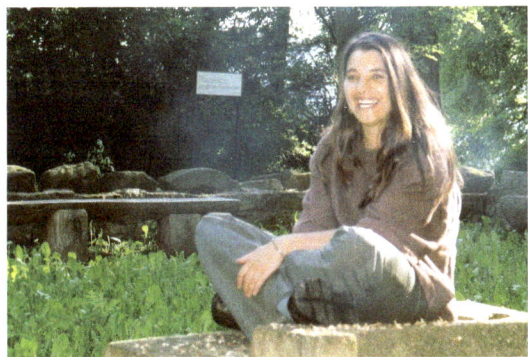

Das Ziel der Individuellen Therapie: Glück und Gesundheit.

Der Körper

Um unser Leben wirklich gesund und glücklich gestalten zu können, ist es sehr wichtig, eine gute Beziehung zu unserem Körper zu pflegen. Er ist das Instrument, mit dem wir in der materiellen Welt handeln, mit dem wir die Welt erleben und Sinneseindrücke aufnehmen können. Mit Hilfe unseres Körpers gestalten wir unser Leben auf der Erde. Natürlich ist unser Leben ein Resultat unserer (und anderer) Ideen – doch solange wir unser Dasein nicht gerade als Poltergeist fristen, werden diese Ideen in erster Linie mit Hilfe unseres Körpers umgesetzt. Oder mit Hilfe anderer Körper, wenn andere so nett sind, unsere Ideen zu übernehmen und auszuführen.

Ohne Körper fehlt uns etwas – zumindest in dieser Welt. Eine Binsenweisheit? Möglicherweise ja, doch wären wir bereit, diese Wahrheit tatsächlich zu berücksichtigen, würden wir mit unserem Körper anders umgehen und nicht zu manchen Zeiten

so leben, als hätten wir einen zweiten im Schrank. Wer um Reinkarnation weiß, mag das so sehen, aber es dauert immer eine geraume Zeit, bis der Körper großgezogen und in allen Bereichen voll einsatzfähig ist. Kurz und gut: Wir sind mit unserem Körper sehr eng verbunden. Ob wir ihm Handlungsimpulse senden oder von ihm Sinneseindrücke übermittelt bekommen, zwischen Körper und Geist besteht eine direkte Verbindung, eine ständige »Hotline«.

Diese enge Verbindung führt zu einer Wechselwirkung zwischen Körper und Geist. Meist erleben wir diese positiv; doch wenn etwas schief gelaufen ist und wir beispielsweise krank werden, kann sie auch belastend sein. Geht es dem Körper schlecht, fühlen wir uns seelisch-geistig auch nicht wohl. Häufig kommt es vor, dass diese Verbindung etwas einseitig wird: Wir übermitteln dem Körper ständig, was er tun soll (»hierhin – dahin – schneller – langsamer – nun dieses – nun jenes« usw.), haben jedoch für seine Wünsche, Signale und Botschaften kein offenes Gehör. Da kann es vorkommen, dass die »Körpergewerkschaft« mit »Warnstreiks« (Krankheiten) zur nächsten »Tarifrunde« lädt.

Was unser Körper für uns leistet, ist enorm: Er ist eine »Organisation«, die Billiarden von Zellen in verschiedensten Geweben und Organen steuert, koordiniert, versorgt, entsorgt, schützt, reguliert und im Bedarfsfall sogar heilt. Und das glücklicherweise sehr selbstständig. Stellen wir uns vor, wir müssten an alles denken: Atmung, Herzschlag, Venenklappen, Darmperistaltik, Hormondrüsen, di-

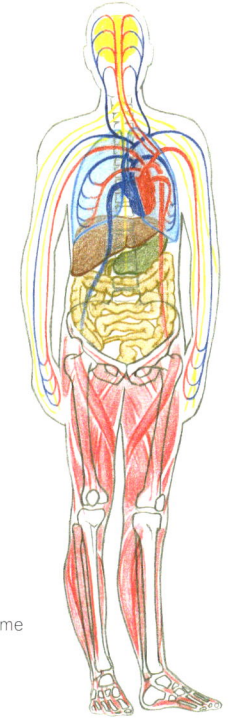

Der Körper, eine enorme »Organisation«.

verse Schließmuskeln … Außer »Dienst am Körper« gäbe es wahrscheinlich nichts mehr in unserem Leben – sofern wir überhaupt überleben. Glücklicherweise verfügt dieser Körper über eine eigene Intelligenz mit entsprechender Hierarchie. Machen wir uns hier nichts vor – nur aufgrund dieser außerordentlichen Selbstorganisation gibt es überhaupt körperliche Heilung. Keine Wunde, kein Knochenbruch, nicht einmal eine Erkältung ist ohne die innewohnende Körperintelligenz heilbar. Daher sollten wir in der Heilkunde mit dem Körper arbeiten und nicht gegen ihn!

> Körperliche Heilung gelingt am besten, wenn wir den Bestrebungen des Körpers folgen und seine eigenen Heilungsprozesse unterstützen. Unser Körper ist derart komplex, dass die Körperintelligenz selbst am besten weiß oder wahrnimmt, was für sie wohltuend ist und was schadet.

Betrachten wir den Körper zunächst einmal genauer. Sein Werdegang beginnt mit diesem wundersamen Ereignis, bei dem eine Samenzelle mit einer Eizelle verschmilzt. Diese befruchtete Eizelle enthält bereits die Informationen für Aufbau und Funktion des gesamten Körpers. Nicht nur das. Die sogenannten Erbinformationen allein wären völlig nutzlos, hätte die Zelle nicht auch die Fähigkeit, sie zu lesen und umzusetzen. Und das können wir mit Recht »Intelligenz« nennen. Die Eizelle hat bereits die Intelligenz für den Aufbau und Betrieb des gesamten Körpers. Diese erste, befruchtete Zelle vervielfältigt sich nun. Wieder und wieder, bis Billiarden von Zellen entstanden sind. Angeordnet in funktionellen Einheiten wie Leber, Herz, Knochen, Nerven usw. Dabei macht die Leber ihren Job, das Herz seinen Job, die Knochen verrichten

ihre Arbeit – jedes Organ weiß genau, was es zu tun und zu lassen hat. Und eines braucht das andere: Auch wenn die Leber nicht den Herzschlag verursacht und das Herz nicht die Gallenproduktion, so brauchen sich doch beide gegenseitig. Ohne das Blut, das zumindest zu einem erheblichen Teil vom Herzen bewegt wird, hat die Leber weder etwas zu tun noch Nahrung für sich selbst. Und ohne die vielen Substanzen, die in der Leber produziert werden, könnte das Herz nicht ein einziges Mal schlagen.

Während wir Zellen, Gewebe und Organe im Körper noch einigermaßen zählen können, entziehen sich die möglichen Wechselwirkungen zwischen ihnen jeglicher Berechnung. Ohne gezielte Steuerung wäre das Chaos unbeherrschbar; wir können daher davon ausgehen, dass es im Körper eine übergeordnete, regulierende Intelligenz gibt, zumal der Körper als Ganzes gezielt handeln kann. Diese übergeordnete Intelligenz koordiniert nun die Tätigkeit der oben genannten Organe Herz und Leber (und all ihrer Kollegen). Es geht noch weiter: Die Leber selbst besteht aus einzelnen Lappen, die der »Gesamteinheit Leber« unterstehen und damit der »Gesamtkörperintelligenz«. Die Leberlappen wiederum bestehen aus einzelnen Läppchen, diese aus einzelnen Zellen, diese aus Membran, Kern und vielfältigen Organellen (eigenständigen Bestandteilen und Funktionseinheiten), diese aus Molekülkomplexen und Molekülketten, diese aus Molekülen, diese aus Atomen, diese aus Elektronen, Protonen und Neutronen, diese wiederum aus noch kleineren Partikeln unbeschreiblicher Natur. (Hier wird die Untergliederung so abstrakt, dass wir die Materie und ihre Bausteine im Grunde als »kondensierte Gedanken« bezeichnen können. Dazu später mehr.)

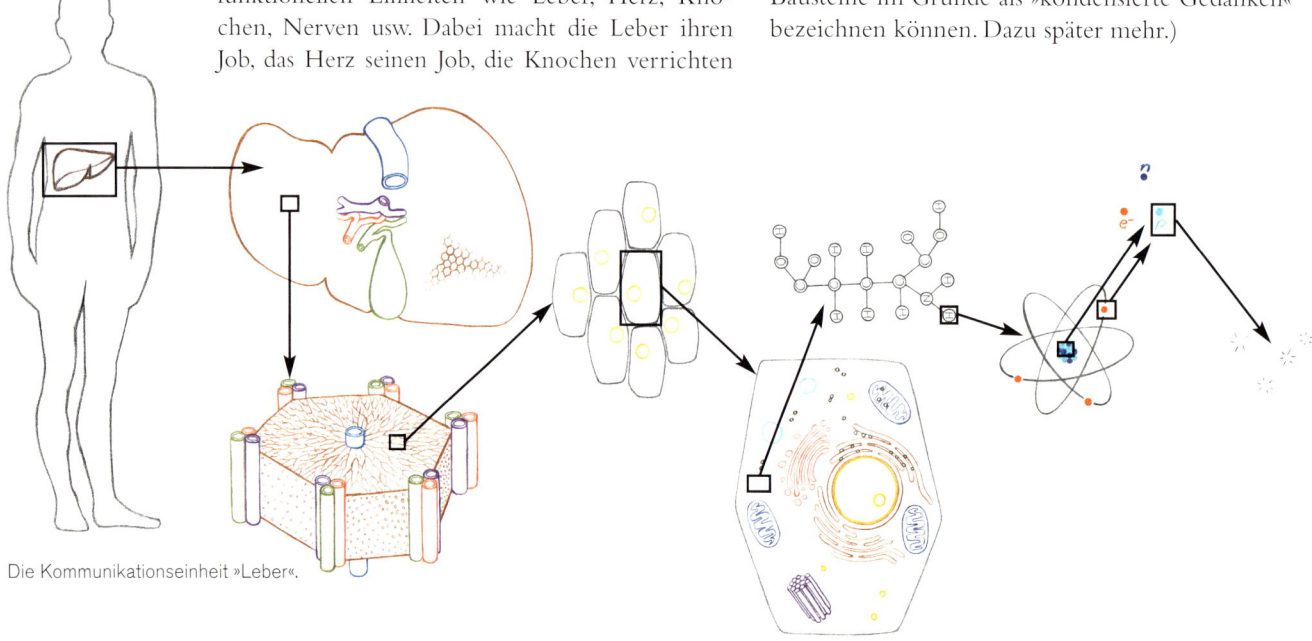

Die Kommunikationseinheit »Leber«.

16

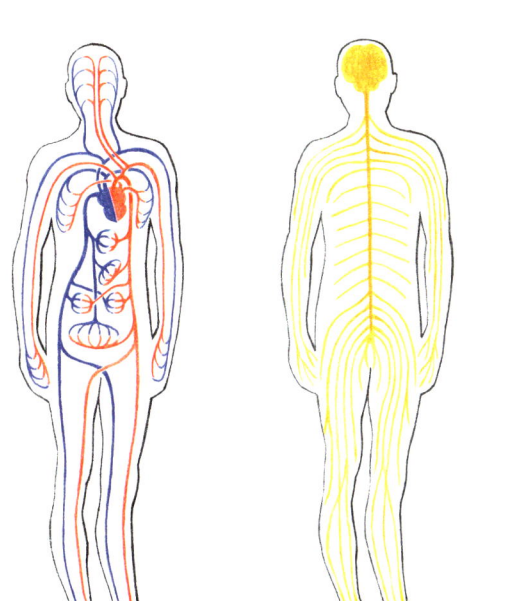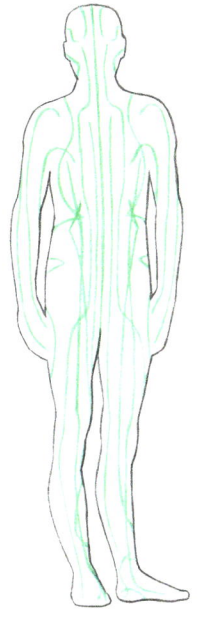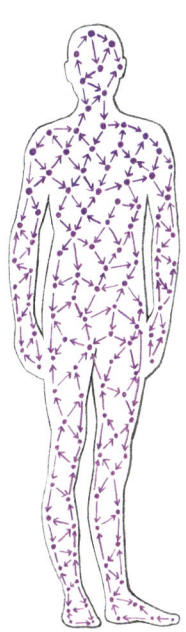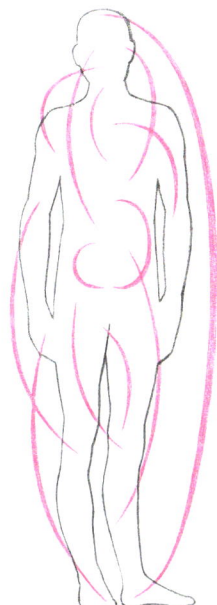

Die Kommunikationssysteme des Körpers: Blut, Nerven, Meridiane, Biophotonen, Telepathie.

Das war jetzt nur ein kurzer Blick in die Leber – alle anderen Organe weisen eine ähnliche Komplexität auf. Um diesen komplexen Aufbau mit all seinen Funktionen und Vorgängen koordinieren und regulieren zu können, benötigt der Körper ebenso komplexe, wirkungsvolle und blitzschnelle Kommunikationssysteme. Dazu zählen:

- **Blutgefäße und Blut:** Hier kursieren unter anderem Botenstoffe (Hormone) und Zellen, die eine bestimmte Information übermitteln (Immunsystem).
- **Nervenbahnen:** Sie übermitteln blitzschnell elektrische Impulse zu Muskeln und Organen bzw. von Sinneszellen zum Gehirn.
- **Meridiane (Energiebahnen):** In den Meridianen (wegen des geringsten elektrischen Widerstands) bewegen sich Ionenströme, die Organe aktivieren oder deaktivieren.
- **Biophotonen:** Gebündelte und zielgerichtete Lichtimpulse von Zellkernen, mit denen Zellen untereinander kommunizieren.[1]
- **Telepathie:** Allgemein bezeichnet »Telepathie« die Übermittlung von Gedanken, Bildern und Konzepten auf rein geistiger Ebene (ohne Stoff, Energie, räumliche Distanz oder Zeitdifferenz). An dieser Stelle ist mit »Telepathie« die geistige Kommunikation der Körper-, Organ- und Zellintelligenzen und natürlich die geistige Verbindung von Körper, Seele, Verstand und Geist gemeint (mehr dazu später).[2]

Dies sind fünf wichtige Ebenen der »Telekom des Körpers«. Sie hat eine hierarchische Ordnung, ausgehend von der Gesamtkörperintelligenz über die Organ- und Gewebsintelligenzen bis hin zu den einzelnen Intelligenzen der Zellen, Zellorganellen und Molekülen.[3] Dank dieser umfassenden Kommunikation herrscht in unserem Organismus keine Anarchie, sondern eine kreative Ordnung, ein »soziales Miteinander«. Ein Beispiel für das, was geschieht, wenn einzelne Zellen aus diesem »Sozialverband Körper« ausscheren, ist der Krebs. Eine Zelle verlässt – vielleicht aufgrund eines andauernden Notstands – das Sozialgefüge und nimmt die Überlebensstrategie eines Einzellers an: Sie teilt sich und teilt sich und teilt sich. Der Rest der Welt ist ihr egal. Sogar den Stoffwechsel eines Einzellers nimmt sie erneut auf (Gärungsstoffwechsel). Dieser wiederum vergiftet ihre Umgebung so sehr, dass der Notstand sich auf ihre Nachbarn ausdehnt. Daraufhin können auch diese nicht anders, als ebenfalls das Sozialverhalten eines »Jack the Ripper« einzunehmen. Fast wie im richtigen Leben … Hier hat es eine ernste Kommunikationsstörung in dem komplexen System »Gesamtkörper« gegeben,

1 Vgl. Marco Bischof, »Biophotonen«, Verlag Zweitausendeins.

2 Ein einfaches Beispiel für Telepathie aus dem Alltag: Das Telefon klingelt. Gleichzeitig besteht die plötzliche Gewissheit: Das ist Tante Frieda. Dafür gibt es eigentlich keinen Grund, seit Wochen hat niemand etwas von ihr gehört. Doch so ist es. – Hinsichtlich der »internen Telepathie« wissen wir heute alle, dass positive Gedanken über den Körper diesen stärken, während negative ihn schwächen. Auch das ist Telepathie.

3 Wir dürfen nicht vergessen, dass es im Körper sogar selbstständig agierende Eiweiße (Protite, Prionen usw.) gibt.

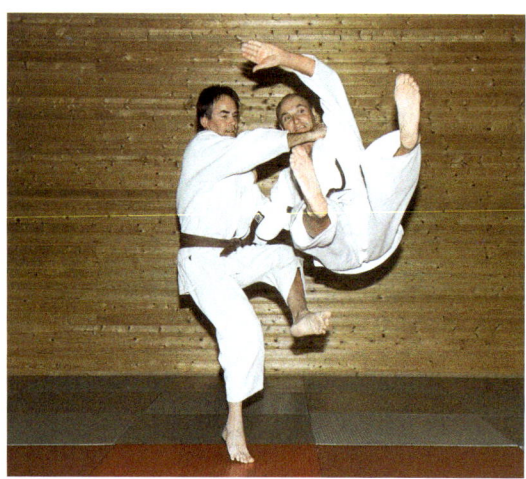

Billiarden von Zellen in sekundenschneller Kooperation.

einzelnen Zellen, von der gesamten Zelle zu den Organellen usw. Auf diese Weise lässt sich der »Riesenapparat« in Sekundenschnelle zu koordinierten, zielgerichteten Aktionen bewegen. Wie bewundernswert dieses Zusammenspiel ist, tritt uns vielleicht am besten vor Augen, wenn wir mit diesem Wissen einmal einem Kunstturner oder einer Kampfsportlerin zusehen.

> Die äußerst komplexe Organisation unseres Körpers funktioniert mit Hilfe einer hervorragenden Kommunikation. Unser Körper ist ein gut funktionierendes Sozialsystem von Billiarden von Zellen in einer hierarchischen Ordnung. Je besser seine Kommunikation funktioniert, desto besser kann er als Gesamtheit agieren und existieren. Gesundheit ist daher gleichbedeutend mit guter Kommunikation!

so dass das arme Zellchen sich nicht mehr anders zu helfen wusste, als nach uralten, aus dem eigenen Archiv geklaubten Kenntnissen auf sich selbst gestellt zu überleben.

Im gut funktionierenden Organismus ist Kommunikation also vielfältig, komplex und schnell – und erreicht im Idealfall jeden Winkel. Das ist enorm, wenn wir es einmal mit den vielfachen Kommunikationsproblemen in unseren relativ kleinen Organisationen wie Firmen, Vereinen oder Staaten vergleichen. Hier sind es vielleicht ein paar Millionen, die organisiert und versorgt werden müssen. Unser Körper organisiert und versorgt dagegen Billiarden von Zellen, das sind Milliarden Millionen. Glücklicherweise orientiert er sich nicht an unseren Gesellschaftsformen, Parteiapparaten und Zinssystemen … Im Körper verläuft Kommunikation hierarchisch, immer von der Gesamtheit zur einzelnen Einheit: vom Gesamtorganismus zu den einzelnen Organen, vom Gesamtorgan zu den

Doch wer belebt unseren Körper? Wer gibt die Idee vor, was zu tun ist, was erlebt werden soll, welche Wahrnehmung gewünscht ist? Woher kommen diese Impulse? Wer schickt den Körper täglich zur Arbeit oder in den Urlaub? Wer verlangt ihm mitunter eigentümliche Tätigkeiten ab und konfrontiert ihn mit zum Teil heftigen Erfahrungen? Mit der »körperinternen« Organisation und Kommunikation ist unser Sinnen und Trachten nicht zu erklären. Es muss also eine Kommunikation über den Körper hinaus geben; eine Quelle, die wir als »wir selbst« bezeichnen.

Das geistige Wesen

Wer oder was sind wir Menschen eigentlich? Verschiedenste philosophische, psychologische oder

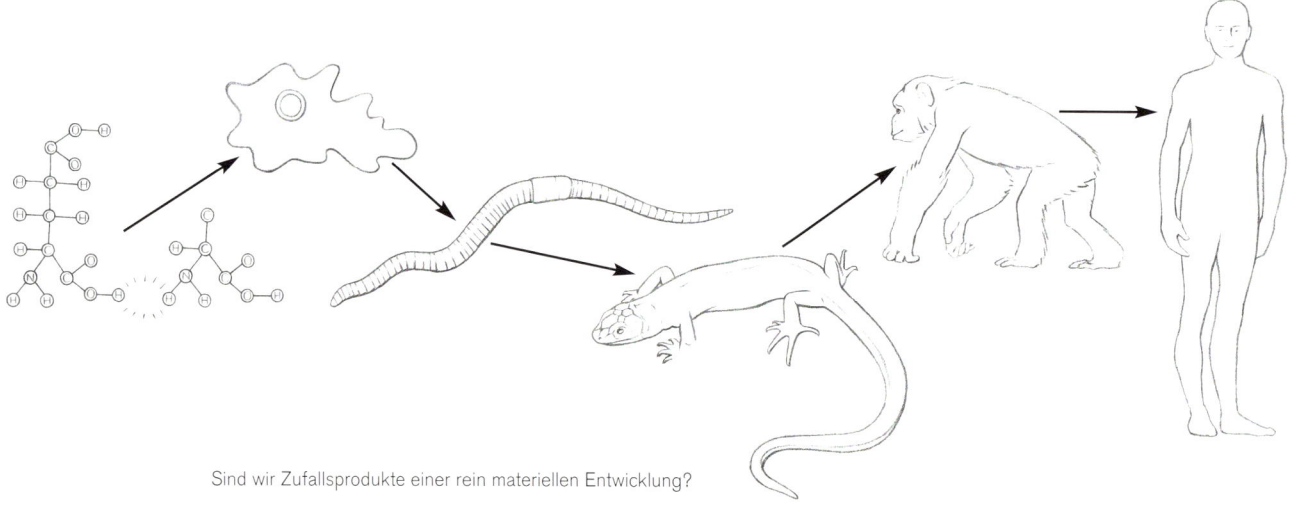

Sind wir Zufallsprodukte einer rein materiellen Entwicklung?

naturwissenschaftliche Theorien bieten hier die unterschiedlichsten Antworten an. So steht für die Hardliner der materialistischen Naturwissenschaft fest, dass wir biologische Zufallsprodukte einer willkürlichen Entwicklungsreihe sind, die mit der zufälligen Paarung und Reproduktion lebloser Moleküle in einer Art Ursuppe begann. Neben den Fähigkeiten des Paarens und Reproduzierens, die in dieser Theorie eine gewisse Existenzberechtigung haben, bleiben Fähigkeiten wie Denken, Kommunizieren usw. hier jedoch völlig schleierhaft.

Daher haben sich viele Philosophen zur Definition der menschlichen Existenz dem Denken zugewandt. Berühmt ist der Ausspruch »cogito, ergo sum« (lateinisch, »Ich denke, also bin ich«) des französischen Wissenschaftlers und Philosophen René Descartes (1596–1650), der bis heute als »unbezweifelbar« gilt. Ist die Kunst des Denkens das wahrhaft menschliche Gut?

Die modernen esoterischen Therapien scheinen dem eher das Gefühl entgegenzustellen. Über den Verstand wird hier oft nur als »blockierendes Hindernis« gesprochen, das im Weg steht oder ständig dazwischenredet. Wichtiger scheint zu sein, was man fühlt. So zum Beispiel die Verbundenheit mit dem Kosmos, die Gemeinschaft in der Gruppe, die eigene Stärke oder Schwäche, sich selbst als Identität oder innerlich zerrissene Kreatur ... Besteht die menschliche Natur aus dem, was wir fühlen?

Sind wir nun Körper, Gedanke, Gefühl oder von allem etwas? Der Buddhismus bietet hierzu eine interessante Betrachtung, die der Lama Ole Nydahl in einem Vortrag einmal so formulierte: »Unsere Schwierigkeit ist, dass wir uns tagein, tagaus immer nur mit den Inhalten unseres Bewusstseins beschäftigen, nicht jedoch mit dem Bewusstsein selbst. (...) Der Geist ist es, der durch unsere Augen sieht und durch unsere Ohren hört, doch es ist manchmal schwer für ihn, sich selbst zu erkennen.«[4]

Eine einfache Übung mag dies veranschaulichen: Schließen wir unsere Augen und stellen uns eine rote Rose vor; mit allen Details: dorniger Stengel, Blätter mit zackigem Rand, Kelchblätter, Blüte und die Blütenblätter in ihrer spiralförmigen Anordnung. Dazu der feine, süße Rosenduft.

Sicherlich war es ohne weiteres möglich, die Rose zu sehen und zu riechen. Doch *wer* hat nun diese Rose gesehen? Der Körper kann sie nicht wahrgenommen haben, denn die Augen waren geschlossen und außerdem war keine Rose vorhanden. Wir selbst als geistiges Wesen haben diese Rose

4 Heidelberg, Frühjahr 1996.

wahrgenommen. Wir sind genau der, der etwas erschafft und etwas wahrnimmt!

Das bedeutet, dass wir ein geistiges Wesen sind, das denkt, fühlt und einen Körper hat, das sich zwar leicht mit Gedanken, Gefühlen und dem eigenen Körper identifiziert, aber eigentlich etwas anderes ist. Oder deutlicher formuliert: Wir *sind* ein geistiges Wesen, das einen Körper *hat*. Bitte beachten: Ein Geistwesen *sein* – einen Körper *haben*. Wir *sind* nicht gleich dem, was wir *haben*.

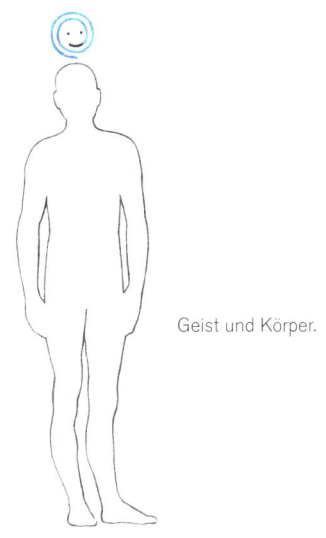

Geist und Körper.

Gehen wir diesem Phänomen noch etwas genauer auf den Grund: Der Begriff »Wesen« stammt von althochdeutsch *wesan,* »Sein«, und bedeutet laut Duden: 1. Das Besondere, Kennzeichnende einer Erscheinung; 2. was einer Erscheinungsform zugrunde liegt und sie bestimmt; 3. die Summe der geistigen Eigenschaften, die einen Menschen auf bestimmte Weise in seinem Verhalten, in seiner Lebensweise und seiner Art, sich zu äußern, charakterisieren; 4. etwas, das in bestimmter Gestalt, auf bestimmte Art und Weise in Erscheinung tritt; 5. Mensch (als Geschöpf, Lebewesen).

Wir sind als Wesen ein geistiges Sein, eine geistige Existenz (lateinisch *existentia*, »Dasein«). In dieser geistigen Seinsform können wir im Grunde auch ohne einen Körper bzw. außerhalb des Körpers existieren, wie viele Nahtoderlebnisse und sogenannte außerkörperliche Erfahrungen verdeutlichen. Wir *sind* also nicht der Körper. Ebenso sind wir noch immer existent, wenn Gedanken und Gefühle völlig zur Ruhe gekommen sind – das wird in der Meditation erfahrbar. Wir *sind* also auch nicht Gedanke und nicht Gefühl. Wir *sind* dagegen derjenige, der denken und fühlen kann und unseren Körper zum Handeln bewegen kann.

Es ist heutzutage mühsam geworden, diese im Grunde recht einfachen Zusammenhänge zu beschreiben, da die vorherrschende philosophische Meinung, der Materialismus, die Existenz des geistigen Wesens leugnet. Die Vorstellung eines körperlosen Daseins fällt uns daher oft schwer, und entsprechende Erfahrungen werden in der Regel als Halluzinationen gewertet. Dabei sind die Erlebnisse, in denen wir uns als Geistwesen erleben, fast alltäglich: Denken Sie dabei bitte nicht nur an Momente, in denen wir bei völligem Bewusstsein neben unserem Körper stehen – obwohl es diese natürlich auch gibt –, sondern an die vielen Augenblicke, in denen wir plötzlich ganz reale Dinge wissen, die weit weg von uns geschehen. Wo wir plötzlich wissen, wie es einem bestimmten Menschen ergeht, und später erfahren, dass wir diesen Gedanken genau im richtigen Moment hatten. Wo wir wissen, wer uns heute besuchen oder gleich anrufen wird. Oder wo ein Wunsch in der Ferne genau in dem Moment in Erfüllung ging, in dem wir ihn fassten. Vielleicht nur das Erlebnis, dass wir unserem Partner, der vor wenigen Minuten das Haus verlassen hat, »im Geiste« hinterherrufen, was er noch besorgen soll, und er bzw. sie bringt das Gewünschte tatsächlich mit. Forschen Sie ein bisschen nach – es ist überraschend, in welchem Ausmaß sich diese Erlebnisse häufen.

> Als geistige Wesen sind wir nicht an die räumlichen und zeitlichen Begrenzungen unseres Körpers gebunden, weder in unserer Wahrnehmung noch in der Fähigkeit, uns zu äußern und etwas zu bewirken.

Das hat noch lange nichts mit Magie oder Ähnlichem zu tun – dieses Phänomen ist ganz natürlich. Als geistige Wesen haben wir einen freien Willen, der die grundlegende Absicht hinter all unseren Handlungen darstellt, der Seele, Verstand und Körper bestimmt und der vorgibt, was wir in unserem Leben allgemein oder in ganz bestimmten Situationen erleben wollen. Dazu besitzen wir zwei grundlegende Fähigkeiten: Wir können etwas erschaffen oder etwas wahrnehmen; diese beiden Impulse sind es auch, die uns in dieses Leben bewegen, die uns in diesem Leben bewegen!

Die grundlegenden Absichten sind von Mensch zu Mensch verschieden. So unterschiedlich, wie wir uns in unseren Äußerungen, Taten und Betrachtungen erleben, so verschieden sind wir in unserem Wesen, Charakter und unseren Zielen. So tief verwurzelt ist unsere Individualität. Daher hat jeder von uns seinen individuellen Le-

bensweg, sein individuelles Glück und auch seinen individuellen Weg der Heilung. Wenn wir mit verschiedenen Landkarten zu verschiedenen Zielen unterwegs sind, kann es keinen allgemeingültigen Weg geben. Es gibt gemeinsame Wegstrecken, viele Begegnungen und zahlreiche Gelegenheiten, Geschichten auszutauschen, doch glücklich sind wir immer dann, wenn wir wissen, der Weg bringt uns unserem Ziel näher. Ebenso verhält es sich mit unserem Lebensweg.

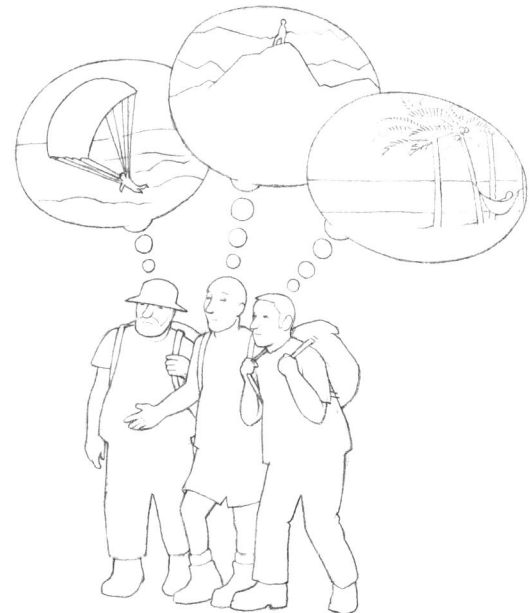

Gemeinsame Wegstrecke zu verschiedenen Zielen.

Wenn wir davon ausgehen, dass Menschen Wesen geistiger Natur sind, die mit einer bestimmten Absicht, bestimmten Interessen und Zielen am Spiel unserer Welt teilnehmen, dann liegt auf der Hand, dass sich der Weg und das Ziel dieser Wesen unterscheiden. Nicht zufälligen Kettenreaktionen paarungswilliger Aminosäuren in ferner Urzeit verdanken wir also unsere Existenz, sondern unserem freiwilligen Eintritt in dieses Spiel. In jenen Zielen und Absichten, die wir in diesem Spiel verfolgen, sind unsere grundlegendsten Neigungen, Interessen und Freuden verwurzelt. Je nachdem, was wir uns vorgenommen haben, stellen sich uns entsprechende Herausforderungen, Hindernisse und Probleme in den Weg.

Um diese Herausforderungen, Hindernisse und Probleme zu bewältigen und unsere selbstgesteckten Ziele im Leben zu erreichen, bedienen wir uns zudem zweier wichtiger Instrumente: der Seele und des Verstandes.

Die Seele

Zunächst benötigen wir so etwas wie einen Erinnerungsspeicher, in dem alles gesammelt wird, was an Aktionen je geschehen ist. Wir möchten schließlich lernen aus dem, was wir tun und was wir wahrnehmen, daher sammeln wir alles, um es zum gegebenen Zeitpunkt auswerten oder darauf zurückgreifen zu können. Dieses Sammelarchiv ist unser Unterbewusstsein, auch die »Seele« genannt (mittelhochdeutsch *sele*, »zur See gehörend« – ein schönes Bild: Das Meer, in dem sich das Wasser aller Flüsse sammelt). Die Seele ist ein unglaublich umfassendes Archiv, in dem alle Ereignisse mit Datum, Zeit, Ort und einer Vielzahl weiterer Fakten gespeichert bleiben. So zeigen zum Beispiel Experimente unter Hypnose, dass es möglich ist, sich an Details längst vergangener Geschehnisse exakt und wahrheitsgemäß zu erinnern. In der Seele wird alles bewahrt: Sinneswahrnehmungen, Gefühle, Empfindungen, Gedanken, Handlungsabsichten usw.

Diese Speicherungen sind uns nicht ständig bewusst. Aus diesem Grund wird die Seele auch als Unterbewusstsein bezeichnet, in dem ständig neue Eindrücke eingeordnet werden. Die Seele bringt ein Erlebnis mit früheren, ähnlichen Erlebnissen in Verbindung. Selbst jede einzelne Wahrnehmung wird dabei mit früheren verglichen. Je mehr Vergleichsmöglichkeiten wir in einem bestimmten Gebiet zur Verfügung haben, desto größer ist unsere Erfahrung darin.

Angenommen, wir könnten uns stets nur an Erlebnisse der letzten vierundzwanzig Stunden erinnern. Was wäre das für ein Leben? Abgesehen davon, dass es vielleicht interessant ist, täglich »neue Leute« kennen zu lernen, wäre keinerlei Entwicklung, keinerlei Fortschritt möglich. Wir würden noch auf den Bäumen sitzen, sofern uns noch einfällt, wie man klettert.

Aufgabe der Seele ist also, unser Überleben durch das Sammeln aller Erlebnisse zu sichern und zu verbessern. Die Seele ist das »Kleid des Geistes«. Die Seele bedient sich dazu eines einfachen Prinzips: der Zuordnung aufgrund von Ähnlichkeiten. Bäume wandern in die »Schublade« der anderen Bäume, Steine in die der Steine usw. All das geschieht in Sekundenbruchteilen, und die Aufnahmefähigkeit der Seele ist dabei unvorstellbar. Sie hat daher auch mit Sicherheit keinen »Sitz« in unserem Körper, wie jüngst ein Gehirnforscher errechnet hat. Müsste unser physisches Gehirn tatsächlich all die Informationen speichern, die uns zugänglich sind, wäre es unermesslich groß.

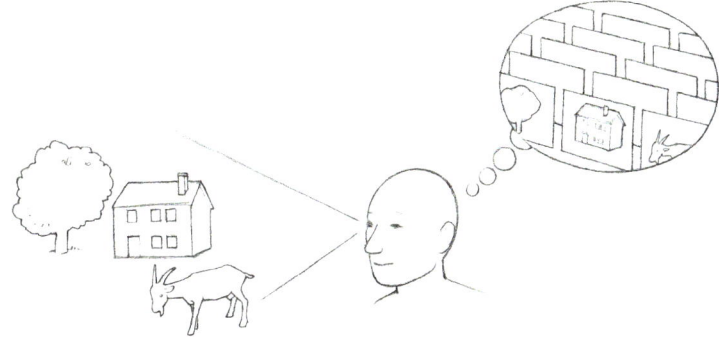

Die Seele, unser Erinnerungsspeicher.

Auch wenn uns viele Erinnerungen und gesammelte Daten nicht bewusst vor Augen treten, finden sie doch ihren Ausdruck in den Gefühlen. Viele Erinnerungen sind mit Gefühlen behaftet, die wir als angenehm oder unangenehm empfinden. Daraus resultieren auch Sympathie und Antipathie. Unsere Erinnerung bestimmt, wozu wir uns hingezogen fühlen und was wir ablehnen.

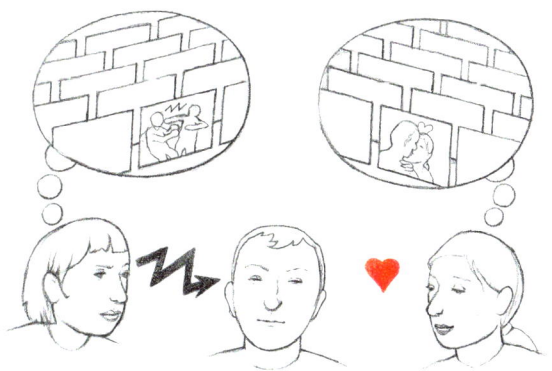

Das unbewusste Feedback der Seele.

Der Verstand

Gesammelte Daten sind wertlos, wenn wir sie nicht »auswerten« können. Dazu bedienen wir uns unseres Wachbewusstseins, auch Verstand genannt (mittelhochdeutsch *verstan*, »wahrnehmen, auffassen, erkennen«). Der Verstand ist unser bewusstes Erleben, jener konzentrierte Strahl von Aufmerksamkeit, der sich mit einer kleinen Auswahl von Wahrnehmungen und Handlungsimpulsen befasst. Die Begrenzung in der Auswahl bewusst erfasster Wahrnehmungen ist wichtig. Müsste der Verstand alle möglichen Wahrnehmungen bewusst registrieren, würde er für den Weg vom Frühstückstisch zum Waschbecken Stunden benötigen, denn es begegnet uns mit jedem Schritt unglaublich viel, was es

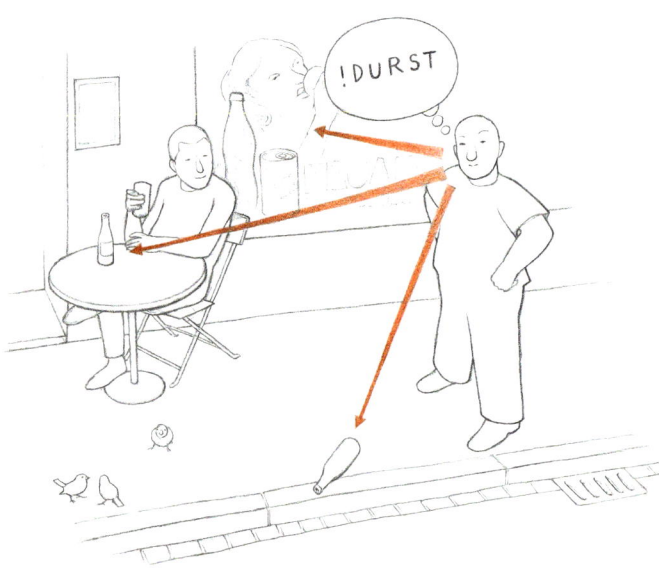

Unsere Absicht fokussiert unsere Wahrnehmung.

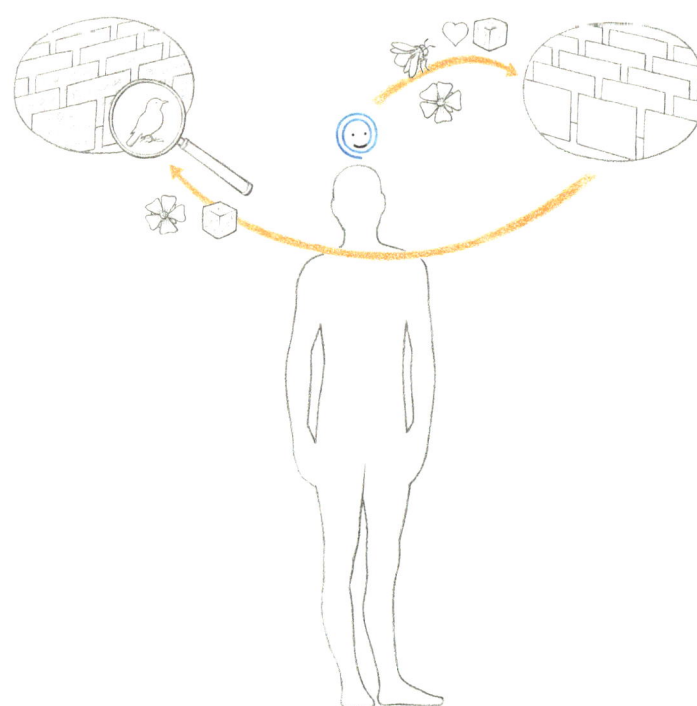

Geist, Seele und Verstand.

wahrzunehmen gilt. Daher wird selektiert: Interessante oder wichtige Wahrnehmung – her damit zur genaueren Begutachtung! Uninteressante oder weniger wichtige Wahrnehmung – ab zur Ablage im Archiv (Seele) für eine eventuell spätere Verwendung.

Dieser Wahrnehmungsfilter kann sehr verschieden eingestellt sein, je nachdem, wie unsere Interessen und Absichten gelagert sind. Wir können täglich erleben: Sobald wir uns etwas Neuem zuwenden oder uns geistig anderen Angelegenheiten widmen, nehmen wir plötzlich ganz andere Dinge bewusst wahr: Ein Buch springt uns ins Auge, das schon lange in unserem Regal verstaubt, bisher keines Blickes gewürdigt; Gesprächsfetzen in der Straßenbahn, passend zu unserem »Thema«, werden plötzlich aus Tausenden von Geräuschen herausgefiltert; Dinge unserer unmittelbaren Umgebung, jahrelang ignoriert, erwecken plötzlich unser Interesse usw.

Die bewusst betrachteten Wahrnehmungen und Impulse werden von unserem Verstand bearbeitet: verglichen mit anderen Erfahrungen und dabei in Beziehung gebracht aufgrund von Ähnlichkeiten oder abgegrenzt aufgrund von Unterschieden. Untersucht auf ihren Wert und ihre Wichtigkeit bzw. in Gedankenspielen in jegliche Ideen und Konzepte »eingebaut«, mit denen wir aktuelle Probleme lösen oder zukünftige Ziele erreichen wollen. Sie werden also im Gegensatz zur seelischen Speicherung nicht nur zur Archivierung sortiert, sondern hinsichtlich neuer Verwendungsmöglichkeiten kreativ bearbeitet. Dieses bewusste Auswerten ist natürlich viel aufwendiger als das bloße Einsortieren. Aus diesem Grund braucht der Verstand mehr Zeit und Energie und muss gegen »Datenüberflutung« mit Hilfe des genannten Wahrnehmungsfilters geschützt werden.

Kurz gefasst können wir also sagen: Ein geistiges Wesen beginnt ein Spiel, um etwas zu bewirken, das Bewirkte zu erleben und das Erlebte auszuwerten. Dazu braucht es Instrumente des analytischen Aufnehmens, des Speicherns und Vergleichens von wahrgenommenen Eindrücken. Ein gut sortiertes Archiv auf der einen Seite (Seele) und eine Instanz, die die notwendigen Auswertungen vornimmt, die Resultate feststellt und Schlüsse zieht (Verstand), auf der anderen Seite: im Grunde ein System ähnlich einem Computer mit Hardware (Körper), Festplatte (Seele) und Arbeitsprogrammen/Arbeitsspeicher (Verstand). Allerdings ein äußerst schneller »Rechner« mit einem gewaltigen Speicher. Und die Benutzer – das sind wir, die geistigen Wesen.

Geist: Wir sind geistige Wesen. Wir sind die Quelle unserer Absichten und Ziele sowie diejenigen, die erschaffen und wahrnehmen.

Verstand: Unser Wachbewusstsein, unser Instrument bewussten Planens und Handelns sowie der bewussten Auswertung und Schlussfolgerung.

Seele: Unser Unterbewusstsein, unser Instrument, Erfahrungen zu sammeln, zu sortieren und für späteren Zugriff zu archivieren.

Körper: Unser physischer Begleiter und wichtigstes Handlungs- und Wahrnehmungsinstrument in der materiellen Welt. Eine hervorragende selbstständige Organisation, die uns auf bewundernswerte Weise für unsere Absichten und Vorhaben zu Diensten steht.

Im Folgenden werden wir diese vier Aspekte des menschlichen Seins mit obigen Begriffen bezeichnen. Dies mag für manche Leserinnen und Leser ungewohnt sein, da insbesondere die Begriffe »Geist« und »Seele« in der deutschen Sprache doppelt belegt sind: »Geist« wird manchmal gleichbedeutend mit »Verstand«, manchmal im Sinne von »geistiges Wesen« verwendet. Als Quelle aller Lebensimpulse (althochdeutsch *geist*, »Erregung, Anregung, Ursache«) verwenden wir »Geist« im letzteren Sinne. »Seele« wird manchmal als das »geistige Wesen« betrachtet (die »Seele nach dem Tode«), manchmal als Unterbewusstsein (ähnlich wie die griechische »Psyche« als »Gefäß des Erlebens«). Auch hier verwenden wir den Begriff in letzterem Sinne. Die englische Sprache ist diesbezüglich eindeutiger (Geist = *spirit*, Verstand = *mind*, Seele = *soul*, Körper = *body*), im Deutschen müssen wir mit der Gefahr des Missverständnisses dieser Begriffe leben. Daher diese Definition vorab – denn entscheidend ist nicht das Wort, sondern das, was damit gemeint ist.

Gesundheit bedeutet »gute Kommunikation«

Wenn wir die Gesamtheit von Geist, Seele, Verstand und Körper betrachten, wird deutlich, dass auch zwischen diesen verschiedenen Ebenen sehr viel Kommunikation notwendig ist, um eine Idee von ihrer geistigen Quelle bis zur Vollendung in der Tat zu führen – und umgekehrt Sinneseindrücke zu selektieren und als bewusste Wahrnehmung aufzunehmen. Diese Kommunikation verläuft blitzschnell. Sie ist rein telepathischer Natur.

Dank ihren telepathischen Verbindungen werden zwischen Geist, Seele, Verstand und Körper Absichten, Gedanken, Bilder und Konzepte auf rein geistiger Ebene (ohne Stoff, Energie, räumliche Distanz oder Zeitdifferenz) ausgetauscht. Eigentlich – so könnte man glauben – müsste dies reibungs- und störungsfrei vor sich gehen, da telepathische Verbindungen keine stofflichen Leitungen oder energetischen Bahnen sind, die man durchtrennen, verengen oder sonst wie blockieren könnte. Doch leider ist dem nicht so. Diese Kommunikation kann ebenso Blockaden aufweisen. Weswegen es hier Störungen gibt und wie es zu ihnen kommt, dazu müssen wir uns das Zusammenspiel zwischen Geist, Seele und Verstand noch einmal genau betrachten:

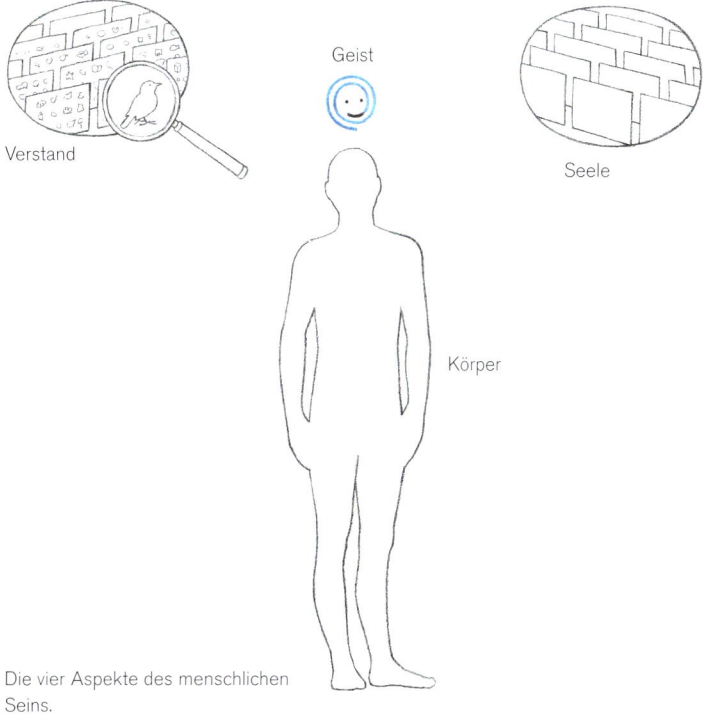

Die vier Aspekte des menschlichen Seins.

Um Erlebnisse zu verarbeiten, bedient sich das geistige Wesen – wie bereits beschrieben – seiner Instrumente Seele und Verstand. Die Seele hat dabei die Aufgabe, sich nichts, aber auch gar nichts entgehen zu lassen. Daher zeichnet sie fleißig alles auf und speichert es in Form von Bildern ab. Der Verstand dagegen soll all das, was wichtig oder wertvoll erscheint, einer genaueren Begutachtung, Prüfung und Auswertung unterziehen; eigentlich ein ebenso einfaches wie geniales System, in dem kein einziger Eindruck verloren geht und daher alle Aufzeichnungen bei Bedarf ausgewertet werden können.

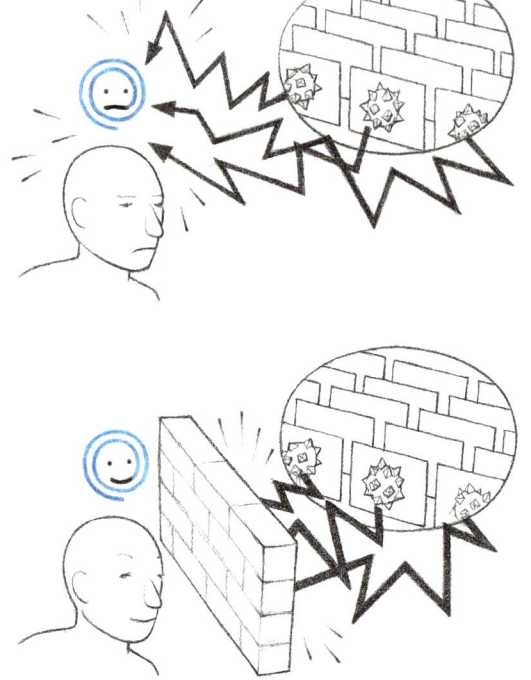

Doch das Ganze hat einen kleinen Haken: Bestimmte Aufzeichnungen tragen Vermerke wie »Bloß nicht anschauen!«, »Vorsicht! Aua!« oder sogar »Gibt es gar nicht!«. Sie entsprechen den versteckten, beschädigten oder gelöschten (aber dennoch existenten) Dateien im Computer. Sie sind existent, aber schauen wir ins Verzeichnis, so finden wir sie nicht. Daher entziehen sie sich der bewussten Auswertung – wirken aber dennoch auf uns ein. Im schlimmsten Fall so ähnlich, wie manche versteckten Dateien im Computer durch einen an sich völlig harmlosen Tastendruck plötzlich aktiviert werden und das ganze System zum Absturz bringen. Die unzugänglichen Aufzeichnungen in unserer Seele können also schlimmstenfalls wie »unterbewusste Tretminen« reagieren. Doch warum ist das so?

Ignorieren bringt (scheinbaren) Frieden.

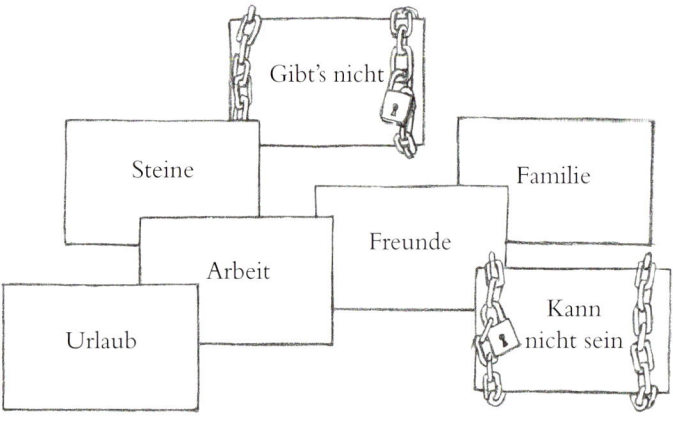

»Versteckte Dateien« der Seele.

Es gibt Momente, zum Beispiel bei einem Unfall, da erscheinen plötzlich enorm viele Eindrücke als äußerst wichtig. Sie können daher unseren Wahrnehmungsfilter passieren und brechen als »Datenflut« über unseren Verstand herein. Daraufhin schützt sich dieser durch »Tilt« bzw. »vorübergehend nicht zugänglich«, und die Datenflut ergießt sich unausgewertet in die Seele. Dort wird sie schleunigst weggeräumt, chaotisch und ungeordnet, wie sie ist.

Das wäre an sich noch kein längerfristiges Problem. Wir könnten das Aufräumen und Auswerten zu einem günstigeren Zeitpunkt nachholen. Bringt diese Datenflut jedoch zugleich Inhalte wie

»Schmerz!«, »Angst vor Schmerz!«, »Das darf nicht sein!« (der Versuch, etwas zu stoppen) usw. mit sich, so bleibt sie als äußerst unangenehme Masse in irgendeinem Winkel unserer Seele liegen. Leider haben wir geistige Wesen oftmals die Angewohnheit, diese unangenehmen Bewusstseinsinhalte nicht unverzüglich zu betrachten, auszuwerten, zu sortieren und aufzuräumen – sondern sie stattdessen einfach zu ignorieren. Wir tun so, als gäbe es sie gar nicht. Unsere »Büchse der Pandora« bekommt die Aufschrift »Das gibt es nicht!«, und folglich sehen wir nie wieder hin. Weil nicht sein kann, was nicht sein darf.

Wer setzt sich schon gerne permanent Unangenehmem aus? Die Ignoranz schmerzhafter Eindrücke kann zunächst sogar überlebenswichtig sein. Ein sehr krasses Beispiel zur Verdeutlichung: Kinder, die von einem Elternteil sexuell missbraucht wurden, wissen das in der Regel später nicht mehr. Wie sollten sie sonst in Abhängigkeit von dieser Person weiterleben? Es würde sie ständig überwältigen. Nur, dieses »Das gibt es nicht!«

wurde vonseiten des geistigen Wesens formuliert – nicht seitens des gespeicherten Eindrucks. Dieser existiert nach wie vor. Zwar schaut das Wesen nicht mehr hin und sieht daher nicht mehr, was passiert ist; die ehemals gespeicherten Gefühle sind dennoch wirksam. Und daraus entstehen in bestimmten Situationen plötzlich unerklärbare Gefühle und Empfindungen, deren Ursprung im Dunkeln bleibt.

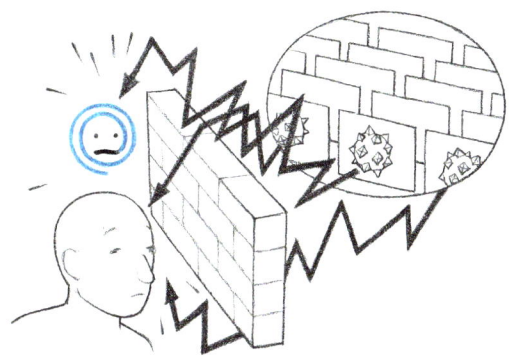

Ignorieren wirkt nur einseitig.

So können längst vergessene Bilder mit schmerzhaften Inhalten plötzlich aktiviert werden, wenn eine Situation entsteht, die der vergangenen, in der Seele aufgezeichneten, in irgendeiner Form ähnelt. Dabei genügen oft nur einige wenige, an sich harmlose Details, die Ähnlichkeit mit dem früheren Ereignis haben – und schon treffen wir beim Einsortieren im Unterbewusstsein auf das mit schmerzhaften Inhalten geladene Bild. In Sekundenschnelle können Angst, Wut, Zorn, Zittern, Schmerzen, Krankheit usw. auftreten – und man hat keine Ahnung, warum.

> Gegenwärtige Ereignisse treten mit gespeicherten Eindrücken der Seele aufgrund von Ähnlichkeiten in Beziehung. So funktioniert unsere Erinnerung. Auf diese Weise können auch verdrängte Bilder mit schmerzhaften Inhalten aktiviert werden. Deren Auswirkungen nehmen wir als Gefühle und Empfindungen wie auch als körperliche Beschwerden wahr.

Ignorieren wirkt also nur einseitig. Zwar können (glücklicherweise) viele Dinge »zur Ruhe kommen«, wenn wir sie nicht anschauen und ein »Das gibt es nicht!«-Schutzschild hinstellen, doch sie bleiben als »gefährliche Elemente« in unserer Seele gespeichert. Was zunächst ein Schutz und eine Hilfe sein kann, um nicht von unangenehmen Dingen überflutet und überwältigt zu werden, wird dann zu einem Lager von »Tretminen«. Oftmals

genügt schon ein an sich harmloses Wort, eine bestimmte Geste, ein spezieller Klang in der Stimme, um heftige und unangemessene Reaktionen auszulösen. Reaktionen, deren tiefere Ursache wir fatalerweise aufgrund unserer »Das gibt es nicht!«-Barriere nicht mehr erkennen können. Momente, in denen solche Speicherungen aktiviert werden, sind manchmal geradezu eine Chance, innere Barrieren zu überwinden und zu reifen. – Vorausgesetzt wir sind bereit, hinzuschauen.

Für unser grundlegendes Verständnis ist es zunächst wichtig, dass unsere telepathischen Verbindungen zwischen Geist, Seele, Verstand und auch dem Körper blockiert sein können durch »Das gibt es nicht!«-Barrieren, die wir selbst erschaffen haben. Da diese leider nur einseitig funktionieren, bleibt die Wirkung einer schmerzhaften Speicherung; allerdings erkennen wir nicht mehr, woher sie kommt. Überall, wo wir »Das gibt es nicht!«-Barrieren hinsetzen – ob vor eine unangenehme Erinnerung oder einen schmerzenden Zeh –, behindern diese die notwendige Heilung. Denn wo (scheinbar) nichts ist, unternehmen wir auch nichts.

> Wir blockieren den Kommunikationsfluss zwischen Geist, Seele, Verstand und Körper durch selbsterschaffene »Das gibt es nicht!«-Barrieren. Heilung bedeutet in diesem Sinne, wieder hinzuschauen, die Barriere aufzulösen und die (von unserer Seite) unterbrochene Kommunikation erneut aufzunehmen.

Aus diesem Grund beginnt Heilung meist damit, zu erkennen, »was ist«. Dies betrifft seelische Beschwerden ebenso wie körperliche Erkrankungen, zumal die Beziehungen von Geist, Seele und Verstand zum Körper – wie bereits erwähnt – telepathischer Natur sind. Dieses Phänomen soll im Folgenden noch eingehender betrachtet werden.

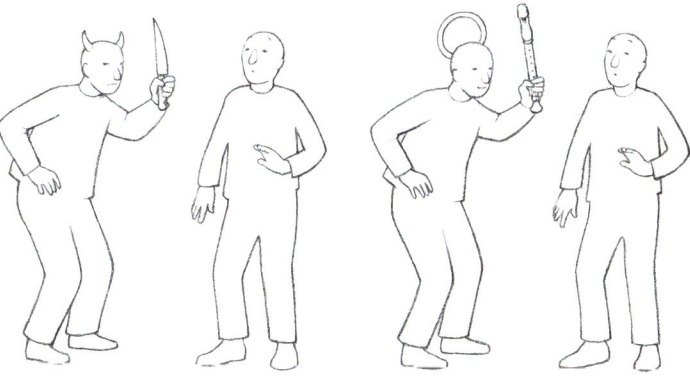

Ähnliches aktiviert Ähnliches.

Beginnen wir damit, wie ein »neuer« Mensch »entsteht«. Zunächst ist da das geistige Wesen mit Seele und Verstand. Nach einer mehr oder weniger langen Pause möchte dieses Wesen vielleicht gerne wieder einmal in diesem materiellen Universum mitspielen, in dem es etwas zum »Anfassen« gibt und in dem man viel eindrücklichere Wirkungen verursachen und erleben kann als »nur« in der geistigen Welt. Also macht sich das Wesen auf den Weg und schaut, wo es ein angemessenes »Instrument« zum Bewegen und Erleben von Materie finden kann. Irgendwann und irgendwo trifft es schließlich eine nette »werdende Mutter«, in deren Bauch gerade ein wunderbarer kleiner Körper heranwächst.

hat, aber nicht der Körper ist. Diese Tatsache ist ein ganz zentrales Grundverständnis unseres Seins.

Heutzutage schließen sich sonderbarerweise immer mehr Menschen der kuriosen Betrachtung an, es gäbe kein *geistiges* Wesen. Sie glauben, sie wären keine geistige Existenz, sondern lediglich eine Art Elektronenflimmern im Gehirn eines Körpers, in Urzeiten entstanden aus einem Urknall und dem unglaublichen Phänomen, dass Atome und Moleküle von alleine das Paaren, Laufen und Denken erfunden hätten. Diese Meinung kursiert bereits seit geraumer Zeit und wird überall und mit allen zur Verfügung stehenden Propagandamethoden verbreitet. Immerhin hat dieser Riesenaufwand

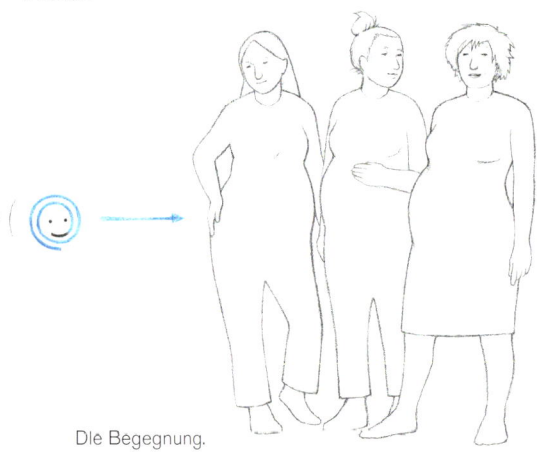

Die Begegnung.

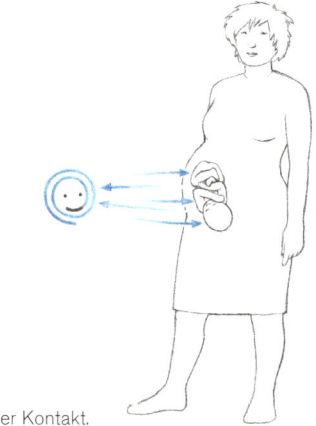

Der Kontakt.

Den heranwachsenden Körper samt seinen Eltern behält es nun im Auge und wartet auf den entscheidenden Moment. Der naht heran, wenn es auf die Geburt zugeht. Nun beginnt das geistige Wesen, mit diesem Körper in Kontakt zu treten und eine enge Verbindung aufzunehmen.

> Die enge Verbindung des geistigen Wesens mit dem Körper entsteht um den Geburtsmoment. Dennoch gibt es »pränatale Erinnerungen«, da auch der Körper sich an alles erinnert, was er je erlebt hat.

Die ersten Monate und Jahre nach der Geburt benötigt das geistige Wesen, diesen Körper (neu) bedienen zu lernen und sich mit seiner neuen Umgebung und deren Regeln und Werten vertraut zu machen. In dieser Zeit wird die Bindung zwischen Wesen und Körper immer stärker. Das Wesen taucht immer tiefer in das Spiel dieses materiellen Universums ein und identifiziert sich mit »seiner« Rolle, für die der Körper Repräsentant und Ansprechpartner nach außen ist. Doch es bleibt natürlich ein geistiges Wesen, das – wie gesagt – einen Körper

dazu geführt, dass ein Teil der Menschheit (glücklicherweise noch immer der kleinere Teil) angefangen hat zu glauben, wir seien nur Körper (sprechendes Fleisch) und sonst nichts. Das Resultat ist natürlich eine furchtbare Angst um diesen Körper. Angst, die – wie wir wissen – enorm blockierend wirkt (das geistige Wesen stellt eine »Das gibt es nicht!«-Barriere auf), die schließlich aus den geistigen Titanen, die wir eigentlich sind, kleine und lenkbare »Konsumenten« kreiert: nicht »Schöpfer«, sondern »Geschöpfe«.

Auch mit derlei Betrachtungen muss sich das geistige Wesen auseinander setzen, das gerade im Begriff ist, seinen neuen Körper bedienen zu lernen und sich in seiner neuen Umgebung zu orientieren. Glücklicherweise verliert es selbst dann, wenn es glaubt, nicht zu existieren, seine Fähigkeiten, zu erschaffen und wahrzunehmen, nicht. Mit diesen Begabungen intensiviert es seinen Kontakt zum Körper, so dass ein immer komplexeres und festeres Kommunikationsnetz entsteht. Schließlich kann es den Körper absichtlich aufstehen, herumlaufen und auf Berge klettern lassen – sofern es das will.

Während des Wachstums und der Entwicklung des Körpers lernt das geistige Wesen, diesen zu steuern und zu kontrollieren, bis es mit ihm in der Lage ist, die eigenen Absichten umzusetzen und die eigenen Ziele in Angriff zu nehmen.

Eines Tages ist es so weit: Der Körper bewegt sich, angeregt von dem geistigen Wesen, auf einen Berg. Hierbei müssen Billiarden von Zellen sehr gut zusammenarbeiten. Aber das müssen sie auch sonst. Kommt nur eine einzige auf irrsinnige Ideen, reicht das unter Umständen aus für eine Krebserkrankung. Man kann sich also vorstellen, dass eine »Firma« mit zwei Billiarden Mitarbeitern, die absolut perfekt zusammenarbeiten müssen, wirklich ein sehr gutes Kommunikationsnetz braucht. Und das hat unser Körper, wie wir bereits erfahren haben.

Dieses an sich schon komplexe Kommunikationsnetz des Körpers ist darüber hinaus noch verflochten mit dem Wesen sowie mit der Seele und dem Verstand. Dabei stellt das Gehirn als Schaltstelle eine wichtige Verbindung dar: Der eigentliche Zweck des Gehirns ist die Übersetzung geistig-telepathischer Impulse in körperliche Kommunikationswege. Geist, Seele und Verstand haben durchaus auch telepathische Direktverbindungen zu allen Zellen und Organen.

An dieser Stelle noch einmal ein Hinweis für alle, die sich selbst für »Elektronenflimmern« oder »denkende Chemikalien« halten: Wie bereits erwähnt, hat die Seele keinen konkreten »Ort« im Gehirn, ebenso wenig der Verstand. Vielmehr umgeben beide den Körper, insbesondere den Kopf. Dazu gibt es ein kleines, ganz einfaches und dennoch erstaunliches Experiment: Bitten Sie Freunde und Bekannte, sich an bestimmte Ereignisse zu erinnern (zum Beispiel an eine Mathematikarbeit, den ersten Kuss, ihre Lieblingsspeise usw.), und beobachten Sie sie dabei. Sie werden feststellen, mit jeder Aufforderung, sich an etwas Bestimmtes zu erinnern, wandert der Blick kurz oder länger umher – bis das Gewünschte schließlich in einer bestimmten Richtung gefunden ist. Unser Gedächtnis befindet sich um uns.

Das Gehirn ist weder Sitz der Seele noch Sitz des Verstandes. Diese umgeben den Körper als ein geistiges Feld. Das Gehirn ist vielmehr eine wichtige »Schaltzentrale« im Zusammenwirken zwischen Geist, Seele und Verstand einerseits und dem Körper andererseits.

Abschließend ein Versuch, ein Milliardstel Promille des gesamten Kommunikationsnetzes eines Menschen in einer Grafik darzustellen:

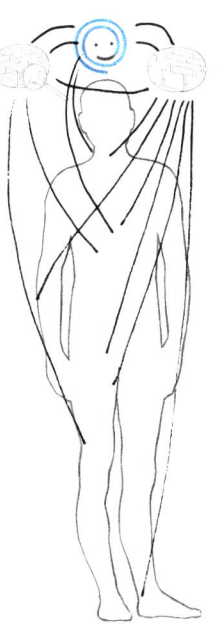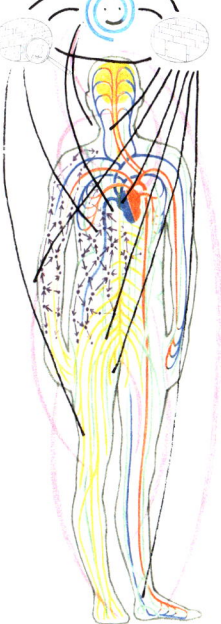

Das Kommunikationsnetz zwischen Geist, Seele, Verstand und Körper.

Das Kommunikationsnetz des Körpers

Das gesamte Kommunikationsnetz des Menschen.

Dieses Ehrfurcht gebietende System wird auch »Aura« genannt. »Kommunikationsfeld« oder »Energiefeld« sind ebenso passende Bezeichnungen. Angesichts dieses komplexen Systems bekommt die Aussage »Gesundheit bedeutet gute Kommunikation« noch mehr Gewicht. Um unsere Absichten in der Welt mit unserem Körper verwirklichen und Erlebnisse wahrnehmen und verarbeiten zu können, muss diese komplexe Kommunikation zwischen Geist, Seele, Verstand und Körper nicht nur gut, sondern nahezu perfekt sein.

Der Grundsatz »Gesundheit bedeutet gute Kommunikation« heißt konkret, dass wir so lange gesund sind, solange das komplexe Kommunikationssystem zwischen Geist, Seele, Verstand und Körper störungsfrei funktioniert bzw. solange Störungen noch ausgeglichen werden können.

Natürlich führt eine Störung in diesem Kommunikationsnetz nur selten sofort zu einer Krankheit. Im Gegenteil, die meisten Störungen werden ausgeglichen, ohne dass Krankheitssymptome auftreten. Krank werden wir in der Regel erst, wenn zu viele oder zu schwere Störungen verschiedener Art zusammenwirken, so dass uns der Ausgleich nicht mehr gelingt und Unterbrechungen oder Fehler in der Kommunikation eintreten. Auch dies zeigt wiederum, dass Krankheiten meist keine »einfache«, sondern eine »komplexe« und damit »individuelle Ursache« haben. Ebenso individuell müssen wir der Krankheit dann begegnen.

Im folgenden Kapitel widmen wir uns daher der Krankheit und ihren Ursachen.

Was ist Krankheit?

Die bisherigen Betrachtungen fortführend, lässt sich der Zustand Krankheit folgendermaßen definieren:

> Krankheit beginnt mit einem Hindernis in der Kommunikation. Die Art und Entstehung dieses Hindernisses ist in jeder einzelnen Situation verschieden. Bleibt ein Kommunikationshindernis bestehen, so hat es die Tendenz, größer zu werden und zur Entstehung weiterer Hindernisse beizutragen.

Bildhaft können wir dies vergleichen mit einem Strömungshindernis im Wasser, zum Beispiel einer Reihe Steine, an denen sich Äste, weitere Steine, Schlamm usw. ansammeln, die das Hindernis verdichten und vergrößern. Durch die herabgesetzte Strömungsgeschwindigkeit hinter dem Hindernis kann es zur Bildung weiterer Ablagerungen und Hindernisse kommen.

Oder wir vergleichen es mit einer großen Verwaltung: Ein Mitarbeiter ist aus verschiedenen Gründen – persönlich wie beruflich – überfordert und kommt seinen Verpflichtungen nicht mehr nach. Bei ihm bleiben immer mehr Vorgänge »hän-

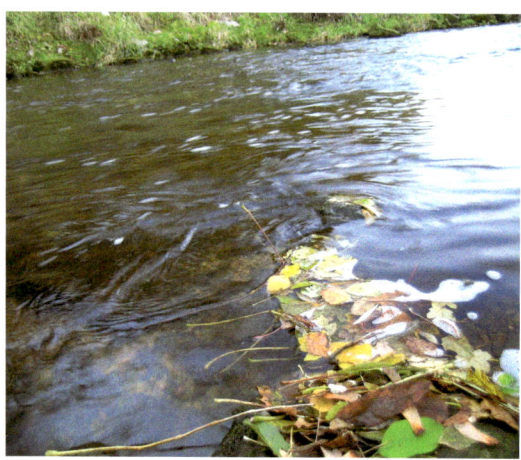

Strömungshindernis.

gen«, was schließlich auch andere Abteilungen betrifft, die ohne seine Mitarbeit ihre Vorgänge nicht abschließen können, so dass auch diese »hängen« bleiben – usw.

So ähnlich verhält sich eine Störung des Kommunikationsflusses im Körper bzw. zwischen Geist, Seele, Verstand und Körper. Insbesondere bleibt das hängen, was von gleicher oder ähnlicher Art ist. Auf diese Weise bilden sich Blockaden, deren Auswirkungen wir als ein Absinken unserer Fähigkeiten erleben. Der Körper möchte oder kann bestimmte Bewegungen nicht mehr ausführen oder ermüdet schneller oder erfährt Schmerzen und noch stärkere Einschränkungen. Als geistige Wesen beginnen wir, bestimmte Bereiche unseres Zieles und unserer Handlungsmöglichkeiten auszuklammern. Wir glauben nicht mehr an ihre Verwirklichung oder möchten uns nicht mehr damit auseinander setzen – möglicherweise derart fortschreitend, dass bestimmte Dinge für uns gar nicht mehr existieren. Wir möchten und können sie nicht mehr sehen. Damit verlieren wir jedoch zunehmend unsere Position als verursachende Quelle, als Erschaffer, Schöpfer unseres Lebens und geraten in eine Lage, in der wir uns immer mehr als Wirkung oder gar Opfer fremder Ursachen erleben.

> Wir können viele Störungen in unserem Kommunikationsfluss ausgleichen, indem wir sie sozusagen »umgehen«. Doch ab einem bestimmten Punkt ist unser Kommunikationssystem überfordert, der Ausgleich ist nicht mehr möglich. Die entstandene Blockade ist dann derart stark, dass Krankheitssymptome auftreten.

Ein Beispiel für »Ausgleich« (vgl. Abbildung): der Umgang mit einer normalen Dosis Abgase auf dem Weg zum Arbeitsplatz. Abgase allein verursachen bei den wenigsten Menschen Krankheit, wenn der Organismus in guter Verfassung ist. Die vielen kleinen Störungen werden einfach umgangen, bis sie behoben sind.

Ein Beispiel für »Blockade« (vgl. Abbildung): das Einatmen von Schwermetalldämpfen, etwa Quecksilber oder Chrom, was an manchen Arbeitsplätzen noch immer geschieht. Hier werden die Störungen zu einer unpassierbaren Blockade im Kommunikationsfluss, und es ist mit ernsthaften Beschwerden zu rechnen.

Normalerweise treten Krankheitssymptome erst dann auf, wenn derart viele oder schwere Störungen zusammenkommen, dass ein vollständiger Ausgleich nicht mehr möglich ist. Oft ist das

Symptom der Ausdruck des jetzt noch bestmöglichen Ausgleichs. Tut man etwas (Medikament, Operation usw.), um das Symptom auszuschalten, muss die nächstschlechtere Möglichkeit eines Ausgleichs gefunden werden. Schlimmstenfalls ist der »Verhinderungsversuch« sogar ein neues Hindernis. Letztlich nimmt die Gesundheit jedoch ab. Natürlich gibt es Situationen, zum Beispiel lebensrettende Notfallmaßnahmen, in denen es nicht anders geht. Doch bei »gewöhnlichen Erkrankungen« stehen uns häufig viele Wege ohne Symptomunterdrückung offen.

> Krankheitssymptome sind die momentan bestmögliche Reaktion, mit der versucht wird, eine Störung oder Blockade zu beheben oder zumindest auszugleichen. Wird ein Symptom unterdrückt, ohne dass die Ursache beseitigt wird, so wird die momentan bestmögliche Reaktion unterdrückt. Der nächste Lösungsversuch kann also nur schlechter sein. Die Krankheit verschlimmert sich.

Betrachten wir als Beispiel einmal ein sogenannt typisches lymphatisches Kind[5] mit häufigem Husten, Schnupfen, Angina usw.:

Bei einem Kind, das immer wieder unter den genannten Beschwerden leidet, könnten in etwa folgende Faktoren zusammenkommen:

- Opa hatte Tuberkulose, was sich über die Erblinie gern in latenter Neigung zu Atemwegsbeschwerden und lymphatischen Leiden äußert. Krankheitsneigungen durch Tuberkuloseerkrankungen von Vorfahren werden »tuberkulinisches Miasma« genannt.
- Das Kind wurde schon als Baby reichlich mit Milchfläschchen versorgt und bekommt weiterhin Milch, Schokolade, Käse usw. Dadurch hat sich die Darmflora nie richtig aufbauen können und wird weiter geschädigt. Lunge und Dickdarm sind Partnermeridiane. Eine Schädigung der Darmflora zeigt sich unter anderem gern in häufigen Atemwegserkrankungen.
- Kuhmilch geht mit Quecksilber in Resonanz[6]. Von der Mutter hat das Kind durch deren Zahnfüllungen bereits Quecksilber als Alarminformation im Arsenal. Das Immunsystem gerät daher mit jedem Schluck Kuhmilch in höchste Alarmbereitschaft und wird ineffizient (oder allergisch).
- Die Fehlverdauung im Darm belastet bzw. vergiftet die Lymphe (und die Leber). Mandeln, Lymphknoten und sonstige lymphatische Organe sind mit den Versuchen, dies auszugleichen, dauerüberlastet. Durch Schleim, Entzündung,

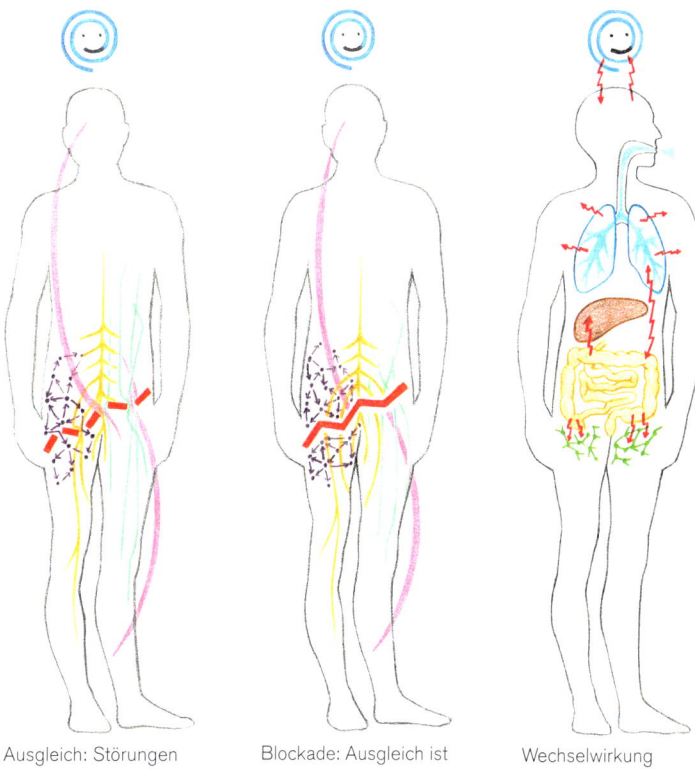

Ausgleich: Störungen werden umgangen.

Blockade: Ausgleich ist nicht mehr möglich.

Wechselwirkung verschiedener Störungen.

Eiter usw. wird versucht, der Belastung Herr zu werden. Auch Fieber wird eingesetzt, mit dessen Hilfe sich der Körper bemüht, die mehrfach blockierten und geschwächten Bereiche regelrecht »durchzuputzen«.
- Kälte und Feuchtigkeit im Herbst oder Winter entziehen dem Körper Energie in Form von Wärme. Zugleich sorgt auch die trockene Heizungsluft in dieser Jahreszeit für Probleme. Da Luft umso mehr Wasser aufnehmen kann, je wärmer sie ist, trocknet Heizungsluft die Schleimhäute aus und schwächt sie damit. Der Versuch, dem mit Verdunsten am Heizkörper oder Ähnlichem beizukommen, erfreut insbesondere die Legionellen, die stehendes warmes Wasser lieben.[7] Das macht nichts, solange wir nicht schon durch andere, dazu passende Faktoren ge-

5 Lymphatische Konstitution: Neigung zu Infekten und Erkrankungen der Atemwege, des Lymphsystems (Mandeln, Lymphknoten) und der Ohren.

6 Radiästhetische Untersuchungen haben ergeben, dass Kuhmilch und Quecksilber in bestimmten Frequenzbereichen identische Schwingungen aufweisen und daher miteinander in Resonanz gehen können (lateinisch *resonare*, »mitschwingen«).

7 Legionellen: Bakterien, die Atemwegserkrankungen bis zur Lungenentzündung auslösen können (Legionellose); vermehren sich in stehendem warmem Wasser rasend schnell, also zum Beispiel auch im Blumengießkännle oder dem dauerfeuchten Blumenuntersetzer auf dem Fensterbrett über der Heizung.

schwächt sind. In diesem Beispiel können die Legionellen die Atemwegsschleimhäute zusätzlich schwächen, auch wenn es nicht unbedingt zur Legionellose kommt.

- Zu »guter« Letzt gibt es auch noch Krach zwischen Mama und Papa. Sicherheit und Halt durch die Geborgenheit und Führung der Eltern werden erschüttert. Ähnliches ist schon früher vorgekommen, weshalb zusätzlich Speicherungen im »unzugänglichen Bereich der Seele« (»Das darf nicht sein! Das gibt es nicht!«) berührt und aktiviert werden. Verwirrung entsteht, und das geistige Wesen gibt daher weniger Energie in die Belebung des Körpers hinein.

Hier haben wir also ein mögliches Szenario, das einer Mandelentzündung oder einem sonstigen Infekt bei diesem Kind vorausgehen könnte. Die Antibiotikagabe allein schafft hier keinen Ausgleich für diese verursachenden Faktoren, ganz im Gegenteil: Die Darmflora wird noch mehr ruiniert. Eine wirkliche Heilung wäre dagegen denkbar, wenn zum Beispiel mit Hilfe eines homöopathischen Mittels das »tuberkulinische Miasma« aufgelöst oder weitgehend reguliert, zusätzlich das Lymphsystem mit biologischen Heilmitteln oder Heilsteinen unterstützt sowie eine Quecksilberausleitung, Darmsanierung und milchfreie Ernährung erfolgen würde. Idealerweise versöhnen sich auch Papa und Mama wieder, so dass der Klimafaktor (feuchtkaltes Klima, Heizungsluft) wahrscheinlich keine große Rolle mehr spielt.

Damit wären (wahrscheinlich, denn wir haben hier ja ein fiktives Beispiel) die richtigen Maßnahmen gefunden. In der Individuellen Therapie gehen wir noch einen Schritt weiter. Es müssen nicht nur die richtigen Maßnahmen, sondern auch die richtigen Mittel gefunden werden: das richtige homöopathische Mittel, das richtige biologische Medikament, der richtige Heilstein, das richtige Konzept zur Ausleitung und Darmsanierung.

> Die Individuelle Therapie ermittelt auf dem individuellen Hintergrund einer Erkrankung die individuell passenden Maßnahmen und spezifischen Heilmittel. Dabei werden auch die Konstitution, der Charakter und die persönliche Situation des Patienten berücksichtigt.

Um dies leisten zu können, benötigen wir dreierlei: eine umfassende Kenntnis möglicher Krankheitsursachen, ein zuverlässiges Diagnosesystem und eine breite Palette von Maßnahmen und Heilmitteln. Natürlich stellen sich hier unterschiedliche Ansprüche an Laien oder professionelle Therapeutinnen und Therapeuten. Doch sowohl in der Praxis als auch zu Hause ist die Individuelle Therapie eine große Hilfe, die zur Verfügung stehenden Mittel und Möglichkeiten (welche es auch immer sein mögen) zur richtigen Zeit auf die richtige Weise einzusetzen.

Ursachen für Krankheit

Körperliche Ernährung

Die körperliche Ernährung kann eine Grundlage für Lebenskraft und Wohlbefinden, aber ebenso Nährboden für vielerlei Beschwerden sein. Ob das eine oder andere vorliegt, hängt schlicht von der Qualität unserer Lebensmittel ab. Die wichtigsten Nahrungsbestandteile sind Kohlenhydrate, Fette, Eiweiße und Ballaststoffe sowie Vitamine, Mineralstoffe und Spurenelemente. Diese sollten in der Nahrung ausgewogen vorhanden sein, jede Einseitigkeit ist eine mögliche Quelle für Störungen und Beschwerden. Dazu sollten Lebensmittel vollwertig und möglichst frei von künstlichen Zusätzen sein, die meist überflüssig sind und ebenso überflüssige Beschwerden verursachen. Das gilt natürlich auch für Pestizide und andere Nahrungsgifte. Biologische Lebensmittel, die zudem auch noch wirkliche Lebenskraft mit sich bringen, sind daher vorzuziehen.

> Eine ausgewogene und vollwertige Ernährung ist eine wichtige Grundlage für eine stabile Gesundheit. Vollwertige Lebensmittel enthalten auch die Vitamine, Mineralstoffe und Spurenelemente, die unser Körper benötigt. Wenn wir zudem darauf achten, Lebensmittel zu uns zu nehmen, die nicht nur satt machen, sondern tatsächlich Lebenskraft in sich haben (pflanzliche Produkte aus kontrolliert biologischem Anbau und tierische Produkte aus artgerechter Tierhaltung), bieten wir dem Körper genau die gute substanzielle Grundlage, die er braucht.

Leider sind die modernen Ernährungsgewohnheiten oft weit weg von dieser Ausgewogenheit und Vollwertigkeit. Fehlernährung spielt als Krankheitsursache häufig eine viel größere Rolle als angenommen. In der Individuellen Therapie legen wir großen Wert darauf, Patientinnen und Patienten entsprechend zu beraten. Außerdem werden mit Hilfe des radiästhetisch-biophysikalischen

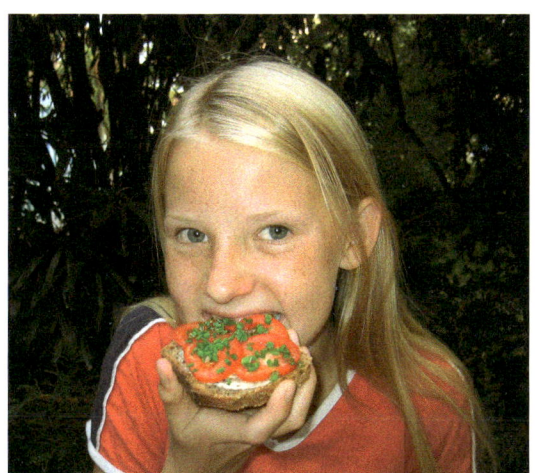

Vollwertige Ernährung ist eine wichtige Grundlage der Gesundheit.

Befunds (vgl. Seite 50f.) auch eventuelle Nahrungsmittelunverträglichkeiten genau untersucht. Diese sind häufig Ursache für Allergien und andere Beschwerden. Durch entsprechende Ausleitungsverfahren (vgl. Seite 135 und 144) und eine vorübergehende Diät sind diese erfahrungsgemäß gut in den Griff zu bekommen.

Einen besonderen Hinweis möchten wir an dieser Stelle noch zum Thema »Eiweiß« geben. Über die Vor- und Nachteile von Ballaststoffen, Kohlenhydraten (insbesondere isoliert als Zucker) und Fetten gibt es sehr viele Veröffentlichungen. Bezüglich Eiweiß fehlen allerdings in den meisten Werken bestimmte Informationen. Insbesondere tierisches Eiweiß ist für unseren Körper sehr wertvoll. Es ist unserem körpereigenen Eiweiß so ähnlich, dass es fast vollständig zum Aufbau unserer Körpersubstanz verwendet werden kann. Zudem war es früher für uns Menschen eine seltene Kost. So selten und kostbar, dass der Körper noch immer alles einlagert, was er bekommen kann – für schlechte Zeiten… Diese gibt es jedoch in der modernen Zivilisation nicht mehr, weshalb die anwachsenden Eiweißspeicher zu einem Problem werden. Eiweiß wird zunächst im Bindegewebe gespeichert. Dies wird immer dichter und unelastischer, der Sauerstoff- und Nährstofftransport zu den Zellen und der Abtransport von Kohlendioxid- und Abbauprodukten wird immer schwieriger.[8] Stoffwechselstörungen, Herz- und Kreislauferkrankungen, Degenerationserscheinungen und sogar Tumorbildungen sind nur einige der möglichen Eiweißspeicher-Krankheiten.

8 Siehe dazu die Bücher von Prof. Dr. med. Lothar Wendt im Anhang.

Besonders problematisch ist in diesem Zusammenhang häufig das Kuhmilcheiweiß, das neben der Eiweißspeicherung bei vielen Menschen auch die Allergieneigung verstärkt. Der Verzicht auf Kuhmilcheiweiß ist daher für viele Menschen ratsam. Dazu zählen Milch, Käse, Joghurt, Quark, Molke und all die Nahrungsmittel, die Kuhmilchprodukte versteckt enthalten, insbesondere Süßigkeiten, Eis usw. Gut verträglich sind dagegen meist Schaf- und Ziegenmilchprodukte oder auch Reismilch und kontrolliert biologisch angebaute Soja.

> Um Eiweißspeicher-Erkrankungen generell vorzubeugen, empfehlen sich regelmäßige Phasen rein vegetarischer Ernährung. Wo Eiweißüberschüsse bereits zu Erkrankungen beitragen, ist eine Zeit streng tiereiweißfreier Diät unerlässlich.

Geistige Ernährung

Auch unsere Seelennahrung kann wahlweise aufbauend oder krankmachend sein. Dabei möchten wir uns an dieser Stelle gar nicht erst über das Fernsehprogramm auslassen, sondern gleich etwas tiefer gehen:

> Die beste Seelennahrung sind jene Erlebnisse und Wahrnehmungen, die uns begeistern, mit Freude und Glück erfüllen, Spaß machen oder in denen wir einen Sinn sehen. Auch Herausforderungen, die zwar manche Mühe und Plage mit sich bringen, durch die wir jedoch wachsen und unsere Fähigkeiten erweitern, zählen hierzu. Ebenso Freundschaft, Kreativität, Träumereien u. v. m.

Wie viel Raum und Zeit nehmen wir uns für solche Seelennahrung? Was gönnen wir uns selbst?

Im Grunde gibt es hierzu nicht viel mehr zu sagen, außer einer Beobachtung, die Hoffnung macht: Selbst wenn wir nur wenig Zeit für eine wohltuende geistige Ernährung haben, so ist hier »ein wenig« doch Welten besser als »gar nichts«. Auch wenn es nur eine halbe Stunde pro Tag oder ein Abend pro Woche ist, selbst diese kurze »Nahrungszufuhr« trägt oft über lange Zeit. Das beste Beispiel hierfür sind Verliebte: Auch wenn sie sich nur kurz abends sehen, so sind sie häufig die ganze Zeit über unglaublich gut drauf.

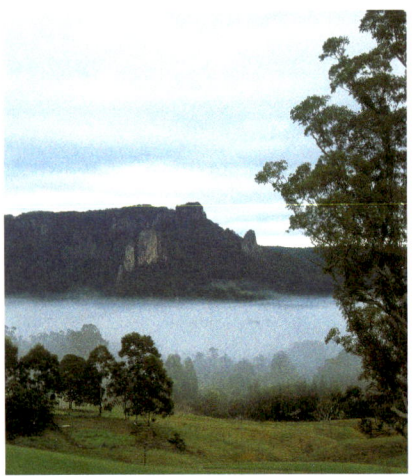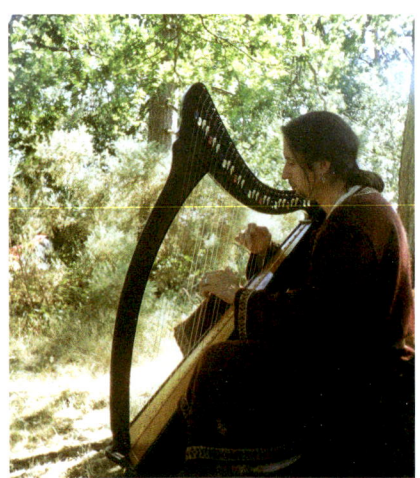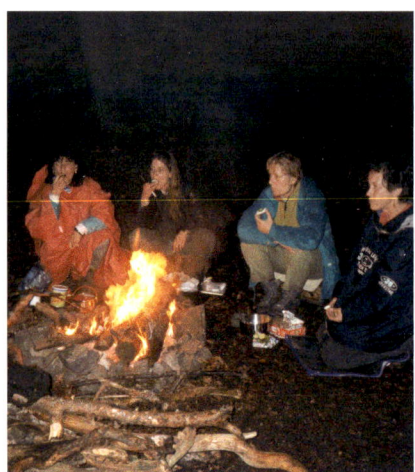

Wir haben die Wahl, womit wir uns ernähren.

Vergiftung und Verschlackung

Die Quellen möglicher Vergiftungen nehmen insbesondere in der modernen »zivilisierten« Welt zu. Dabei sollten wir nicht nur äußere Einflüsse, sogenannte exogene Faktoren, berücksichtigen, sondern auch die inneren Ursachen von Verschlackung und Vergiftung, sogenannte endogene Faktoren.

Exogene Faktoren möglicher Vergiftungen sind Schadstoffe aus Luft, Wasser und Boden, die wir über Atmung, Nahrung, Kleidung, unser Lebens- und Arbeitsumfeld oder unmittelbaren Hautkontakt aufnehmen: Abgase, Schwermetalle, Kunststoff-Weichmacher, Waschmittel, Reinigungsmittel, Lösungsmittel, Holzschutzmittel, Pflanzenschutzmittel, Konservierungsstoffe u. v. m. Die Zahl der chemischen Verbindungen, die unsere Umwelt belasten, geht längst in die Millionen. Und manches davon bescheren wir uns auch selbst, wie zum Beispiel die Schwermetallbelastung aus Zahnfüllungen (insbesondere das Quecksilber aus dem Amalgam) oder Medikamentenvergiftungen.

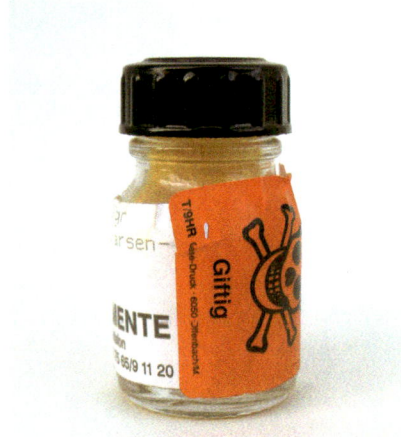

Umweltgifte sind leider allgegenwärtig.

Hinzu kommen endogene Faktoren, allen voran die allgegenwärtige Fehl- und Überernährung unseres Kulturkreises. Sechs Bier, zwei Schnitzel, ein Liter Milch, eine Handvoll Süßigkeiten und fünf Tassen Kaffee täglich wirken immer belastend, auch wenn es überwiegend Bioprodukte sind … Aber auch Störungen der Verdauungsdrüsen (Bauchspeicheldrüse, Leber, Galle) oder der Darmflora können zu einer inneren Anreicherung von Gift- und Schlackenstoffen führen. Trinken wir außerdem noch zu wenig Wasser oder ist die Ausleitung und Ausscheidung anderweitig blockiert, füllen sich Binde- und Fettgewebe kontinuierlich mit belastenden Substanzen an. Auch Strahleneinflüsse, Stress, Schlafmangel und natürlich Erkrankungen tragen hierzu bei.

> Einem gesunden Organismus in einer gesunden Umgebung fällt es leicht, die im Stoffwechsel anfallenden Gift- und Schlackenstoffe zu verarbeiten und auszuscheiden. Doch ist die Gesundheit (des Organismus wie auch der Umgebung) erst einmal belastet und eingeschränkt, entsteht oft ein Teufelskreis, der sich zunehmend abwärts dreht. Insbesondere Schwermetalle, viele Chemikalien und eine anhaltende Fehlverdauung können dazu führen, dass unser Körper der vielen schädigenden Stoffe nicht mehr Herr wird.

Dann versucht er mitunter, derartige Probleme durch die Ansiedlung von Pilzen zu lösen. Pilze binden sehr viele Stoffe, mit denen unser Körper nicht oder nur schwer fertig wird. Zur Zeit der Tschernobyl-Katastrophe wurde ganz besonders vor dem Verzehr von Pilzen gewarnt, die im Freien gewachsen waren. Diese hatten in besonders hohem Maße gefährliche Substanzen in sich angereichert. Genau diese Eigenschaft der Pilze nutzt auch unser Körper: Ist er mit anhaltenden Giftstoffproblemen konfrontiert, fördert er selbst ihre Ansiedlung, meist im Darm; aber auch Haut, Schleimhäute und andere Organe, ja sogar das Blut können betroffen sein. Pilzinfektionen sind also oft Vergiftungsprobleme – und als solche lassen sie sich auch am besten lösen.

> In der Individuellen Therapie haben Entgiftungsmaßnahmen daher einen hohen Stellenwert. Wir sind heute einer solchen Vielzahl von Belastungen (um uns und in uns) ausgesetzt, dass wir uns ab und zu – oder besser noch regelmäßig – Freiraum schaffen sollten. Viele Therapien sind heute nicht durchführbar, solange wir die blockierenden Belastungen zuvor nicht beseitigen. Ob mit einer Frühjahrs-Fastenkur, mit speziellen Diäten, mit Hilfe bestimmter Pflanzenauszüge oder wie auch immer: Bewusste Entgiftung und Entschlackung sollten wir uns angewöhnen.

Medikamente

Allein in Deutschland rechnet man derzeit mit dreißigtausend Toten pro Jahr allein durch Medikamente bzw. deren Nebenwirkungen. Die darüber hinausreichende Zahl der durch Medikamente verursachten Erkrankungen liegt im Dunkeln, dürfte jedoch jährlich in die Millionen gehen. Das sollte uns zu denken geben!

Medikamente sollten wir nur dann verwenden, wenn sie wirklich notwendig sind. Wir sollten darauf achten, mit minimalem Aufwand den maximalen Erfolg zu erzielen. Wo wir Schmerzen mit einem Heilstein lindern können, können wir auf nierenbelastende Schmerzmittel verzichten. Ebenso

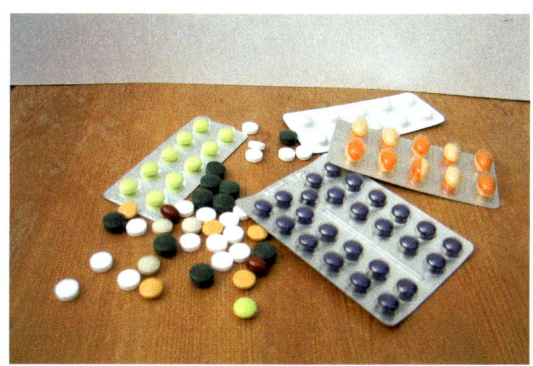

»Zu Risiken und Nebenwirkungen fragen Sie Ihren Arzt oder Apotheker …«

sind homöopathische Mittel bei vielen Erkältungen erfolgreicher und wesentlich besser verträglich als Antibiotika.

Jedes Medikament muss vom Körper verarbeitet und verkraftet werden. In der Individuellen Therapie werden zwar ausschließlich naturheilkundliche Präparate eingesetzt, doch auch hier gilt: Weniger ist mehr. Daher werden bei Verordnungen mit dem radiästhetisch-biophysikalischen Test stets die minimale und zugleich optimale Kombination von Heilmitteln zusammengestellt.

> Die Alternative zu schulmedizinischen Medikamenten mit ihren Nebenwirkungen ist in vielen (nicht lebensbedrohlichen) Fällen darin zu finden, dass für die besondere Situation des Einzelnen passende Maßnahmen (zum Beispiel Diäten, Behandlungen, naturheilkundliche Verordnungen, Übungen, Lebensumstellungen) sorgfältig aufeinander abgestimmt werden. Dieses individuelle »Aufeinanderabstimmen« verschiedener Maßnahmen ist gerade das Merkmal und die Stärke der Individuellen Therapie.

Gewohnheiten

Gewohnheiten an sich sind natürlich völlig in Ordnung. Es gibt vieles, woran wir uns gewöhnt haben, was eine gewisse Routine, Regelmäßigkeit oder Verlässlichkeit für uns bedeutet. Sonderbarerweise gibt es auch viele Gewohnheiten, die uns eigentlich nicht gut tun, von denen wir aber – trotz besseren Wissens – oft nicht lassen können oder wollen. Dazu könnte übermäßiges Naschen, zu häufiges Fernsehen, zu wenig Bewegung, ein ungesunder Lebenswandel oder Lebensrhythmus, Mangel an Schlaf, frischer Luft und vieles mehr gehören.

Hinter schädlichen, aber doch hartnäckigen Gewohnheiten verbirgt sich oft ein bestimmtes Bedürfnis. Was hält uns zum Beispiel am Abend lange wach, obwohl es längst angebracht wäre, ins Bett zu gehen? Vielleicht der Wunsch, endlich Zeit für uns selbst zu haben? Das Bedürfnis, über etwas nachzudenken? Das Bedürfnis nach Ruhe und Stille? Was ist die treibende Kraft hinter dem übermäßigen Süßigkeitenkonsum? Vielleicht der Wunsch nach einem süßeren, schöneren Leben, nach »süßen Momenten«? Nach Liebe, Zärtlichkeit, Zuneigung und Freude? Manchmal ist es kurioserweise so, dass uns ein bestimmtes Bedürfnis zu einer bestimmten Gewohnheit bewegt, dass diese Gewohnheit das Bedürfnis dennoch nicht befriedigt. Wenn wir beispielsweise aus einem Bedürfnis nach Ruhe heraus lange aufbleiben, dabei fernsehen und erst recht keine Ruhe finden. Oder wenn wir uns das Leben mit Schokolade versüßen, unser Hunger nach Liebe und Zärtlichkeit jedoch weiterhin ungestillt bleibt. In diesen Fällen bleibt das zugrunde liegende Bedürfnis bestehen oder verstärkt sich erst recht …

Ein kleiner Selbsttest für den Umgang mit den eigenen Gewohnheiten ist das »Durchbrechen der Routine«: Ändern Sie für eine gewisse Zeit bewusst und spontan bestimmte Gewohnheiten in

bestimmten Lebensbereichen, und beobachten Sie, wie es Ihnen damit ergeht. Egal, ob Sie dann liebend gerne zu den alten Gewohnheiten zurückkehren oder für sich selbst etwas ganz Neues entdeckt haben – eine Reihe lebensbereichernder Erkenntnisse sind Ihnen gewiss!

Gewohnheiten, die schädliche Neigungen fördern, sind eine häufig unterschätzte Krankheitsursache. Um sich davon freizumachen und das eigene Leben zu verändern, müssen vor allem die zugrunde liegenden Bedürfnisse aufgelöst oder eine andere Form der Erfüllung gefunden werden. Dadurch sowie durch unterstützende Maßnahmen der Individuellen Therapie wird die Lebensumstellung erleichtert.

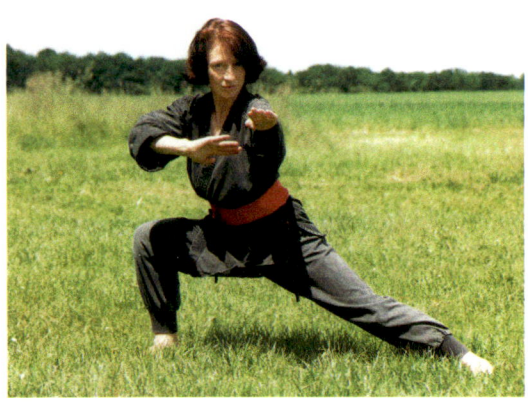

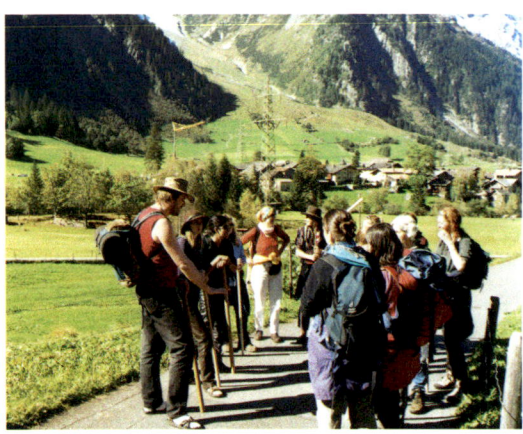

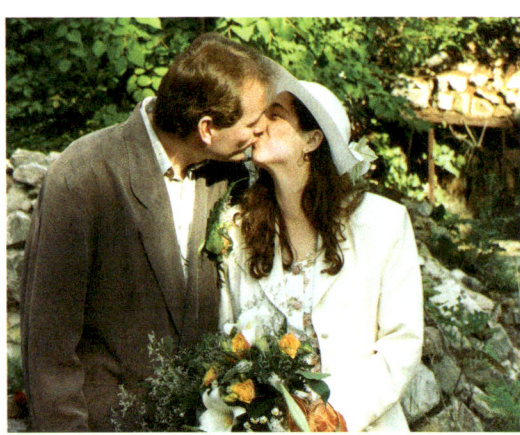

Es geht auch anders …

Sucht

Im Grunde gehört Sucht zum Bereich der Gewohnheiten, doch als extreme Form gilt es, ein paar spezielle Punkte zu berücksichtigen. In Abgrenzung zur »reinen Gewohnheit« könnten wir die starke Abhängigkeit des Süchtigen (von einer Substanz, Wahrnehmung oder Handlung) anführen. Doch natürlich sind die Übergänge fließend, und man kann sich darüber streiten, ob Rauchen oder Süßigkeiten essen eine Gewohnheit oder eine Sucht ist. Eine (auch zur Selbstkontrolle) ganz nützliche Definition für »Sucht« lautet: »Die Abhängigkeit von einer nicht lebensnotwendigen Substanz, Wahrnehmung oder Handlung, die so stark ist, dass man nicht einmal vorübergehend darauf verzichten kann.« – Wie sieht es also aus mit Alkohol, Drogen, Zigaretten, Süßigkeiten, Sex, Fernsehen, Radio, Disko, Sport usw.: Lässt es sich eine Woche, einen Monat oder ein Jahr ohne auskommen? Fastenzeiten (vor Ostern, Advent, Ramadan usw.) hatten immer auch den Sinn, die geistige Überwindung von Abhängigkeiten aller Art zu fördern.

Die Abhängigkeit bei einer Sucht kann auf zwei Ebenen bestehen: Eine körperliche Abhängigkeit besteht, wenn ein Suchtmittel zum Beispiel bestimmte Körpersubstanzen ersetzt, verdrängt oder neue Stoffwechselvorgänge bewirkt. Der Körper stellt sich bei regelmäßiger Zufuhr auf die betreffende Substanz ein und verändert seinen Stoffwechsel. Auch versucht er, die Information der Substanz in seine interne Kommunikation zu integrieren. Fällt der betreffende Stoff plötzlich weg, werden Stoffwechsel und Körperkommunikation massiv gestört, der Körper verlangt Nachschub oder Ersatz, körperliche Entzugserscheinungen treten auf.

Eine körperliche Abhängigkeit besteht natürlich nicht bei jeder Form von Sucht, immer mitbeteiligt ist allerdings die seelische Abhängigkeit. Dabei handelt es sich im Grunde um eine sehr »verdichtete« Gewohnheit, der starke Bedürfnisse zugrunde liegen, die in der Sucht vorübergehend ihre Erfüllung finden. So kann zum Beispiel die Zigarette eine »kleine Belohnung« (nach vollbrachter Tat), eine »kurze Pause« (während der Arbeit), eine Entspannungsübung (»Rauch ablassen«), ein Zeitvertreib (beim Autofahren), ein Statussymbol (»cool«), ein Zugehörigkeitsgefühl (»Gesellschaftsraucher«) u. v. m. repräsentieren. Möchte man das Rauchen wirklich aufhören, so wird dies meist nur gelingen, wenn die zugrunde liegenden Bedürfnisse des Rauchens erkannt und aufgelöst oder anderweitig erfüllt werden (zum Beispiel durch andere kleine Rituale für denselben Zweck).

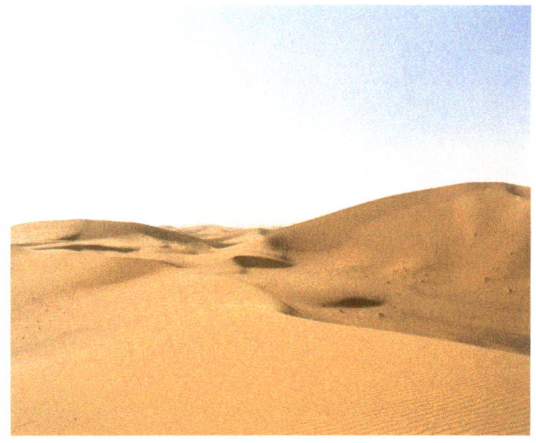

Die Individuelle Therapie kann Stoffwechselumstellungen beim körperlichen Entzug erleichtern und beschleunigen durch spezielle Reinigungs- und Ausleitungsprozesse, Löschen blockierender Informationen (Inversbehandlung[9]) und individuelle Regenerations- und Aufbaumaßnahmen. Ebenso kann das Aufspüren zugrunde liegender Bedürfnisse und das Auflösen damit verbundener geistiger Beschlüsse das Überwinden seelischer Abhängigkeiten erleichtern.

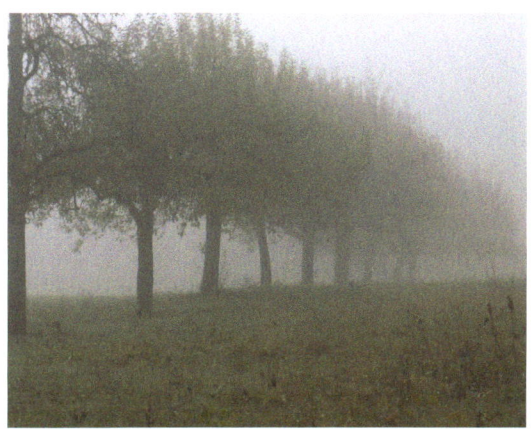

Das Überwinden von Sucht ist nur möglich, wenn der Betreffende das wirklich will und aktiv daran mitwirkt. Allerdings können die vielfältigen Möglichkeiten der Individuellen Therapie sowohl dem Betroffenen selbst, als auch Betreuern und Therapeuten den Prozess deutlich erleichtern.

Klimafaktoren

Dass sich die meisten Ärzte und Heilpraktiker vor lauter Arbeit nahezu »teilen« könnten, wenn es im Herbst kalt wird, ist allgemein bekannt. Nicht umsonst besagt ein Sprichwort der Traditionellen Chinesischen Medizin (TCM): »Man kann das ganze Jahr sündigen, die Strafe kommt im Herbst.«

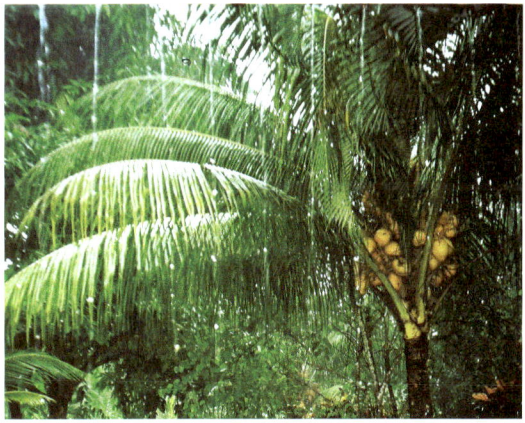

Klima verlangt Anpassung.

Wobei sich nicht jeder unwohl fühlt im nasskalten Novembernebel. Wer auf melancholisch-mystische Stimmungen steht, kann hier ausgiebig Seelennahrung finden. Es liegt an uns, an unserer Konstitution und inneren Verfassung, wie wir auf Hitze, Kälte, Trockenheit oder Feuchtigkeit reagieren. Klimafaktoren sind nur bei extremen Verhältnissen (Hitzschlag, Sonnenstich usw.) wirklich Ursache für Störungen und Erkrankungen. Ansonsten können wir sie eher als Auslöser betrachten, zum

9 Bei einer »Inversbehandlung« wird das Schwingungsmuster einer belastenden Substanz in umgekehrter (inverser) Form mittels geeigneter Geräte (Laser oder Photonenstrahler) »eingestrahlt«. Dadurch wird die gespeicherte Information weitgehend gelöscht.

Beispiel bei den nach der Kälte benannten »Erkältungen«. Klima verlangt Anpassung. Die Frage ist also, wie gut wir uns anpassen können …

Welcher Klimafaktor bei uns wie wirksam wird, ist für viele Naturheilverfahren ein wichtiges Indiz. Sowohl die Homöopathie als auch die TCM gewinnen aus diesen Zusammenhängen wertvolle therapeutische Hinweise. Diese Systeme zählen zu den wichtigsten Verfahren der Individuellen Therapie.

Strahlung

Eigentlich könnten wir Strahlung als einen weiteren, mit der Hitze und dem Feuer verwandten Klimafaktor betrachten, würde es nur die natürlichen Strahlenquellen geben, mit deren Umgang unsere Körper seit Jahrmillionen vertraut sind. Doch leider hat hier der Mensch seine gesamte Experimentierfreude eingesetzt und eine enorme Vielfalt unterschiedlichster »Höllenfeuer« auf diesem Planeten installiert, die man weder sehen, hören, riechen noch schmecken kann. Was ihre Wirksamkeit leider nicht verringert, auch wenn das allgemein noch mit jeder nötigen Anstrengung ignoriert und verdrängt wird.

Daher dürfen wir hier unsere Augen nicht verschließen (vor dem, was sie ohnehin nicht sehen), sondern sind gefordert, uns Kenntnisse über das »unsichtbare Phänomen Strahlung« zu verschaffen, um deren Ein- und Auswirkungen zu verringern. Ein sehr empfehlenswertes Buch hierzu ist das gründlich recherchierte und gut verständliche Grundlagenwerk »Strahlung und Elektrosmog«[10] von Barbara und Peter Newerla:

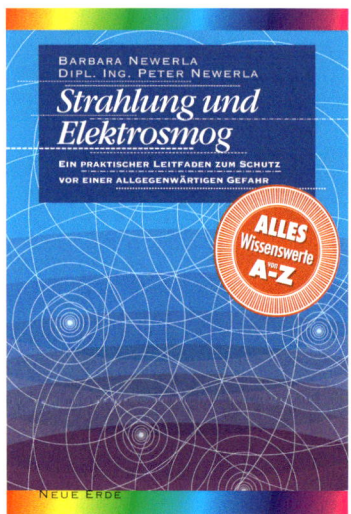

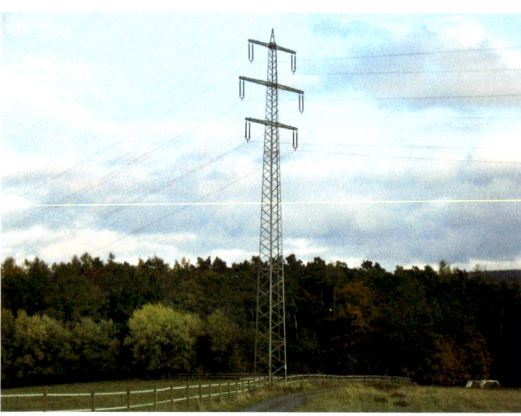

Technische Strahlung ist heute allgegenwärtig.

In der Naturheilkunde offenbaren sich Strahlung und Elektrosmog zunehmend als maßgebliche Krankheitsursache, als beeinflussender und symptomverändernder Faktor bei bestehenden Erkrankungen sowie als häufiger Grund für zunehmende Therapieresistenz[11]: Viele normalerweise hilfreiche Maßnahmen verlieren ihre Wirksamkeit, solange die betroffenen Patientinnen oder Patienten unter bestimmten Strahleneinflüssen stehen.

Auf der Basis besserer Kenntnisse und manchmal auch durch die Hilfe erfahrener Fachkräfte ist es das beste, beeinträchtigende Strahleneinflüsse so weit wie möglich zu reduzieren. Unabhängig davon, ob es sich um technische Strahlung wie zum Beispiel Elektrosmog oder um natürliche Einflüsse von Wasseradern, Verwerfungen usw. in unserem Wohn- und Arbeitsumfeld handelt, in den meisten Fällen sind durchaus positive Veränderungen möglich.

Wird ein großer Teil der Strahlenbelastung durch geeignete Maßnahmen beseitigt (siehe dazu auch Seite 62, »Strahlenbelastung«), oder sind Bett und Arbeitsplatz einfach an die richtige Stelle gerückt, kann unser Organismus den Rest meist kompensieren. Darin können wir ihn mit der Individuellen Therapie auch bestens unterstützen.

10 Ein wertvolles Buch, in dem alle wichtigen Strahlenquellen samt einfachen Möglichkeiten zum Schutz und zur Abhilfe beschrieben sind. Aufgrund der gut verständlichen Einführung für jeden lesbar und anwendbar. Das Buch enthält wirklich alle wichtigen Daten, die man kennen sollte.

11 Therapieresistenz liegt vor, wenn Beschwerden oder Krankheiten mit den üblicherweise hilfreichen Methoden nicht behandelbar sind. Oft kommt es dann zu bestimmten Störungen (Vergiftung, Strahlung, seelische Belastungen u. a.), deren Beseitigung oder Lösung zum Verschwinden der Therapieresistenz führen kann.

Stress

Ein ebenso oft benutzter wie hilflos ignorierter Begriff in unserer Zeit ist »Stress«. Unter Stress fällt alles mögliche, was Druck und Spannung verursacht, und vor allem: Stress »hat man«! Wer heutzutage nicht gestresst ist und dies auch noch offen zugibt, outet sich damit als Faulenzer. »Stress zu haben« wird fast schon gleichgesetzt mit »ein nützliches Mitglied unserer Gesellschaft zu sein«. Doch was ist Stress eigentlich?

> Stress wurzelt immer in einem Übermaß unerledigter Dinge, deren Bewältigung uns zunehmend schwieriger bis unmöglich erscheint. Dadurch entsteht der andauernde, nur schwer zu lösende Druck, der unsere Handlungsfähigkeit einschränkt, unsere Standhaftigkeit schwächt, unsere Stimmung drückt und uns für weitere Stressfaktoren und Irritationen immer anfälliger macht. Schließlich wird aufgrund der einseitigen nervösen Anspannung auch unsere Gesundheit beeinträchtigt.

Und was dient zur Abhilfe? Die berühmte Insel? Schlaftherapie? Beruhigungsmittel? – Dies sind meist keine wirklichen Hilfen. Nichts davon löst das Problem. Im Gegenteil: Wenn wir einfach liegen lassen, was uns drückt, wird es nicht weniger, sondern eher mehr. Wir können unsere unerledigten Dinge natürlich besser ignorieren, wenn wir uns (möglichst weit) entfernen. Doch wehe, wir kommen wieder! Daher ist es besser, aktiv abzuschließen, was begonnen ist (möglicherweise mit einem Charoit in der Tasche, einem äußerst hilfreichen Heilstein zum »Abtragen der Berge«).

> Die wichtigste Sofortmaßnahme bei Stress besteht darin, zunächst möglichst nichts, aber auch gar nichts Neues mehr zu beginnen! Stattdessen eine Liste aller unerledigten Dinge erstellen, sinnvoll sortieren und zügig und konsequent abarbeiten. Dabei nicht übertreiben (kein Stress), aber alles weniger wichtige eine Zeit lang konsequent ignorieren und Freiraum schaffen. Dieses Abschließen unerledigter Dinge ist eine ebenso simple wie enorm hilfreiche Maßnahme.

Mit der Individuellen Therapie können wir zu diesem Stressbeseitigungsprogramm mehrfache Hilfe geben: zum einen durch den Abbau negativer Stressfolgen (Verspannungen, Nervosität, Schlafstörungen, Erkrankungen) mittels geeigneter Maßnahmen, zum anderen durch das Fördern der Regeneration, Selbstdisziplin, Konsequenz und Kraft, die beim »Aufräumen« benötigt werden.

1. Keller aufräumen
2. Auto waschen und sau...
3. lichtes Angebot überar...
4. Änderungen rausschi...
5. Rechnungen überweisen
6. Fahrrad reparieren
7. Buchhaltung 2000 .
8. neues Insörterium...
...u. dann duschen

Erb-, Impf- und Krankheitsgifte

Giftstoffe und Krankheitserreger hinterlassen Spuren. Selbst wenn die betreffenden Beschwerden oder Erkrankungen vollständig ausgeheilt sind, verbleibt mitunter so etwas wie eine »belastende Erinnerung«, eine »Krankheits- oder Giftinformation«. Dies ist auch ein großes Problem im Zusammenhang mit Impfungen. Leider können diese Informationen sogar auf die eigenen Nachkommen übergehen, was vor allem dank der klassischen Homöopathie bekannt wurde. Frühere Erkrankungen oder Vergiftungen (eigene oder jene unserer Vorfahren) erzeugen aufgrund oben genannter »belastender Erinnerungen« bzw. »Krankheitsinformationen« eine bestimmte Krankheitsneigung oder Veranlagung, die in der Homöopathie auch »Miasma«[12] genannt wird.

Aus diesem Grund ist es sinnvoll, bereits zu Beginn der Behandlung die wichtigsten Nosoden[13] durchzutesten, um die Krankheitsneigungen aufzu-

12 Griechisch *miasma*, »Verunreinigung«.

13 Nosode: Eine aus Krankheitserregern hergestellte Substanz zur Verwendung als Medikament, Impfstoff oder Testsubstanz (griechisch *nosos*, »Krankheit«).

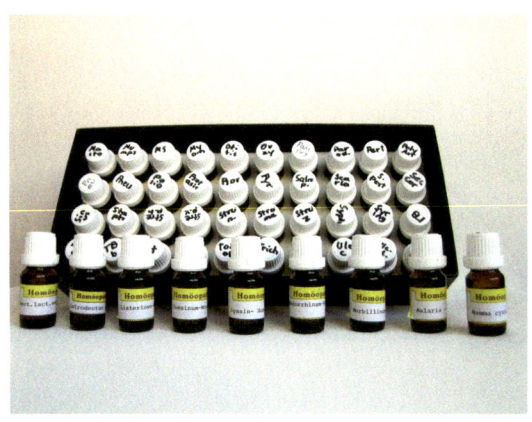

Nosoden.

spüren. Krankheitsinformationen dieser Art, wie auch Informationen von Toxinen (Giftstoffen) und Allergenen (Allergie auslösenden Substanzen), werden vor allem im Bindegewebe gespeichert. Dort gibt es ein extrazelluläres (also außerhalb bzw. zwischen den Zellen befindliches) System von Zucker-Eiweiß-Molekülen, die (informiertes) Wasser als Kristallwasser binden, was einen gigantischen Informationsspeicher ergibt.[14] Wenn sich diese gespeicherten Ideen entschärfen, ist das System der Grundregulation wesentlich bereitwilliger, auf Gesundungskurs zu steuern. Dazu dienen in der Individuellen Therapie entweder homöopathische Arzneimittel oder die sogenannte Inversbehandlung mit dem Orgon-Photonenstrahler (mehr dazu Seite 135).

Das Löschen von Krankheitsinformationen (ob durch Inversbehandlung, Homöopathie oder andere Verfahren) ist in der Individuellen Therapie ein wichtiger Schritt zur Beseitigung von Therapieblockaden. Dabei ist es glücklicherweise sogar möglich, ererbte »belastende Erinnerungen« an Krankheitserreger, Toxine und Allergene aufzulösen. Die eigentlichen therapeutischen Maßnahmen (egal welcher Art) werden dadurch wesentlich erfolgreicher.

Ein Beispiel: Ein fünfjähriges Mädchen sollte an den Augen operiert werden, um ihr Schielen zu beheben. Eine homöopathisch arbeitende Augenärztin stellte fest, dass das Mädchen eigentlich gesunde Augen hatte, und fragte die Mutter nach Impfungen. Das Mädchen hatte die komplette Liste von Impfungen »genossen«, mit der man derzeit meint, Krankheit besiegen zu können. Die Ärztin gab ihr ein adäquates homöopathisches Mittel. Beim nächsten Termin nach fünf Wochen war das Schielen verschwunden.

Strukturelle Probleme

Unausgeglichenes Wachstum, Fehlhaltungen, Unfälle, Operationen usw. können andauernde strukturelle Probleme verursachen, die wiederum bestimmte Beschwerden oder Krankheitsneigungen nach sich ziehen. Ein typisches Beispiel hierfür wäre die Fehlstatik durch Beinlängendifferenz, die Rücken- und Gelenkbeschwerden, Kopfschmerzen u.v.m. bewirken kann. Auch dies ist ein Aspekt, der berücksichtigt werden sollte, insbesondere wenn bestimmte Beschwerden immer wiederkehren.

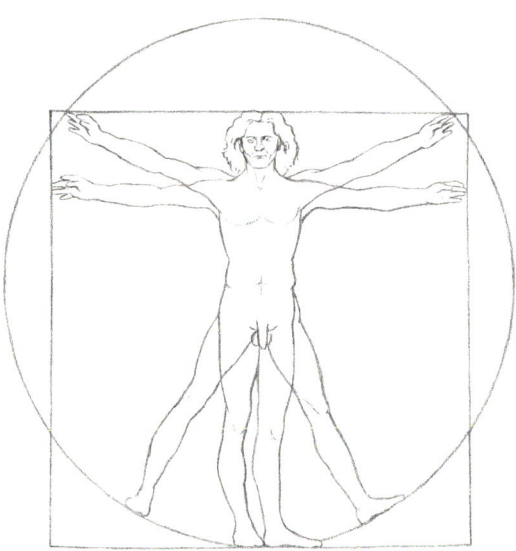

In der Individuellen Therapie werden in solchen Fällen körpertherapeutische Maßnahmen wie Krankengymnastik, Skribben, Craniosacrale Therapie usw. eingesetzt, um alle durch Muskeln, Sehnen oder Bänder bedingten Fehlstellungen zu korrigieren. Darüber hinaus kann insbesondere die Osteopathie[15] empfohlen werden, die zahlreiche angeblich »irreversible« Fehlstellungen durchaus korrigieren und dadurch auch viele Folgebeschwerden des Bewegungsapparates sowie der Nerven, Sinne oder inneren Organe beheben kann. Die Zahl der Fälle, in denen man tatsächlich auf Hilfsmittel wie Schuherhöhungen (bei Beinlängendifferenz) oder Einlagen (Senkfüße) usw. zurückgreifen muss, wird dadurch deutlich eingeschränkt.

14 Genau nachzulesen ist das bei: Alfred Pischinger, »Das System der Grundregulation«, Haug Verlag, Heidelberg 1998.

15 Osteopathie: Ein tiefgreifendes und wirkungsvolles Verfahren, das die Flexibilität des Bewegungsapparates wiederherstellt und verbessert, so dass viele Beschwerden der Knochen, Gelenke usw. sowie deren Folgen behoben werden (griechisch *osteon*, »Knochen«, und *pathos*, »Leiden, Schmerz, Krankheit«).

Die Berücksichtigung struktureller Probleme und deren Behandlung macht manche (einschränkenden und zum Teil belastenden) Hilfsmittel entbehrlicher oder sogar überflüssig. Auch in den Fällen, in denen nur eine teilweise Verbesserung oder geringfügige Erleichterung möglich ist, können bereits Folgebeschwerden verringert oder behoben werden.

Unfälle, Verletzungen

Dass Unfälle und Verletzungen Missgeschicke sind, die zu Krankheitsfolgen führen können, steht außer Frage. Doch sind Unfälle tatsächlich nur »unglückliche Zufälle«, für die wir »eigentlich gar nichts können«? Wenn wir genauer hinschauen, so fällt auf, dass Unfälle häufiger auftreten, wenn wir »schlecht drauf« sind, wenn wir »abwesend« und unachtsam, wenn wir sowieso im »geistigen Clinch« mit der Welt sind. Übel gelaunt unterwegs, passiert es dann, dass wir mit dem kleinen Zeh am Stuhlbein hängen bleiben oder in der Küche die Tür des Hängeschranks mit dem Hinterkopf aushebeln. Und wenn noch der Gedanke »Auch das noch!« durch den Kopf schießt, ist es höchste Zeit, innezuhalten und zu schauen, was da eigentlich sonst noch ist.

Die Neigung zu Unfällen und Verletzungen steht in Zusammenhang zu unserer Stimmungslage, zu Achtsamkeit und Aufmerksamkeit und damit zu den ungelösten Konflikten und Aufgaben unseres Lebens. Je schlechter wir uns fühlen, je mehr Konfliktstoff unsere Aufmerksamkeit ablenkt, je mehr Stress und unerledigte Dinge uns belasten, desto mehr wird unsere Wahrnehmung und Aktionsfähigkeit reduziert, desto mehr versagen unsere natürliche Orientierung und unser natürlicher Schutz vor weiteren Missgeschicken – desto mehr steigen also Verletzungs- und Unfallgefahr.

In schlechter Stimmung ist unsere Wahrnehmung und Kommunikation mit der Umgebung verringert. Das schließt auch die Kommunikation mit der Materie ein. Das Gespür, wie weit etwas weg ist, wie schnell etwas geschieht oder wohin eine Bewegung zielt, wird schlechter. Und rumms – schon kommt es zur Kollision. Unsere Aura, die im Grunde ein Kommunikationsfeld ist, wird dünner und löchriger, wenn unsere Stimmung im Keller ist oder wenn wir geistig weit weg sind (bei-

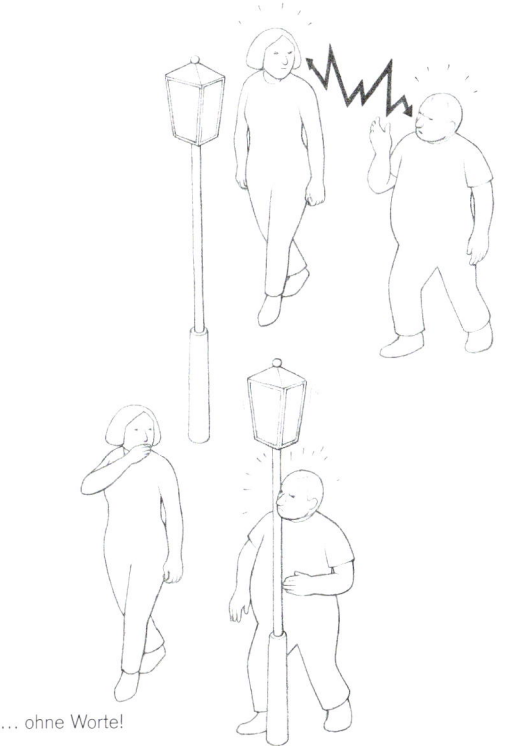

... ohne Worte!

spielsweise wenn wir mit unserer Aufmerksamkeit noch immer beim häuslichen Streit oder irgendeinem unangenehmen Ereignis verweilen). Dadurch fehlen uns jene natürlichen Sensoren, mit denen wir uns normalerweise durch alle kritischen Situationen elegant hindurchmanövrieren. Ein wichtiger Punkt: Wenn es uns nicht gut geht oder wir gerade »richtig schlecht drauf« sind, hören wir oftmals unsere innere Stimme nicht mehr – das führt manchmal direkt (und manchmal indirekt) ins Unglück.

Was ist bei einem Unfall zu tun?

Das Folgende ersetzt keinesfalls notwendige Notfallmaßnahmen! Lebensrettende Maßnahmen, die Verständigung des Notarztes, Blutstillung und Wundversorgung haben immer Vorrang! Doch *wie* man dabei vorgeht, kann entscheidend sein:

Ruhe: Hat sich jemand verletzt, so sorgt man zuallererst für Ruhe. Dies ist wichtig, da alle Wahrnehmungen in unserem Unterbewusstsein gespeichert werden. In Zuständen von starkem Schmerz, Schock, eingeschränktem Bewusstsein (auch zum Beispiel bei starkem Fieber oder unter Drogen) oder Bewusstlosigkeit werden sämtliche Wahrnehmungen und alles Gesagte mit dem Erleben »Schmerz! Gefahr!« zu einem (unbewussten) Erinnerungsbild verknüpft. Dies führt zu einem »wunden Punkt« in der Seele, der sofort aktiviert wird, sobald später etwas Ähnliches erlebt, wahrgenommen oder gehört wird.

Selbst gut gemeinte, »beruhigende« Worte und beschwichtigende Tröstungsversuche können bei einem Unfall oder einer Verletzung weitere Verwirrung und seelischen Kummer verursachen – und noch dazu unterbewusste Programme und Mechanismen prägen, die sich später einschränkend auf das Bewusstsein und die Fähigkeiten des Betroffenen auswirken. Sie behindern möglicherweise die Bewältigung des Geschehnisses und den notwendigen Heilungsprozess.

Wenn sich beispielsweise ein Kind verletzt und anfängt zu weinen, ist es besser, nicht auf das Kind einzureden (»Ist doch gar nichts passiert …«), sondern einfach nur still und ganz präsent zu sein. Erst wenn das Kind aus eigener Kraft aufsteht oder von sich aus die Arme entgegenstreckt, nimmt man es in den Arm. Ebbt das Weinen allmählich ab, kann die Frage folgen: »Was ist passiert?« Die Antwort ist oft kaum verständlich, vor lauter Schluchzen. Macht nichts. Trotzdem das Gesagte bestätigen und noch einmal nachfragen, etwa: »Ich habe das noch nicht ganz verstanden, wie ist das genau passiert?« Die Antwort wird in aller Regel schon wesentlich klarer sein. Wenn sich noch kein Aufatmen oder erleichterter Gesichtsausdruck einstellen (als Zeichen, dass Schreck, Verwirrung und Schock überwunden sind), kann man weiterfragen: »Wie hat das angefangen?« oder »Wo war das genau?« oder »Kannst du mir zeigen, wie es passiert ist?« Am besten lassen wir uns von dem Kind alles schildern und zeigen, bis Erleichterung und ein deutlicher emotionaler Aufschwung wahrnehmbar werden.

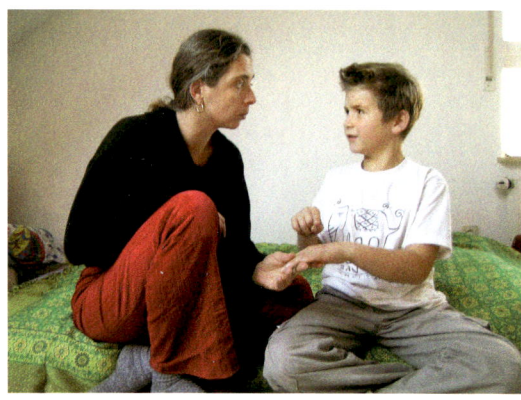

»Was ist passiert?«

Dabei sind im Grunde die Formulierungen der Fragen zweitrangig; es geht insbesondere darum, dass das Kind das Geschehen noch einmal anschauen und bewusst verarbeiten kann, so dass

keine »wunden Punkte« in der Seele zurückbleiben. Ist das Geschehnis geistig verarbeitet, ist es oft auch für den Körper erledigt. Man merkt, das Kind ist wieder gut drauf, und es erwähnt oder zeigt auch nichts mehr vom Schmerz. Wenn es zwar gut drauf ist, aber noch Schmerzen hat, motiviert man es, die verletzte Stelle noch einmal möglichst genau dahin zu halten, wo es passiert ist. Durch dieses intensive Vergegenwärtigen des Geschehnisses löst sich auch der Schock auf der Zellebene, und die Heilungsprozesse des Körpers kommen besser in Gang. Viele Schmerzen lassen dadurch rasch nach, manchmal begleitet von einer kurzen Verstärkung. Was genau wo und wie passiert ist, bleibt der subjektiven Einschätzung des Kindes vorbehalten. Wenn es meint, dass sich etwas genau an dieser Stelle ereignete, dann war es auch da. Man hüte sich hierbei vor Kommentaren!

Wesentliche Dinge bei einem Unfall oder einer Verletzung sind:

Ruhe; souveränes Regeln des Notwendigen; ganz präsent sein; das Weinen geschehen lassen und die Beruhigung abwarten; durch Fragen zum Erzählen (und damit zum Betrachten des Geschehenen) motivieren; Hinhören und Bestätigen des Gesagten, bis eine Erleichterung eintritt, gegebenenfalls »Kontaktieren« der Unfallstelle mit dem betroffenen Körperteil.
Allein dadurch kann Schmerzlinderung, seelische Entlastung, Stimmungsaufhellung und eine verbesserte Wundheilung bewirkt werden.

Schließlich noch eine Steinempfehlung: Rhodonit ist *der* Universalhelfer bei allen Verletzungen. Er stoppt Blutungen und lässt Wunden sehr schnell verheilen. Bei kleinen Rissen oder Schnittwunden sogar in Minutenschnelle, bei größeren Verletzungen meist in der doppelt bis dreifachen Geschwindigkeit als üblich. Wie weit das gehen kann, soll an einem abschließenden Beispiel aus der Naturheilpraxis Rainer Strebel erzählt werden:

Eine Patientin hatte einen Muskelfaserriss und wollte keine Schmerzspritze. Etwas anderes hatte der Arzt nicht anzubieten, besaß aber die Offenheit, sie zu einem Heilpraktiker zu schicken. Sie hinkte also mit schmerzverzerrtem und tränenüberströmtem Gesicht herein. Ich ließ sie mit leicht in die Beugung unterstützten Beinen auf den Bauch liegen (der Riss war hinten am Oberschenkel) und legte Rhodonit auf die gut tastbare Verletzung. Als sie nach einer halben Stunde aufstand, war sie zu unser beider Verblüffung vollständig schmerzfrei, auch beim Laufen. Ich gab ihr den Stein mit. Als sie einige Tage später wiederkam, hinkte sie leicht und hatte leichte Schmerzen. Meine Frage, ob sie den Stein wie besprochen angewendet habe, verneinte sie nach einigem Zögern. Auf mein »Warum?« kam, wiederum zögerlich, die Antwort: »Als ich den Stein trug, hörte meine Periode mittendrin auf, als ich ihn entfernt hatte, begann sie bald wieder.«

Geistig-seelische Ursachen

Eigentlich müssten die »Geistig-seelischen Ursachen« zu Beginn des Kapitels »Ursachen für Krankheit« stehen – bilden doch Unglück, Kummer und Leid die ursprünglichen Wurzeln von Krankheiten. Wenn wir unser Leben derart leben können, wie wir es ursprünglich gewollt haben, glücklich und in guter Beziehung und Kommunikation zu Partnern, Mitmenschen und Umwelt, sind wir ziemlich resistent gegenüber Krankheiten. Gibt es dagegen immer mehr Punkte und Bereiche unseres Lebens, die ganz anders verlaufen, als wir uns dies wünschen, dann entstehen Konflikte, die vielen »Beschwerden« die Tür öffnen – bis hin zu handfesten Erkrankungen.

Diese Unglücksursachen können sehr verschiedene Gesichter haben. Es können verfehlte oder gescheiterte Lebensziele sein (eigentlich hatten wir uns unser Leben ganz anders vorgestellt), es können die im vorangegangenen Kapitel geschilderten Folgen von Unfällen und anderen, auch seelisch verletzenden Geschehnissen sein oder anhaltende Stimmungstiefs sowie weitere seelische Belastungen. Trauer, Kummer, Probleme, von anderen erfahrene Abwertungen oder übergestülpte Meinungen können ebenso seelisch belastend sein wie unsere eigenen Verfehlungen, Heimlichkeiten und schädlichen Handlungen – sprich unser eigenes schlechtes Gewissen.

Diese Hilfestellung kann im Grunde jeder bieten, der in der Lage ist, ganz für jemanden da zu sein, verständnisvolle Fragen zu stellen, das Gesagte zu bestätigen. Sie dient einzig und allein dazu, dass der Betroffene die Dinge so anschauen kann, wie sie sind. Einsichten und die Verbesserung der Stimmungslage geschehen dann im richtigen Moment ganz von alleine. Wir respektieren dabei auch die Selbstbestimmung und Freiheit des Betroffenen sowie seine Wahrnehmung (so wie er die Situation sieht, ist es richtig!). Das stärkt die eigene Fähigkeit zur Problemlösung und verhindert Abhängigkeiten.

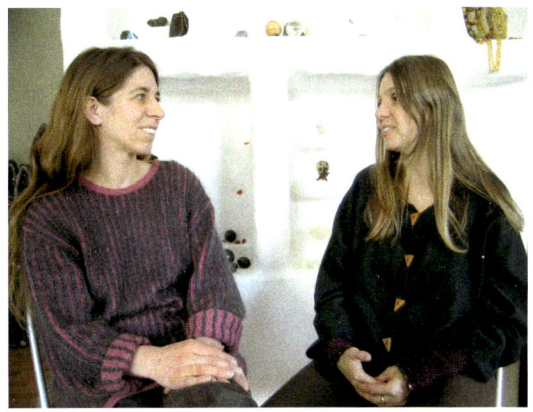

Ein gutes Gespräch.

Natürlich kann diese Art der Beratung, die wir das »Methodische Gespräch« nennen, auch geschult und trainiert werden. Je nach Notwendigkeit und den angestrebten Einsatzmöglichkeiten gibt es hierfür Gesprächstrainings, die wenige Unterrichtstage umfassen und praktisch überall von Nutzen sind, bis hin zu mehrjährigen Ausbildungen für professionelle Beraterinnen, Berater. Kontaktadressen hierzu finden Sie im Anhang. Doch auch alle professionellen Hilfestellungen dieser Art sind nichts anderes als Variationen des hier genannten: Variationen eines guten Gesprächs.

Für den Hilfesuchenden ist es von zentraler Bedeutung, dass er sich die Last von der Seele reden kann. Wichtigste Hilfestellungen sind hierbei: Da-Sein für den anderen, wohlwollendes Hinhören und Erzählenlassen. Ganz entscheidend ist, dass wir uns aller Kommentare, Beurteilungen oder Erklärungen völlig enthalten. Wenn sich jemand eine Last von der Seele redet, helfen wir am besten, wenn wir bestätigen, dass wir ein offenes Ohr haben und das Gesagte verstehen, aber nicht mehr. Befreiend ist in solch einem Fall, endlich einmal alles loszuwerden, endlich einen Zuhörer, eine Zuhörerin zu haben. Kommentatoren sind eher unerwünscht. Das Gesprächsende ist erreicht, wenn ein »guter Punkt« auftritt, gekennzeichnet durch Erleichterung, Erkenntnisse und Stimmungsaufschwung, mitunter auch erkennbar am Aufatmen, den leuchtenden Augen oder am aufhellenden Gesichtsausdruck.

Vererbung und Veranlagung

Wenn wir die Entwicklung unseres Lebens betrachten oder speziell die Geschichte unserer Er-

41

krankungen, werden bestimmte Neigungen, Wiederholungen und durchgängige Themen offenbar. Diese verdeutlichen, dass wir mit einer bestimmten Veranlagung in dieses Leben getreten sind – einer Veranlagung, die sich in besonderen Fähigkeiten und Begabungen einerseits und in bestimmten Schwächen und Krankheitsdispositionen andererseits äußert.

Hintergrund für unsere Veranlagung ist zum einen natürlich die biologische Vererbung über die DNA[16]. Schädigungen oder Störungen dieses Erbguts, zum Beispiel durch Radioaktivität, Hochfrequenzstrahlung (das Handy am Gürtel!), Medikamente und andere Gifte können gravierende Folgen nach sich ziehen. Das Beispiel Contergan ist uns noch in Erinnerung!

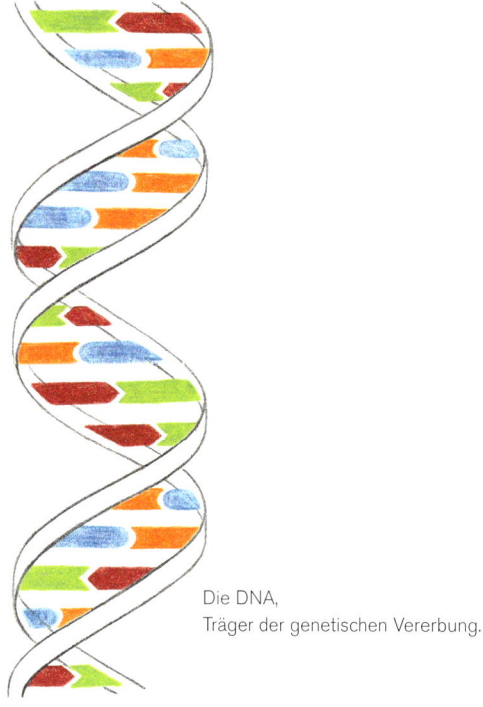

Die DNA,
Träger der genetischen Vererbung.

> Trotzdem wird mit schädlichen Einflüssen auf das Erbgut recht lässig umgegangen (insbesondere mit den Handys bei Jugendlichen), weil man keine unmittelbaren Auswirkungen spürt – doch Erbgutschäden sind für Kinder und Enkel oft ein bitteres Erbe.

Unsere Veranlagung kommt nicht nur bei wirklichen Erbgutschäden zum Tragen. Viel häufiger sind, wie gesagt, die verschiedenen individuellen Stärken, Schwächen und Krankheitsneigungen. Diese sind therapeutisch meist recht gut zu beeinflussen. Die Homöopathie gewann hierzu wesentliche Erkenntnisse und erzielte daher sehr gute Er-

folge, die viele andere Naturheilverfahren und letztlich auch die Individuelle Therapie inspirierten. Dabei wurde festgestellt, dass es nicht nur eine genetische Erblinie gibt. Unser Erbe von unseren Vorfahren ist umfassender, als es die reine DNA-Vererbung ermöglichen würde.

> Erworbene Fähigkeiten oder Erkrankungen unserer unmittelbaren Vorfahren (Eltern, Großeltern) können nicht mittels der Gene weitergegeben werden (diese verändern sich nicht durch erworbene Faktoren). Sie tauchen jedoch in der Veranlagung der Nachfahren auf.

Offenbar spielt neben der biologisch-genetischen Vererbung auch die informell-morphogenetische Veranlagung eine Rolle, die zum Beispiel durch die Arbeiten von Rupert Sheldrake u. a. belegt ist[17]. Wenn wir den Körper als lebende Intelligenz verstehen (vgl. Seite 15ff.), ist eigentlich logisch, dass er als Lebewesen seinerseits Erfahrungen sammelt, lernt und seine Fähigkeiten entwickelt (oder durch unangenehme Erlebnisse einschränkt). Auch diese Form der »Lebenserfahrung« ist offenbar vererbbar, wenn auch nicht auf stofflichem Wege.

Darüber hinaus gibt es eine dritte, individuelle, aus der persönlichen Geschichte des geistigen Wesens stammende Veranlagung. Die Verschiedenheit selbst von Geschwistern oder gar Zwillingen, spontan auftauchendes Wissen, plötzlich vorhandene (wiederkehrende?) Fähigkeiten und Kenntnisse, die nicht erworben sein können, sowie Nahtoderlebnisse und klare Rückerinnerungen belegen, dass wir nicht nur *ein* Leben leben.

> Unsere geistige Existenz reicht weiter zurück als zur Geburt (in diesem Leben) und weit über den Tod hinaus. So betrachtet ist jedes einzelne Leben ein Abschnitt eines längeren Wegs und wird bestimmt von den speziellen Absichten, Zielen und Lernerfahrungen dieses Abschnitts.

16 Die DNA oder deutsch auch DNS (Desoxyribonukleinsäure) ist Träger der Erbinformation im Zellkern fast aller Körperzellen. Dieses Erbgut erhalten wir von unseren Eltern, wobei durch die Verschmelzung von Sperma und Eizelle im Zeugungsakt jeweils fünfzig Prozent der Erbinformation vom Vater und von der Mutter stammen. Die DNA ist Bestandteil der Gene (griechisch *genes*, »hervorbringend, verursachend«), den Erbfaktoren der Chromosomen (fadenförmige Gebilde im Zellkern, die durch Einfärben unter dem Mikroskop sichtbar werden; Chromosom = Farbkörper, von griechisch *chroma*, »Farbe«, und *soma*, »Körper«).

17 Rupert Sheldrake, »Das Gedächtnis der Natur«, Scherz Verlag, München 1988.

Wir treten ein ins Leben mit spezifischen Erfahrungen und Fähigkeiten sowie bestimmten Erwartungen, Absichten und Zielen. In diesen verschiedenen Aspekten begründet sich unsere geistige Veranlagung.

Drei Aspekte – die genetische, morphogenetische und geistige Veranlagung – ergeben das Gesamtbild unseres Charakters, unserer Fähigkeiten, unserer Stärken und Schwächen und auch der daraus entstehenden Krankheitsdispositionen. Hierin begründen sich die breiten Schultern oder das starke Herz ebenso wie die schwachen Nieren oder Augen. Entsprechend gibt es Bereiche oder Organe, die Belastungen mehr oder weniger standhalten. So neigt die eine Person zu Erkältungen, die andere zu Herzerkrankungen, die dritte zu rheumatischen Beschwerden, die vierte zu Verdauungsproblemen usw. Natürlich können sich Veranlagungen ändern. Indem wir bestimmte Dinge durchleben, manchmal auch durchleiden, indem wir Erfahrungen sammeln und auswerten, indem wir uns um ein Verständnis unserer selbst, unseres Lebens und unserer Welt bemühen und dieses vertiefen und erweitern, werden Veranlagungen gewandelt.

Selbst bei den so unveränderlich erscheinenden biologisch-genetischen Veranlagungen können bestimmte Faktoren aktiviert oder deaktiviert werden. Selbst eine Erbkrankheit kann sich verbessern – oder gar nicht erst auftreten. Das weiß sogar die Schulmedizin. Wir können in der Heilkunde daher bis zur Ebene der Veranlagung wirken.

Für die Individuelle Therapie bedeutet dies praktisch, dass wir neben der Ebene der akuten Symptomatik und der dahinter stehenden aktuellen Ursache noch eine dritte Ebene erreichen können: die Ebene der Veranlagung, der Krankheitsdisposition, der »Neigung zu bestimmten Stärken und Schwächen«. In vielen Fällen ist es nicht notwendig, bis zu dieser Ebene vorzudringen. Bei einer kleinen Verletzung, einer leichten Übelkeit oder sonstigen unangenehmen Befindlichkeiten durch aktuelle Anlässe (zu wenig Schlaf, Überanstrengung, kurzfristig falsche Ernährung) genügt es durchaus, auf der symptomatischen Ebene Linderung zu verschaffen und die betreffenden Auslöser abzustellen.

Bei ernsthaften Erkrankungen aller Art ist dagegen ratsam, unbedingt auch die dahinter liegende Ursache abzuklären und – nach Möglichkeit – zu beheben. Eine große Hilfe zur Ermittlung tiefer liegender Ursachen sind neben der eingehenden Anamnese auch die Kinesiologie (vgl. Seite 108) oder die Radiästhesie (vgl. Seite 50), sofern diese Methoden eingebunden sind in ein umfassendes Verständnis von Geist, Seele, Verstand und Körper und in ein ganzheitlich-therapeutisches Konzept wie in der Individuellen Therapie. Wenn die ursächlichen Hintergründe genügend bekannt, geklärt und auch im Leben verbessert sind, wird eine vollständige Heilung stattfinden. Alle Schritte davor können wir im Grunde als notwendige Linderung verstehen.

Treten bestimmte Beschwerden trotz sorgfältiger Vorgehensweise immer wieder auf oder widersetzen sie sich jeglicher Behandlung – selbst nach dem Beheben sämtlicher Therapieblockaden (Strahlung, Elektrosmog, falsche Ernährung, Umweltgifte, Dauerstress, starke seelische Belastungen usw.) –, dann wird es Zeit, nach der Veranlagung zu forschen. Wird diese erkannt und durch hilfreiche Maßnahmen gewandelt, lösen sich erfahrungsgemäß sogar unablässig wiederkehrende Beschwerden und hartnäckigste Therapieresistenz auf. Es verschwindet gewissermaßen die Existenzgrundlage bestimmter Ursachen und der daraus resultierenden Folgebeschwerden.

Fazit der Individuellen Therapie

Welcher Weg bei der Individuellen Therapie im Einzelnen beschritten werden muss, ist absolut individuell und muss in jedem Einzelfall neu ermittelt werden. Immer wiederkehrende Elemente sind:

- Heilung, Stärkung und Training des Körpers. Entgiften, Entschlacken und Auflösen gespeicherter, beeinträchtigender Informationen. Unterstützen und Verbessern aller Lebensfunktionen und Training der eigenen Heilungs- und Regenerationsfähigkeit, so dass der Körper in der Lage ist, Einwirkungen und Beanspruchungen zu begegnen und auftretende Belastungen zu kompensieren.

- Sinnvolle Bewusstseinsarbeit, die viele geistig-seelische Belastungen und damit auch die Ansatzpunkte äußerer Einflüsse auflösen kann. Ein stabiles seelisches Gleichgewicht ist die beste Voraussetzung auch für körperliche Gesundheit. Ebenso sind unsere erwachten Fähigkeiten der beste Garant für ein Leben aus eigener Kraft und die Verwirklichung eigener Ziele.

- Verbesserung der Lebensumstände. Dazu ist einerseits die Aufklärung über jene Einflüsse notwendig, die unsere geistige Freiheit, seelische Verfassung und körperliche Gesundheit einschränken und belasten (wenn wir wissen, was vor sich geht, können wir selbstbestimmter und erfolgreicher damit umgehen). Andererseits spielt auch das Wissen um die Gesetzmäßigkeiten dieses Lebensspiels, um die Prozesse und Rhythmen des Lebens und der Natur eine wichtige Rolle. Je besser wir hier Zugang haben, desto einfacher, erfolgreicher und gesünder wird unser Leben.

Durch die Kombination dieser drei Faktoren können wir allen behindernden Veranlagungen sowie sonstigen Belastungen zum Trotz auch heute noch gesund und glücklich leben. Sinn und Ziel dabei ist, dass wir das Leben wieder als ein Spiel erleben, das Spaß, Kontakte, Abenteuer und Möglichkeiten zum Lernen und zur Weiterentwicklung bietet. Daher sollten wir die drei oben genannten Faktoren auch nicht als Pflichtprogramm für Gesundheitsapostel verstehen, sondern als Unterstützung zu einem freien Leben voller Freude.

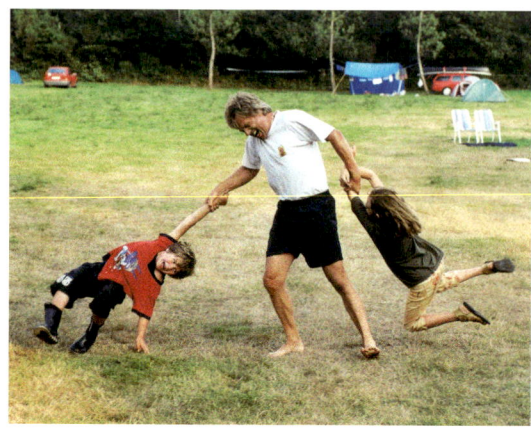

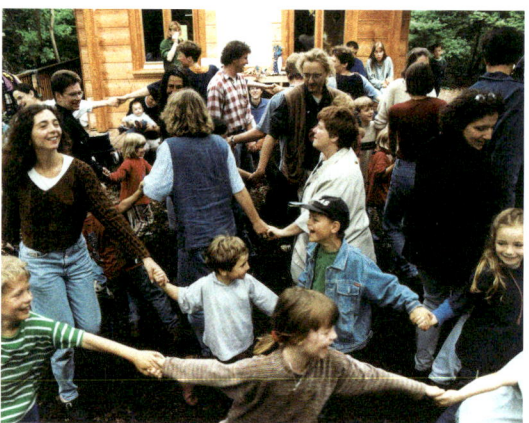

Voraussetzungen einer erfolgreichen Therapie

Welche Voraussetzungen für eine erfolgreiche Therapie ergeben sich aus den bisher genannten Grundlagen? Ob wir zu Hause unsere eigenen Kinder bei einer Erkältung behandeln, ob wir als professionelle Beraterinnen anderen Menschen in Lebenskrisen helfen, ob wir als Heilpraktikerinnen und Ärzte therapeutisch arbeiten und Krankheiten behandeln – es sind immer wieder dieselben Voraussetzungen, die zu einer erfolgreichen Therapie oder einer wirksamen Hilfe führen:

Da-Sein

Wenn ich mich als Helfer oder Therapeutin einem anderen Menschen zuwende, sollte ich ganz für sie bzw. ihn da sein: mit voller Aufmerksamkeit und Bereitschaft, allen Sinnen, meinem ganzen Sein. Nichts ist dem gemeinsamen Erfolg in einem Heilungsprozess abträglicher als das Gefühl des Betroffenen, nicht wirklich beachtet oder ernst genommen zu werden. Das Wühlen in irgendwelchen Papieren, das »Nebenbei-Repertorisieren«[18] im Computer, das »Nicht-in-die-Augen-Schauen« signalisiert Desinteresse und untergräbt das Vertrauen. Unsere Wahrnehmung ist dann tatsächlich

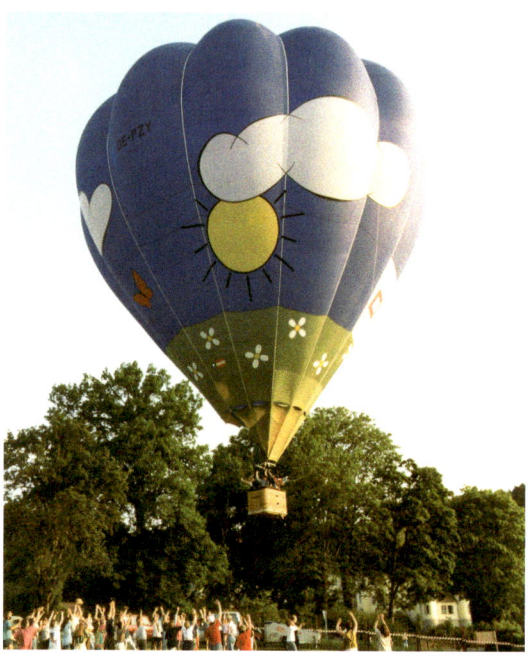

Ein Leben voller Spaß, Kontakte und Abenteuer.

18 Repertorisieren: vor allem in der Homöopathie verwendeter Begriff für das Nachschlagen in einem Verzeichnis (Repertorium), lateinisch *reperire*, »wiederfinden«.

> Da-Sein ist eigentlich die Grundvoraussetzung jeder echten Begegnung. Und ohne Begegnung wird echte Hilfe sehr schwierig bis unmöglich.

eingeschränkt, und uns entgeht vieles – die Worte, Mimik, Gestik, Emotionen und Ausstrahlung unseres Gegenübers –, was vielleicht hilfreich zur Lösung des Problems gewesen wäre.

Verbesserung als Ziel

Eigentlich sollte es eine Selbstverständlichkeit sein, dass wir als Ziel unserer Hilfeleistung eine möglichst weitreichende Verbesserung beim Hilfesuchenden anstreben. Doch die Realität sieht oft genug anders aus: Da mag es einfach Ziel sein, selbst wieder Ruhe zu haben (was oftmals zum Beispiel zu vorschnellen, tränenunterdrückenden Tröstungsversuchen führt); oder das Ziel, mit dem eigenen Wissen zu glänzen (was den Patienten dann glorreiche Vorträge verschafft ...). Bei manchen Fachärzten ist das Ziel leider nur, etwas »abzuklären« statt zu helfen, und der Patient findet sich anschließend auf der Straße wieder mit einem »Sie haben dies und jenes!« oder einem »Sie haben nichts!« und fühlt sich genauso elend wie zuvor. – Um der Gefahr ungerechtfertigter Verallgemeinerung vorzubeugen: Natürlich gibt es unter freiwilligen Helferinnen und Helfern sowie in jedem Heilberuf zahlreiche Menschen, die wirklich helfen wollen und deren oberstes Ziel die Verbesserung der Gesundheit ist. Nicht der Berufsstand ist ausschlaggebend, sondern allein die persönliche Zielsetzung.

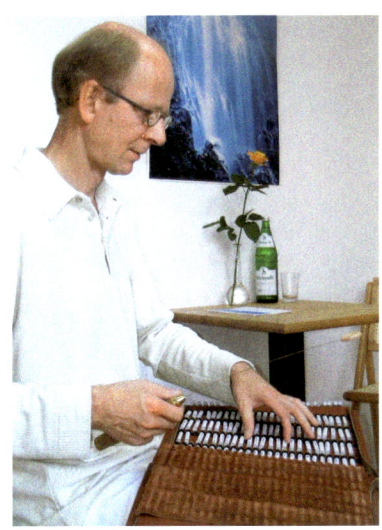

Verbesserung als Ziel.

Die Absicht, wirklich zu helfen, und das Ziel, auf jeden Fall eine Verbesserung zu bewirken, sind die zentralen Voraussetzungen für einen heilkundlichen Erfolg. Diese Absicht und dieses Ziel helfen dabei, die bestmöglichen Lösungswege zu finden (auch wenn wir vielleicht lange darum ringen) und umzusetzen (mit dem, was uns methodisch zur Verfügung steht). Wir können nur das erreichen, was wir tatsächlich anstreben!

Reden und Verstehen

Schon Hippokrates[19], jener griechische Arzt, dessen Eid noch heute jeder Arzt und jede Ärztin schwört, brachte es auf den Punkt:

> Erst das Wort, dann die Pflanze, dann das Messer.

Das Gespräch sollte bei Hilfeleistungen im Alltag und bei der Therapie in der Praxis stets an erster Stelle stehen. Was allein schon im Gespräch verbessert werden kann, bedarf keines Heilmittels (keiner »Pflanze«). Und was mit dem Gespräch und dem Heilmittel verbessert werden kann, bedarf keiner Operation (keines »Messers«). Wie schön, wenn das überall in der Heilkunde so gehandhabt würde. Unser Gesundheitssystem wäre mit Sicherheit deutlich entlastet.

> Das Gespräch und insbesondere die Fähigkeit von Helfern oder Therapeutinnen, hinzuhören und zu verstehen, was die Betroffenen mitteilen, ist auch die Grundlage einer sorgfältigen Anamnese[20] und Diagnose[21]. Wird ein Patient nicht einmal angehört, geschweige denn verstanden, sind alle weiteren Maßnahmen von vornherein fragwürdig.

Ob wir bei einem Unfall fragen: »Was ist passiert?«, oder ob wir in einer medizinischen Anamnese systematisch alle im Kapitel »Ursachen für Krankheit« erwähnten Bereiche abfragen, entscheidend ist: Wollen wir lediglich ein paar Daten sam-

19 Hippokrates (zirka 460–370 v. Chr.), Arzt und Begründer einer naturkundlichen Medizin.

20 Anamnese: Krankheitsvorgeschichte nach den Angaben des Patienten (griechisch *anamnesis*, »Erinnerung«).

21 Diagnose: Feststellung und Beurteilung einer Krankheit (griechisch *diagnosis*, »unterscheidende Beurteilung, Erkenntnis«).

meln, oder besteht unsere Absicht darin, den anderen zu verstehen? In letzterem Fall werden wir ohne Zweifel viel mehr erfahren und eine bessere Entscheidungsgrundlage für weitere Maßnahmen gewinnen; bereits durch die Art des Gesprächs können wir Erleichterung und Verbesserung bewirken.

Know-how

Welche Hilfe wir auch immer leisten, wichtig ist, dass wir wissen und zu dem befähigt sind, was wir tun. Notwendiges Wissen zu schaffen oder zu erweitern ist natürlich auch Anliegen des vorliegenden Buchs; viele Dinge lassen sich jedoch nur in praktischer Übung und Anwendung erlernen. Für Menschen in medizinischen Berufen ist heilkundliche Fortbildung sowieso eine Selbstverständlichkeit; aber der Erwerb heilkundlicher Grundlagen kann heute praktisch für jeden von Nutzen sein.

Allein schon, um kritische Situationen in der Familie regeln bzw. aktive Gesundheitsvorsorge betreiben zu können sowie der Selbstverantwortung gerecht zu werden, die uns unser am Kollaps stehendes Gesundheitssystem plötzlich wieder zugesteht (ob wir wollen oder nicht).

> Die Individuelle Therapie bietet das Know-how, wie wir heilkundliches Wissen in jedem Bereich (privat, beruflich, therapeutisch) praktisch umsetzen können.

Offenheit

Wichtig für andauernden heilkundlichen Erfolg ist Offenheit. Nichts steht uns mitunter mehr im Weg als die Begrenzung unserer eigenen Konzepte. Wenn wir uns zu sehr darauf festlegen, nur eine bestimmte Idee anzuerkennen, nur nach einem bestimmten Modell vorzugehen oder nur eine bestimmte Methode zu verwenden, dann bleiben unsere Möglichkeiten sehr begrenzt. Wo sie passen, werden wir erfolgreich sein, wo sie nicht geeignet sind, werden wir keine Veränderung erfahren.

Offenheit bedeutet in diesem Zusammenhang, immer wieder nach neuen Wegen zu suchen. Natürlich ist es sinnvoll, sich auf Bewährtes zu stützen und Erfolgreiches beizubehalten. Doch wo unser Repertoire nicht wirklich greift, sind neue Strategien gefordert. Und neue Wege finden sich auch immer wieder, wenn wir uns von unserer Absicht, wirklich zu helfen, und dem Ziel, Verbesserungen zu bewirken, leiten lassen.

> Wenn wir etwas als »unheilbar« oder »austherapiert« bezeichnen, so bedeutet dies nicht, dass wir am Ende aller Möglichkeiten angekommen sind, sondern lediglich, dass wir an die Grenzen unserer Konzepte gestoßen sind.

Höchste Zeit also, sich zu öffnen und den Horizont wieder zu erweitern.

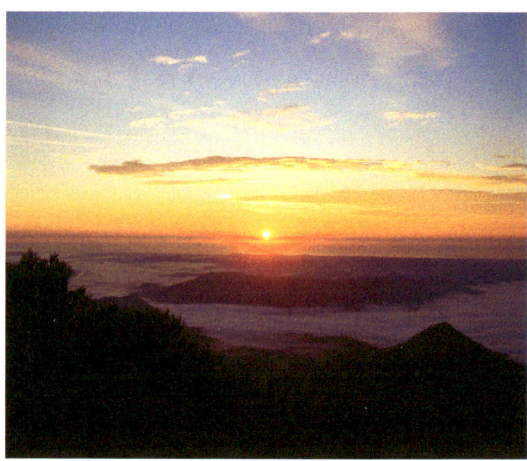

Teamwork

Eine Erkenntnis, die sich selbst in der Schulmedizin inzwischen weitgehend verbreitet hat, ist die Tatsache, dass keine Therapie auf Dauer funktionieren kann, wenn die Patienten nicht mitwirken.

> Der Wille zur Heilung und die Bereitschaft für notwendige Veränderungen im Leben und Lebensumfeld müssen da sein, damit Krankheiten oder seelische Beschwerden wirklich ganz ausheilen können.

Eine Selbstverständlichkeit, sollte man meinen, wenn man doch gesund werden möchte. Von wegen. Manchmal ist es erschütternd, darüber nachzudenken, wie viele Therapien erfolglos bleiben, nur weil der Patient nicht einmal bereit ist, sein Bett von einer Verwerfung oder Wasserader zu rücken. Oder nicht bereit ist, das Vorhandensein von Erdstrahlen oder technischen Strahlen zu überprüfen (»Alles Quatsch!«, »Rutengänger sind zu teuer!« usw.).

In der Individuellen Therapie ist das Konzept des »Teamworks« zwischen Patientin bzw. Patient und Therapeutin bzw. Therapeut sehr weitreichend. Während für die Schulmedizin die Mitwirkung oft nur darin besteht, dass der Patient brav die

Verordnungen befolgt, geht die Individuelle Therapie davon aus, dass die besten Lösungen dadurch gefunden werden, dass sich auch der Patient an der Lösungsfindung beteiligt. Natürlich ist der Therapeut hinsichtlich Know-how oftmals ein gutes Stück voraus und unterbreitet daher Lösungsvorschläge, die seinen Erfahrungen entspringen.

> Doch es wird dem Patienten, der Patientin keine Verordnung aufgezwungen, der er/sie nicht zustimmen kann.

Es dauert daher manchmal etwas länger, bis (auf beiden Seiten) das volle Verständnis und die notwendige Einsicht erlangt ist. Zudem werden die Patientinnen und Patienten in ihrer Mündigkeit und Verantwortung ernst genommen, ihre Selbstbestimmung bleibt erhalten, und die Bereitschaft zu innerer und tatkräftiger Mitarbeit wird größer – der Heilungsprozess gestaltet sich tatsächlich als Teamwork.

Ethische Grundhaltung

Die letzte und wichtigste Voraussetzung für eine erfolgreiche Therapie ist eine ethische Grundhaltung. Wenn wir unsere Vernunft und unser Tun auf das Wohl aller Wesen und aller Lebensbereiche ausrichten, wird unsere innere Stimme, unser inneres Gespür uns immer wieder deutliche Hinweise geben, was in einer bestimmten Situation angezeigt ist oder nicht.

Gemeinsam mit unseren Kenntnissen und Erfahrungen bringt eine echte und gelebte ethische Gesinnung eine treffsichere und hilfreiche Intuition hervor. Schneller und sicherer als alles Verstandeswissen kann diese Intuition in vielen Situationen zu den richtigen Entscheidungen und Handlungen führen.

> Eine ethische Grundhaltung bewahrt also nicht nur vor Schaden, sondern verbessert auch unsere Fähigkeit, zu helfen und zu heilen.

Wie funktioniert die Individuelle Therapie?

Die Individuelle Therapie geht davon aus, dass Gesundheit gleichzusetzen ist mit guter Kommunikation (innerhalb aller Bereichen in uns sowie zwischen uns, unseren Mitmenschen und unserer Umwelt). Krankheiten sind demzufolge Störungen in den verschiedenen Kommunikationswegen, welche ein sinnvolles und förderliches »Miteinander« erschweren oder gar verhindern. Therapie bedeutet daher eine Verbesserung der Kommunikation auf allen Ebenen (bzw. dort, wo notwendig).

Aufgrund der Komplexität sowohl in der Koordination unseres Organismus – im Wechselspiel zwischen Körper, Seele, Verstand und Geist – als auch zwischen Partnern, Familie, Gruppen, Mitmenschen, der Natur und der Welt, ist jede Lebenssituation einzigartig. Jeder Mensch ist einzigartig, jedes Erlebnis ist einzigartig, und auch die Entwicklung jeder Krankheit ist einzigartig. Daher versteht es sich für die Individuelle Therapie von selbst, dass auch jeder Heilungsprozess ein einzigartiger Vorgang ist, der immer wieder neu komponiert werden muss.

Natürlich gibt es bestimmte Techniken, Methoden, Heil- und Hilfsmittel, die auf gewisse Weise gleich oder zumindest ähnlich bleiben. Doch ihre Zusammenstellung, sozusagen ihre »Komposition«, ist in jedem einzelnen Fall individuell. Aus diesem Grund wird eine individuelle Therapie (mit welchen Methoden oder Hilfsmitteln auch immer) meist allen schematischen Vorgehensweisen überlegen sein.

Um diese Grundsätze (Verbesserung der Kommunikation – Berücksichtigung der Einzigartigkeit – individuelle Hilfe und Heilung) in die Praxis umsetzen zu können, steht die Individuelle Therapie auf »fünf Pfeilern«:

1. Berücksichtigung der individuellen Krankheitsvorgeschichte

Dies ist gleichzusetzen mit einer sorgfältigen Anamnese, bei der die Patientin, der Patient auch wirklich zu Wort kommt und den Raum hat, alles loszuwerden, was sie/ihn drückt, schmerzt oder auf der Seele lastet.

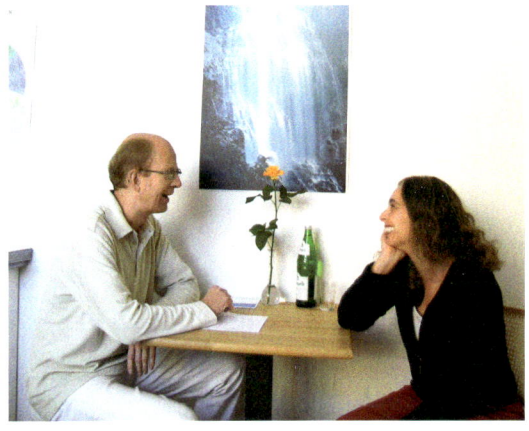

Heilpraktiker und Patient.

2. Einfaches, präzises und differenziertes Testverfahren

Dies erfolgt mit Hilfe der Einhandrute (des Biotensors) unter Verwendung eines Vektorensystems. Status, Veränderungen und Verbesserungen in jedem beliebigen Bereich können festgestellt, verglichen und im Verlauf beobachtet werden (mehr dazu im folgenden Kapitel, Seite 50).

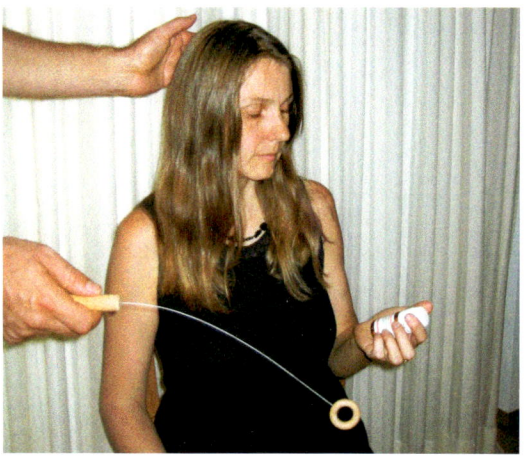

Einhandrute im Einsatz.

3. Ganzheitliches, umfassendes Diagnosesystem

Grundlage ist das aus der Traditionellen Chinesischen Medizin stammende (und in der Kinesiologie zum Teil ergänzte) Meridiansystem. Dieses System besticht einerseits durch seine klare und einfache Zusammenfassung aller körperlichen und seelischen Vorgänge in zwölf Funktionskreise. Andererseits ist es durch die Beobachtung während mehrerer Jahrtausende derart ausgereift, dass in seinen Gesetzmäßigkeiten auch die kompliziertesten Ursache-Wirkungs-Wechselspiele nachvollzogen werden können (mehr dazu ebenfalls im folgenden Kapitel).

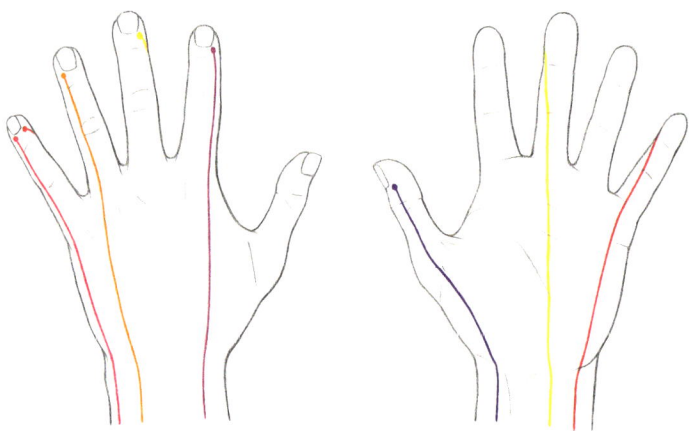

Meridiane als Grundlage der Diagnose.

4. Individuelle Therapie- und Heilmittelwahl

Therapie und Heilmittel werden nicht nur einmalig ermittelt, sondern stets aufs Neue, der individuellen Situation entsprechend angepasst. Das bedeutet, dass nicht von einer einmaligen Diagnose ausgehend über Wochen und Monate therapiert wird, sondern dass die Diagnose immer wieder mit

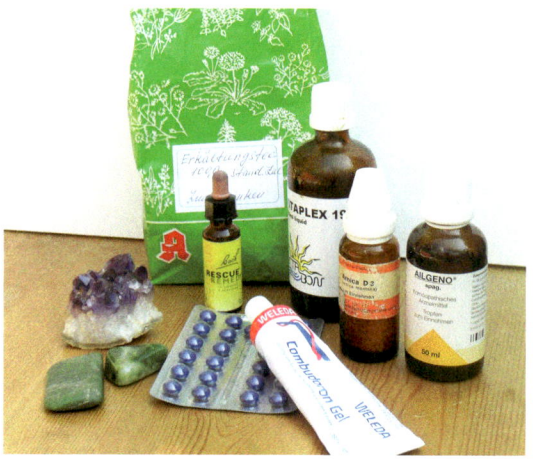

Eine breite Palette von Naturheilmitteln.

aller Sorgfalt neu erstellt wird, um auf jede Veränderung und Entwicklung sofort angemessen eingehen zu können. Die Therapie wird sozusagen immer wieder »maßgeschneidert« (siehe dazu Seite 144f.).

5. Integration einer breiten Palette von Naturheilverfahren

Da die Individuelle Therapie kein Naturheilverfahren an sich, sondern ein Konzept zur individuellen Kombination verschiedener Verfahren darstellt, kann im Prinzip jede Heilweise in die Therapie mit einbezogen werden (solange sie nicht die genannten Voraussetzungen und ethischen Grundlagen verletzt). Der Vorteil der Individuellen Therapie ist, dass sie ein Konzept besitzt, das die verschiedenen Verfahren integriert, das heißt in jedem einzelnen Fall zu einer ganzheitlich wirkenden Einheit verbindet. Zu den häufig eingesetzten Verfahren und ihren Kombinationsmöglichkeiten erfahren Sie ebenfalls mehr im Kapitel »Therapie«.

Diese »fünf Pfeiler« machen die Individuelle Therapie zu einem hilfreichen Konzept, das sowohl zur persönlichen Gesundheitsvorsorge und Betreuung erkrankter Familienmitglieder dient, als auch Grundlage einer professionellen Beratungs- oder Naturheilpraxis ist.

Diagnose

Anamnese und Gespräch

Praktische Erfahrungen, die im Folgenden aufgezeigt werden, stammen allesamt aus der Naturheilpraxis Rainer Strebel.

Wenn ein Patient oder eine Patientin in meinem Sprechzimmer Platz genommen hat, stelle ich zuerst gutes Trinkwasser zur Verfügung. Eine Rose steht auf dem Bistrotischchen, an dem wir sitzen; im Dezember/Januar auch eine Kerze. Die Atmosphäre in meiner Praxis ist warm, klar und gemütlich. Um das »Ankommen« zu erleichtern, frage ich meist, wie die Herfahrt war, sage etwas übers Wetter oder über die Orchidee auf meinem Fensterbrett. So können sich Patient oder Patientin erst einmal einfinden, die Spannung einer möglicherweise stressigen Fahrt abbauen und unverbindlich ins Gespräch mit mir kommen.

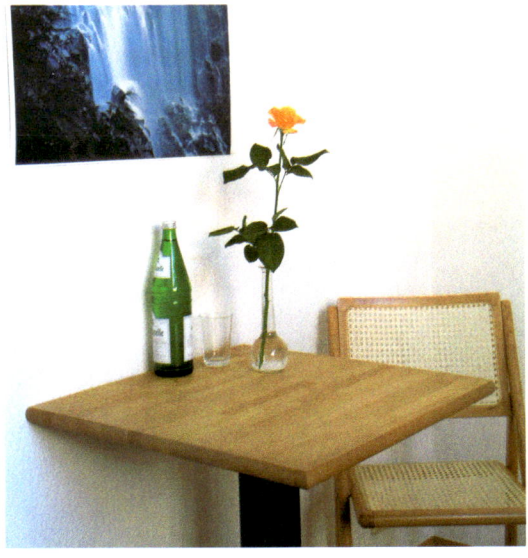

Eine warme, klare Atmosphäre.

Erst dann beginnt die eigentliche Anamnese mit den »technischen Daten« für die Karteikarte. Ich frage: »Was führt Sie zu mir?« oder Ähnliches. Ich lasse den Patient, die Patientin erst einmal reden, mache mir Notizen und höre zu. Manchmal bekomme ich an dieser Stelle bereits irgendwelche Befundstapel vorgelegt. Die schiebe ich meist freundlich und bestimmt beiseite und sage, dass ich zunächst in eigenen Worten hören möchte, wie der oder die Betroffene sich fühlt. Im Anschluss daran frage ich konkret nach.

Aktuelle Beschwerden

Angenommen, ein Patient berichtet unter anderem über »seine« Kopfschmerzen. Ich möchte wissen, was er meint, seit wann er die Kopfschmerzen hat. Bewusst fordere ich kein »objektives Datum«, denn es ist viel leichter, auf die Frage: »Was *meinen* Sie, wann die Kopfschmerzen begonnen haben?« zu antworten, als auf die Frage: »Seit wann haben Sie Kopfschmerzen?« Um »sicher« zu gehen, objektiv richtig zu antworten, werden die spontanen Antworten sonst im Verstand viel zu aufwendig »bearbeitet« und oft verändert.

Genaueres möchte ich natürlich auch über Ort und Art der Beschwerden wissen: »Wo spüren Sie die Kopfschmerzen?«, »Wie fühlt sich das an?«, »Ist Ihnen manchmal übel dabei?«, »Können die Schmerzen ihren Ort verändern, sich ausdehnen oder ausstrahlen?«, »Können Sie sich an Nackenbeschwerden erinnern?«, »Sind Ihnen bestimmte Zeiten aufgefallen, in denen die Schmerzen auftreten?«, »Haben Sie bestimmte Auslöser (Periode, Nahrungsmittel, Ärger usw.) beobachtet, oder haben Sie etwas herausgefunden, das Ihnen dann hilft?«, »Was würden Sie schätzen, wie oft Sie Kopfschmerzen haben?« – je nachdem, welche Angaben mein Gegenüber macht.

> Wichtig ist bei der Aufnahme der Beschwerden immer das subjektive Erleben und Empfinden des Patienten oder der Patientin. Es geht nicht darum, möglichst schnell die »passende Schublade« einer medizinischen Diagnose zu finden. Vielmehr geht es darum, das individuelle Befinden mit allen Begleitumständen möglichst klar zu erfassen.

Auf diese Weise vervollständige ich die vorgetragenen Angaben – zumindest bei den angegebenen Symptomen, die mir am wichtigsten erscheinen oder die für den Patient, die Patientin im Vordergrund stehen. Um wirklich ein komplettes Bild zu erhalten – denn viele Dinge werden sonst einfach »vergessen« –, frage ich schließlich: »Gibt es sonst noch Beschwerden?« und verfahre dabei wie oben, bis der Patient, die Patientin ausgesprochen hat.

Natürlich gibt es hin und wieder Patienten oder Patientinnen, die ein enormes Mitteilungsbedürfnis haben. Ich halte mich zunächst mit Nachfragen zurück oder suche eine Lücke im Redefluss, bestätige abschließend und platziere meine wichtigsten Fragen. Schließlich ist es meine Aufgabe als Therapeut, möglichst präzise und effizient herauszufinden, was den Patienten, die Patientin wirklich »beschwert«.

Vorgeschichte

Nach den aktuellen Beschwerden möchte ich wissen, welche Krankheiten der Patient bzw. die Patientin im Laufe des Lebens hatte, und ob es Krankheiten gab, die mehrmals wiederkehrten. Ob es schwere Erkrankungen gab, Operationen oder Unfälle – und ob aufgrund dessen Beschwerden zurückgeblieben sind. Bei Frauen ist oft auch die Anzahl der Kinder interessant und wie die Geburten waren.

Die Frage: »Wie wurden Sie bisher behandelt?« gehört natürlich auch dazu. Aktuell oder in letzter Zeit eingenommene Medikamente lasse ich nach Möglichkeit mitbringen (diese Information erhält der Patient bereits bei der telefonischen Anmeldung). Je nach Beschwerdebild möchte ich noch etwas über die Gesundheit der Eltern, Kinder und Geschwister, manchmal auch anderer Hausbewohner wissen.

Immer interessant sind auch die Begleitumstände früherer Erkrankungen: Was war in dieser Zeit oder kurz zuvor? Gab es innere oder äußere Veränderungen im Umfeld einer Erkrankung? Auch hier ist es wichtig, nach dem »Umfeld« und nicht nach einem »Zusammenhang« zu fragen, denn die Beurteilung eines »objektiven Zusammenhangs« ist den Patienten bzw. Patientinnen oftmals nicht möglich.

Insgesamt ist meine Anamnese jedoch längst nicht so umfangreich wie zum Beispiel bei einem klassischen Homöopathen. Der klassische Homöopath wählt das Heilmittel rein nach den Eigenarten der Symptome und seiner Beobachtung des Patienten aus und muss daher viel mehr Erkenntnisse ausschließlich aus der Patientenbefragung gewinnen. In der individuellen Therapie ist die Anamnese aber nur *ein* Baustein auf dem Weg zur geeigneten Behandlung.

Unmittelbare Beobachtung

Im Verlauf des Gesprächs betrachte ich – je nachdem, was vorliegt – die Krampfadern, den Ausschlag, die Mandeln usw. oder höre Herz und Lunge ab, wenn hier Beschwerden vorliegen. Natürlich spielt auch die unmittelbare Beobachtung des Patienten bzw. der Patientin eine wichtige Rolle, wie Auftreten, Sprache, Mimik, Gestik, Bewegung, Verhalten und Gesamteindruck (Spannung/Entspannung, Wachheit, Aufmerksamkeit, Konzentration, Stärke/Schwäche, Leiden, Stress usw.). Größere körperliche Untersuchungen wie Wirbelsäule, Haltung, Narben, Tastbefunde usw. stelle ich meist zurück, bis ich den radiästhetischen bzw. biophysikalischen Befund der Meridiane und Funktionsbereiche ermittelt habe.

Die unmittelbare Beobachtung ergänzt die verbal vorgetragenen Beschwerden um nonverbale Signale bzw. wahrnehmbare körperliche Befunde. Sie ist wichtig, um das Gesamtbild der Anamnese zu vervollständigen oder besonders wichtige Aspekte zu erkennen.

Radiästhetischer und biophysikalischer Befund

Der Anamnese folgt der radiästhetische und biophysikalische Befund[22]. Als ich mich vom Physiotherapeuten zum Heilpraktiker weiterentwickelte, suchte ich händeringend nach der »perfekten Diagnosemethode«. Ich hatte bereits viele verschiedene Methoden erlernt oder zumindest gründlich kennen gelernt, darunter die körperliche Untersuchung (Abhören, Abklopfen, Körperstatik wahrnehmen und all die anderen Methoden, die dazugehören), die Laboruntersuchungen von Blut, Urin, Stuhl usw., die Irisdiagnose, die chinesische Zungen-, Puls- und Antlitzdiagnose, die Reflexzonen und einiges mehr. Ich arbeitete zu jener Zeit bereits seit elf Jahren mit der Angewandten Kinesiologie.

Doch entweder lagen mir manche der genannten Methoden nicht oder sie waren meines Erachtens nicht umfassend genug. Ebenso hatte ich Biotensor (Einhandrute) und Pendel kennen gelernt, hielt sie aber für nicht genügend objektiv. Meine letzte Hoffnung war schließlich die Palette der Methoden, die aus der Elektroakupunkturmessung nach Dr. Voll entwickelt wurden. Ich besuchte etliche Seminare, um mich in dieses Gebiet einzuarbeiten. Jedoch stellte sich heraus, dass auch diese Messungen oft sehr widersprüchlich waren und dass ich Messungen an mir selbst mit Leichtigkeit beeinflussen konnte. Als schließlich ein erfahrener Lehrer einer solchen Methode zu mir und meinem Übungspartner total entnervt sagte: »Sie können auch messen, was Sie messen wollen!«, war es Zeit einzupacken und zu gehen.

Das soll keineswegs heißen, dass EAV, BFD und Vega-Test[23] nichts taugen. Ganz im Gegenteil: Viele Therapeutinnen und Therapeuten haben damit hervorragende Erfolge. Nur – meines war's nicht. Es war erneut nicht das, wonach ich suchte. Warum sollte ich mich von einer x-tausend Euro teuren elektrischen Maschine abhängig machen, wenn sie in puncto Objektivität keinerlei Vorteil gegenüber einer einfachen Rute bringt?

Zum damaligen Zeitpunkt entdeckte ich in »Raum & Zeit«, eine außergewöhnliche Zeitschrift, Hinweise auf Erich Körblers Experimente

und Forschungen mit dem Biotensor.[24] Ich konnte die Experimente tatsächlich plausibel nachvollziehen. Zwischendurch gab es allerdings kurzzeitig ein Problem, bei dem ich in verzweifeltem Zorn drauf und dran war, einen Knoten in die Rute zu machen. Als ich mich nach zwei Wochen zähneknirschender Pause wieder an die Sache heranwagte, brachte mir gerade dieser »Zwischenfall« den Beweis: Die Körblerschen Experimente funktionieren.

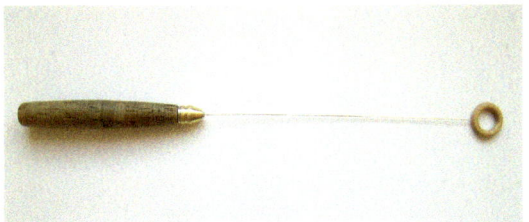

Einhandrute (Biotensor).

Das radiästhetische Testen

Der Sachverhalt war im Grunde ganz simpel (mir jedoch damals zuerst nicht bewusst): Körbler erhält bei der Aussage »Ja = okay = störungsfrei« mit der Einhandrute eine waagerechte Bewegung. Bei mir führt dieselbe Aussage zu einer senkrechten Bewegung. Dort, wo ich zuerst bei Körbler gelesen hatte, wie die Rutenanzeige bei einem bestimmten Experiment sein soll, war meine Rutenanzeige identisch mit seiner. Dort, wo ich nicht nachgelesen hatte, waren meine Rutenanzeigen aber genau entgegengesetzt. Das führte natürlich zu Verwirrung – bis ich begriff, dass es darauf ankommt, zunächst frei von Vorlagen zu ermitteln, welche Rutenbewegungen sich bei einem selbst »automatisch« ergeben. So kann jeder sein eigenes, individuelles Rutensystem finden.

22 Radiästhetischer Befund = Befund mittels Strahlenwahrnehmung (lateinisch *radius*, »Strahl«, und griechisch *aisthesis*, »Wahrnehmung, Empfindungsvermögen«).
Biophysikalischer Befund = Befund der im oder auf das lebende System (griechisch *bios*, »Leben«) wirkenden Kräfte (griechisch *phyein*, »hervorbringen, entstehen«).
23 EAV = Elektroakupunkturmessung nach Dr. Voll: Hier wird zur Diagnose der Hautwiderstand an bestimmten Akupunktur-Testpunken gemessen.
BFD = Bio Funktions Diagnostik (ähnlich EAV, jedoch mit weniger Messpunkten).
Vega-Test = nach dem Gerätehersteller benannte Messmethode ähnlich EAV/BFD, bei der noch weniger Messpunkte (gegebenenfalls sogar nur einer) eingesetzt werden. Der Schwerpunkt liegt hier auf der diagnostischen Auswertung jener Reaktionen, die durch das Einbringen bestimmter Informationen in den Messkreis entstehen
24 Eine Zusammenfassung zu diesem Thema in: »Raum & Zeit«, Spezial Nr. 3, Ehlers Verlag, Sauerlach 1993.

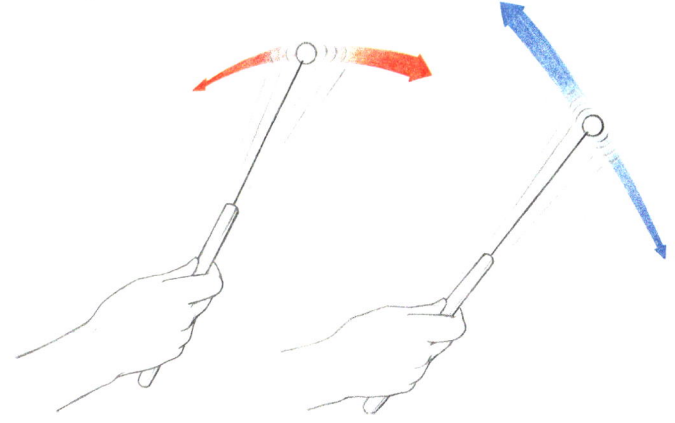

Die Ja-Anzeige bei Körbler (↔) und bei Strebel (↕).

Bei der Arbeit mit einer Rute werden in der Individuellen Therapie daher zuerst die individuellen Anzeigen der testenden Person bei grundlegenden Aussagen ermittelt (»Ja – Nein«; »Störung – störungsfrei«). Dadurch lässt sich das eigene Testsystem ausfindig machen.

Mit diesem eigenen Rutensystem zu arbeiten ist in der Regel viel leichter, als ein fremdes System zu übernehmen. Interessanterweise habe ich in meinen Rutenkursen festgestellt, dass neunzig Prozent der Teilnehmerinnen und Teilnehmer mit meinem System übereinstimmen. Wahrscheinlich ging es Körbler mit seinem System ähnlich. Ich vermute, dass dies darauf zurückzuführen ist, dass viele Teilnehmerinnen und Teilnehmer noch kein eigenes System entwickelt haben und daher unbewusst das System des oder der Unterrichtenden übernehmen.

In diesem Buch wird das System der Rutenanzeigen so dargestellt, wie es bei uns Autoren übereinstimmend funktioniert. Wir bitten alle Leserinnen und Leser an dieser Stelle darum, im Folgenden stets zu überprüfen, wie die eigenen Rutenanzeigen ausfallen – und im Zweifelsfall das eigene System zu verwenden! So vermitteln wir es auch in unseren Rutenkursen: Die Individuelle Therapie ist auch für die Therapeutin, den Therapeuten ein individuelles System. (Adressen für Rutenkurse finden Sie im Anhang.)

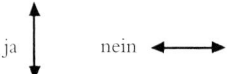

Die grundlegenden Rutenbewegungen nach Strebel.

Die Einhandrute oder der Biotensor ist in der Individuellen Therapie ein wichtiges Hilfsmittel zur Ermittlung von Störungen, Resonanzen und Verträglichkeiten. Der radiästhetische und biophysikalische Befund mit Hilfe der Rute ist ein wichtiger Schlüssel zum Auffinden möglicher Krankheitsursachen und zum Überprüfen möglicher Hilfsmaßnahmen. Der Rutentest wird daher sowohl in der Diagnose als auch im Verlauf der Therapie immer wieder eingesetzt.

Warum funktioniert ein Rutentest?

Weshalb können wir mit dem Biotensor bzw. der Einhandrute überhaupt Störungen, Resonanzen und Verträglichkeiten messen? Die Antwort ist im Grunde ganz einfach: Nicht die Rute misst, sondern der Mensch!

Das komplexe »System Mensch« mit seinen »Einheiten« Geist, Seele, Verstand und Körper sowie den vielschichtigen Kommunikationswegen innerhalb des gesamten Systems wurde bereits beschrieben. Gesundheit, so wurde deutlich, ist dabei gleichzusetzen mit ungehinderter Kommunikation in allen Bereichen, Krankheit ist gleichzusetzen mit mehr oder weniger starken Störungen in dieser Kommunikation.

Dieses Kommunikationsfeld – das heißt den Kommunikationsfluss in den verschiedenen Verbindungen und ebenso die Störungen in diesem System – können wir wahrnehmen und messen. Wir benötigen dazu nur das richtige »Messsystem«. Es verhält sich ähnlich wie in der Technik: Wenn wir ein komplexes elektronisches Gerät mit seinen Energieflüssen, Verbindungen und Schaltungen auf eventuelle Fehler prüfen wollen, benötigen wir ein zusätzliches elektronisches Gerät mit dazu passenden Funktionen. Damit können wir überprüfen, was bei Ersterem funktioniert und was nicht.

Wir Menschen sind jedoch um ein Vielfaches komplexer als jedes elektronische Gerät. Zwischen Mensch und Maschine fehlt die entsprechende Ähnlichkeit, um mit einem Messgerät die vielfältigen Vorgänge des menschlichen Organismus aufnehmen und auswerten zu können. Alle technischen Apparate sind viel zu begrenzt, uns Menschen wirklich »erfassen« zu können.

Was könnte daher einem Menschen und seinem Kommunikationssystem ähnlich genug sein, um ihn bzw. sein System messen zu können? Richtig: ein anderer Mensch. Tatsächlich finden von Mensch zu Mensch ständig verschiedene Arten der »Messung« statt. Wer hat nicht schon erlebt, dass man jemandem begegnet, der lächelt, sauber ist und gut angezogen – aber man spürt: Der ist nicht in Ordnung, nicht ehrlich oder einfach nicht auf meiner Wellenlänge. Im umgekehrten Fall sitzt man neben jemand auf der Bank, der weder fein angezogen noch ansonsten »der Norm entsprechend« ist, aber man ertappt sich im letzten Moment dabei, wie man den Arm »ganz bequem« auf die Banklehne legen wollte (aber das »tut man ja nicht«, also Notbremse). Hier hat der Nachbar offenbar »die passende Wellenlänge«.

Wenn Leute nebeneinander gehen oder sitzen, kann man beobachten, ob sie sich zu- oder abgeneigt sind. Man sieht jemandem an, ob er traurig oder glücklich, an- oder abwesend ist. Zahlreiche Heilpraktikerinnen bzw. Heilpraktiker und andere Therapeutinnen bzw. Therapeuten setzen ebenfalls diese Wahrnehmung ein. Sehr viel Diagnostik erfolgt über Intuition verbunden mit Beobachtung und Erfahrung. Sicher haben die modernen bildgebenden Verfahren, die Labordiagnostik, die diversen »Spiegelungen«, EKG, EEG usw. ihre Funktion und Berechtigung. Sie bleiben allerdings seelenlos und unzureichend ohne die telepathische und energetische Wahrnehmung des geistigen Wesens und der Körperintelligenz.

Die Ähnlichkeit unserer Kommunikationssysteme können wir Menschen nutzen, um einfühlend wahrzunehmen, was in unserem Gegenüber vor sich geht. Das Geheimnis dieser Wahrnehmung heißt schlicht »Resonanz«. So wie zwei nebeneinander liegende Uhren beginnen, im selben Takt zu laufen[25], so können auch wir uns aufeinander »einstimmen« und miteinander »in Resonanz gehen«.

> Bei einem Rutentest ist also der eigene Körper (unterstützt von Geist, Seele und Verstand) das »Messinstrument« und die Rute nur dessen Zeiger (und nichts weiter!). Die feinen Schwingungen des Körpers, die durch die Resonanz mit dem Kommunikationsfeld des Gegenübers entstehen, bringen die Rute in Schwingung und werden dadurch sichtbar. Das ist das ganze Geheimnis.

Für präzise Ergebnisse genügen dabei die geistige Absicht, wahrzunehmen (was zum »In-Resonanz-Gehen« führt), ausreichend seelische Ruhe, eine neutrale Aufmerksamkeit des Verstandes sowie ein vitaler, einigermaßen ausgeglichener eigener Körper (vgl. Kapitel »Die Vortests«, Seite 54). Dann kann man sich im Grunde aus allem weiteren »heraushalten« und das eigene Körper-Kommunikationsfeld mit der Rute arbeiten lassen.

Die Arbeit mit der Einhandrute

Die Rutenkurse beginnen mit einer einführenden Theorie. Anschließend nehmen alle Teilnehmerinnen bzw. Teilnehmer eine Rute in die Hand, legen sie wieder beiseite, befühlen und betrachten sie und werden dadurch allmählich mit ihr vertraut. Zunächst wird gespielt, wie sich ein solches Teil überhaupt bewegen kann. Nach einer Weile kommt die klare, eindeutige Anweisung »Ja«, und schon wird sichtbar, welche Rutenbewegung ein Ja ausdrückt.

Die Rutenbewegung

Im Grunde ist die Art der Rutenbewegung ein geistiger Beschluss, den das geistige Wesen entweder aus sich heraus oder nach einem anderen Vorbild trifft. Letztlich ist das nicht von Belang, solange man weiß, welche der eigenen Rutenbewegungen »Ja« bedeutet. In der Praxis zeigt sich jedoch, dass ein Großteil der Teilnehmerinnen und Teilnehmer die Bewegung des Lehrers bzw. der Lehrerin übernimmt.

Beim späteren differenzierten Arbeiten mit der Rute ist es von Vorteil, wenn die Bewegungen für »Ja« und »Nein« geradlinig sind (egal ob waagerecht oder senkrecht). Daher bin ich im Kurs über das unbewusste Übernehmen meiner Rutenbewegungen sogar froh, erleichtert es doch später die weitere Arbeit!

Die Ja-Nein-Differenzierung

Nach dem Ja folgt in der Übung die ebenso klare und eindeutige Anweisung »Nein«, was bei den meisten Teilnehmerinnen und Teilnehmern – wie bei mir – eine waagerechte Hin-und-her-Bewegung der Rute ergibt. Diese beiden Anweisungen werden abwechselnd einige Male geübt.

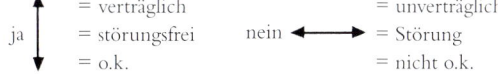

ja	= verträglich	nein = unverträglich
	= störungsfrei	= Störung
	= o.k.	= nicht o.k.

Ja- und Nein-Bewegungen mit der Einhandrute.

Als nächster Schritt wird »Ja« gleichzeitig als »verträglich oder störungsfrei« und »Nein« als »unverträglich oder Störung« definiert. Schon dabei wird klar, dass auf Dauer genauere Differenzierungen notwendig sind. Denn ob ich eine Karotte als »unverträglich« teste, weil sie im Moment eben nicht mein Idealnahrungsmittel ist, oder eine Probe Plutonium – das macht einen gewissen Unterschied. Die genaueren Differenzierungen folgen später.

Bei der Anweisung »Nein« taucht allerdings manchmal das einzig echte Problem beim Erlernen des Rutentests auf, dem ich bisher begegnet bin. Manche Leute haben ernsthafte Schwierigkeiten, Nein zu sagen. Wenn diese Schwierigkeit ausgeprägt genug ist, kann sich das auf den Rutentest auswirken. Denn »Ja« und »Nein« sind für den Rutentest so elementar wie Schwarz und Weiß für die Wahrnehmung. Gibt es nur eines ohne das andere, sieht man nichts. Im Kurs gelingt es in der Regel, dieses Problem zu überwinden.

25 1665 entdeckte der holländische Wissenschaftler Christiaan Huygens das »Gesetz des Einpendelns« bei mechanischen Gegenständen. Er stellte fest, dass zwei nebeneinander stehende oder liegende Uhren innerhalb kürzester Zeit in vollkommener Übereinstimmung laufen.

Ist der eigene Rutenausschlag für »Ja« und »Nein« bzw. für »verträglich/störungsfrei« und »unverträglich/Störung« ermittelt und mehrfach nachvollzogen, ist der wichtigste Schritt zum erfolgreichen Testen mit der Einhandrute bereits vollzogen.

Die erste Erprobungsphase

Im nächsten Schritt gehen alle rutenschwingend durch den Raum, die linke Hand als Antenne oder Messfühler benutzend. Dabei wird beobachtet, wie sich die Rutenbewegung an verschiedenen Stellen im Raum, vor Steckdosen, in der Nähe bestimmter Nahrungsmittel und Heilsteine oder sonstiger Gegenstände verändert. Aus Erfahrung gebe ich an dieser Stelle den Hinweis: »In diesem Stadium ist das Ergebnis der Messungen noch nicht aussagekräftig, es fehlt noch etwas Wichtiges, damit's wirklich stimmt!« Nichtsdestotrotz geht es hier meist schon los: »Na so was, ich vertrage Zucker!«, »Was ist das? Die Steckdose tut mir gut!« usw. Solche und ähnliche, zum Teil recht kuriose Ergebnisse sind im Grunde nicht verwunderlich, denn es gibt verschiedene Faktoren, die gewährleistet sein müssen, damit ein Rutentest zuverlässig ist.

In den allermeisten Fällen sind unzuverlässige Ergebnisse bei Ruten, Pendeln, Kinesiologie und ähnlichen Messverfahren (auch aus dem Bereich der Elektroakupunkturmessung) nur dadurch entstanden, dass die im Folgenden beschriebenen Faktoren nicht bekannt waren oder nicht beachtet wurden.

Die Vortests

Um sicherzugehen, dass keine Störfaktoren vorliegen, die das Messergebnis verfälschen könnten, gibt es spezielle Vortests, die vor jedem Messen mit der Einhandrute durchgeführt werden sollten! Dabei entfernen Therapeutinnen bzw. Therapeuten und Patientinnen bzw. Patienten zunächst Uhren,

Alles, was aufgrund seiner Materialeigenschaften (Metalle, Steine, Kunststoff, Medikamente, Strahlenquellen) unser Kommunikationsfeld beeinflusst oder Entspannung und bequemes Dasein verhindert (enger Hosenbund, Gürtel usw.), sollte vor einem Rutentest abgelegt bzw. gelockert werden.

Schmuck, Haarklammern, Handys, Heilsteine, Medikamente, Bonbons usw. vom Körper, da diese Dinge besonders geeignet sind, die Messwerte positiv oder negativ zu beeinflussen.

Der Testplatz

Auch der Platz, an dem die Messungen durchgeführt werden, muss frei von Strahlung sein, soweit das heute eben möglich ist. Wasseradern und Verwerfungen können Messergebnisse ebenso verfälschen wie Steckdosen, Sicherungskästen, Trafos (Niedervoltlampe, Radiowecker), Fernseher, Computer, Satellitenschüsseln, Mobiltelefone usw. Wer regelmäßig am selben Ort testet (zum Beispiel in der Praxis), sollte professionelle Rutengängerinnen bzw. Rutengänger konsultieren (Adressen siehe Anhang) und genau überprüfen, wo radiästhetische Messungen ungestört durchführbar sind.

Nach dem Erlernen der Vortests kann man selbst durch den Raum gehen und mit der linken Hand als Messfühler überprüfen, wo Störungen vorliegen und wo es störungsfrei ist. Das beinhaltet zwar noch keine Differenzierung, was genau vorliegt und wie stark mögliche Störungen sind, reicht aber meistens aus. Allerdings kann es sein, dass man als Tester stabil ist und kleinere Störungen bzw. bestimmte Störungen derzeit gut verträgt. Diese zeigen dann für uns als Tester keinerlei Störung an, für den Patienten möglicherweise schon. Spätestens bei den letzten beiden Vortests (»Strahlenbelastung« oder »Störung genauer Messung«) sollte dies erkannt werden. Wenn die Messergebnisse völlig chaotisch sind oder einfach – kritisch betrachtet – vorn und hinten nicht passen, noch einmal alles überprüfen.

Ein von Strahlung und anderen Störungen weitgehend freier Testplatz ist eine wichtige Voraussetzung für korrekte und präzise Messergebnisse. Eine entsprechende Überprüfung sollte zu Beginn und gegebenenfalls noch einmal am Ende der Vortests erfolgen.

Von der Problematik des allgemeinen Wellen- und Impulssalates von Handys, Mobilfunksendern, Satelliten, Radar, Funk, Hochspannungsleitungen usw. sind wir derzeit fast nirgendwo völlig frei. Hier gilt es, wie bereits beschrieben, einen Messplatz zu finden, der »okay« anzeigt. Bei Einwirkungen des 50-Hertz-Wechselstromfelds (die üblichen Stromleitungen, Elektrogeräte, Steckdosen usw.) schafft der von Körbler entwickelte Strichcode teilweise Abhilfe. Dieser Strichcode sollte möglichst nahe der Quelle (Steckdose usw.) oder Richtung Quelle angebracht werden. Ihn überzutapezieren oder ein Bild darüber zu hängen, beeinträchtigt die Wirksamkeit nicht.

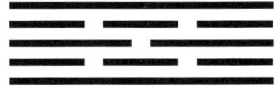

Strichcode 50-Hertz-Wechselstrom.

Bei Einwirkungen von Mobilfunk- und anderen Sendern schafft das ebenfalls von Körbler entwickelte Kreuzmuster einigermaßen Ab-hilfe. Dieses wird in Richtung der Quelle an der Wand angebracht, meist mehrfach über- und/oder nebeneinander. Auch hier darf übertapeziert oder ein Poster usw. darüber gehängt werden. Prinzipiell können diese Muster auch mit UV-Stift unsichtbar angebracht werden.

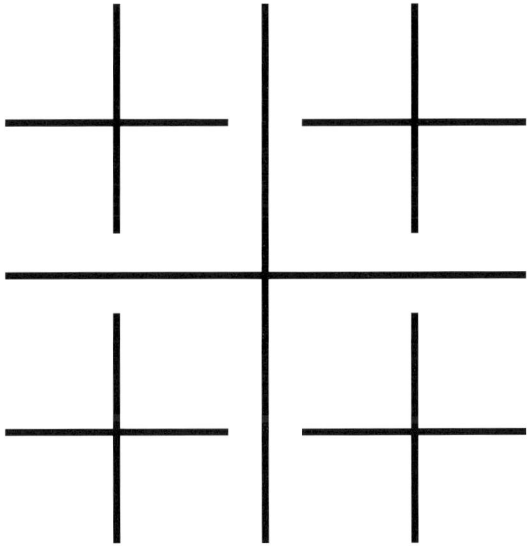

Kreuzmuster.

Switching

Ist der Testplatz in Ordnung, können die eigentlichen Vortests mit der Überprüfung des »Switchings« beginnen. To *switch* ist englisch und bedeutet »schalten«. Der Begriff ist von der Kinesiologie übernommen und bezeichnet eine »Verschaltung des Nervensystems«. Switching entsteht durch irgendeine Form von Stress. Zwangsumerzogene Linkshänder zum Beispiel weisen fast immer Switching auf, oft seit Jahrzehnten. Großer Zeit-, Leistungs- oder emotionaler Stress sind weitere Möglichkeiten für aktuelles Switching.

Ein Beispiel: Vor ein paar Monaten rief mich ein Patient an, dessen Behandlung dem Ende entgegenging, war er doch in einem ziemlich guten Zustand. Er war zwei Tage vorher aus dem Urlaub zurückgekehrt (Flugreise) und litt jetzt plötzlich unter extremem Schwindel. Ich war zunächst ziemlich irritiert, der gesamte Behandlungserfolg schien plötzlich null und nichtig zu sein. Bevor ich ihn in die Klinik schicken würde, wollte ich noch mit einem Ferntest überprüfen, was eigentlich los ist. Das ging nicht, denn kaum hatte ich ihn mit meiner Aufmerksamkeit erreicht, bekam ich als erste Messung, dass er geswitcht war. Ich rief gleich zurück und versuchte, ihm die Switchingkorrektur (vgl. Seite 56f.) telefonisch zu beschreiben. Nachdem er die Korrektur unverzüglich und korrekt durchgeführt hatte, konnte ich weitermessen. Nur – ich fand keine nennenswerten Störungen. Nach meinen Messungen war der Mann topfit. Es blieb mir also nichts anderes übrig, als erneut anzurufen: »Tut mir leid, ich fürchte, Sie sollten sich zur Klinik fahren lassen (es war spät abends), ich finde das Problem nicht.« Daraufhin antwortete er gelassen, dass ihn das nicht wundere, denn der Schwindel sei plötzlich (nach der Switchingkorrektur) verschwunden. Übrigens dauerhaft. Ich vermute, dass der Flug – warum auch immer – ihn derart in Stress versetzt hatte, dass die Verschaltung des Nervensystems zustande kam.

Hierzu noch eine wichtige Anmerkung: Eine Fernmessung kann und darf, schon von Gesetzes wegen, niemals einen persönlichen Kontakt mit dem Therapeuten oder der Therapeutin ersetzen. Man kann sie als erste oder zusätzlich unterstützende Maßnahme anwenden, sich dann aber bitte nicht verleiten lassen, eine Fernbehandlung durchzuführen und damit therapeutische Maßnahmen vor Ort zu ersetzen.

Das Nervensystem ist die körperlich fassbare Struktur mit einer sehr engen und unmittelbaren Beziehung zum geistigen Wesen. Unser Gehirn ist nichts anderes als die Schaltzentrale, in der die geistigen Impulse in körperliche Steuerungsbefehle umgesetzt werden. Daher spricht man beim Switching vereinfacht von einer »Verschaltung des Nervensystems«.

Im Grunde ist Switching eine Störung der Orientierung im Raum, in der Zeit oder im Leben. Liegt eine solche – relativ häufige – Störung vor, fallen biophysikalische Messungen, egal mit welcher Messtechnik, häufig gegenteilig, falsch oder einfach ungenau aus.

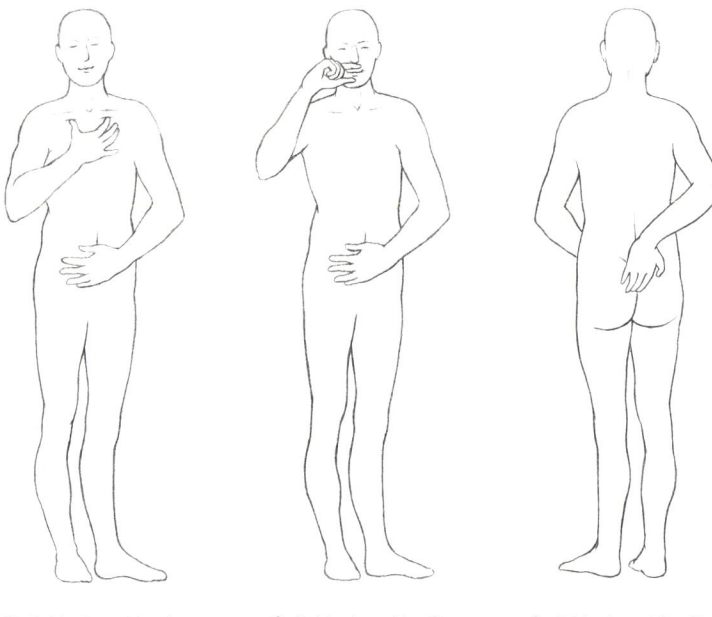

Switchingkorrektur A   Switchingkorrektur B   Switchingkorrektur C

Switchingkorrektur 1: Die in der Regel meist ausreichende Korrektur des Switchings geht folgendermaßen:

A. Eine Handfläche wird auf den Bauchnabel gelegt (durchaus auch über der Kleidung, sofern nicht gerade fünf Schichten Stoff dazwischen sind bzw. sich über dem Nabel kein Hosenknopf, keine Gürtelschnalle oder Ähnliches befindet). Daumen und Zeigefinger der anderen Hand rubbeln gleichzeitig sanft, so dass es sich angenehm anfühlt, beiderseits gleichzeitig die Akupunkturpunkte »Ni 27«. Dies sind die Endpunkte des rechten und linken Nierenmeridians am Unterrand des jeweiligen Schlüsselbeins (im Spalt zwischen Schlüsselbein und 1. Rippe). Die Punkte befinden sich zwei Daumenbreit rechts und links von der Mittellinie des Körpers.

Zur Verdeutlichung: Man finde die Schlüsselbeingelenke am Brustbein. Dort ist das Schlüsselbein etwas verdickt. Von dort geht man wenige Zentimeter nach außen und unten in eine Vertiefung direkt unter dem Schlüsselbein, so nah wie möglich zum Brustbein. Etwa dreißig Sekunden sanftes Rubbeln, das nicht nur aus den Fingern, sondern locker aus dem ganzen Arm kommen sollte, reichen im Allgemeinen für den ersten Schritt zur Switchingkorrektur aus. Oft verspürt man dabei etwas Entspannung, Aufatmen, Ruhe, Klarheit oder ein weiteres Raumgefühl. Dies ist ein sicheres Zeichen, dass es genügt.

B. Danach legen wir Daumen und Zeigefinger auf den Endpunkt des Zentralgefäßes (wenige Millimeter unter der Mitte der Unterlippe) und den Endpunkt des Gouverneursgefäßes (zwischen Nase und Oberlippe direkt auf der Mittellinie), während die andere Handfläche weiter auf dem Nabel ruht. An dieser Stelle rubbeln wir noch sanfter, auch in Bewegungen, die aus dem ganzen Arm kommen, und ebenfalls so, dass es sich angenehm anfühlt. Wiederum zirka dreißig Sekunden bzw. bis oben genannte Phänomene (Entspannung, Aufatmen, Ruhe, Klarheit, weiteres Raumgefühl) auftreten oder sich vertiefen.

C. Als dritten Schritt (immer noch mit einer Handfläche auf dem Nabel) ertasten wir mit den drei mittleren Fingern die untere Spitze des Steißbeins und rubbeln dort ebenso zirka 30 Sekunden in angenehmer Stärke. Anschließend wird das Switching erneut geprüft.

Zum Überprüfen des Switchings befindet sich die linke Handfläche des Testers bzw. der Testerin wenige Zentimeter neben der rechten Kopfseite der gemessenen Person. Mit der Fragestellung »Switching okay?« wird dann geprüft, ob hier eine Störung zu finden ist. Dasselbe wiederholt sich an der linken Kopfseite der gemessenen Person. Bekommen wir in beiden Fällen einen positiven Rutenausschlag, liegt kein Switching vor. Bei einer negativen Anzeige muss vor weiteren Tests die Switchingkorrektur durchgeführt werden.

Eine klare Fragestellung ist hierbei wichtig, denn wenn der Patient eine Narbe oder irgendeine sonstige Störung am Kopf hat, würden wir ohne korrekte Fragestellung einfach eine Störung messen und könnten die nächsten Jahre mit eventuell überflüssigen Switchingkorrekturen verbringen. Auch wenn wir einfach nur fragen: »Switching?«, blockiert insbesondere bei Anfängern häufig der

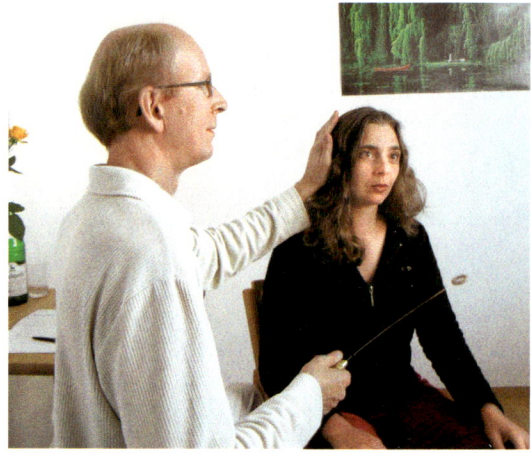

Switching okay?

Rutenausschlag. Denn eine Nein-Antwort würde eine Nein-Anzeige ergeben, was aber gleichzeitig die Anzeige für Störung ist. Eine Ja-Antwort würde zwar sagen: »Ja, da liegt Switching vor«, wäre aber gleichzeitig eine Anzeige für »keine Störung«. Die Verwirrung ist vorprogrammiert.

Daher fragen wir: »Switching okay?« Wenn sich hier beiderseits eine Ja-Antwort einstellt, haben wir zugleich die Anzeige »störungsfrei« und können zum nächsten Vortest weitergehen. Wenn nicht, folgt die »nächststärkere« Switchingkorrektur, die ich ebenfalls in der Kinesiologie gelernt habe: das Cross-Crawl.

Switchingkorrektur 2: Therapeutin bzw. Therapeut und Testperson stehen bei dieser Übung, und es sollten zumindest einige Quadratmeter freier Raum zur Verfügung stehen. Es läuft melodische, den Herzrhythmus stärkende Musik (kein Hardrock, Techno oder Ähnliches!), ich nehme am liebsten Angelo Branduardi. Wenn keine Musik möglich ist, sollten beide singen oder zumindest summen. Locker schlenkernd und mit viel Bewegung klatscht nun die linke Handfläche an die Außenseite des rechten Oberschenkels, dann die rechte Handfläche an die Außenseite des linken Oberschenkels usw. – immer abwechselnd in einem flotten Takt, wie ein flotter Geh- oder Tanzrhythmus.

Dabei bewegen sich beide durch den Raum und betrachten diverse Dinge in den verschiedensten Richtungen, Entfernungen und Höhen, ohne daran zu verweilen. Die Therapeutin bzw. der Therapeut macht alles mit, damit die Testperson eine Anleitung hat und sich durchs »Beobachtetwerden« nicht unwohl fühlt.

Nach einer Weile geht man dazu über, die Oberschenkel über Kreuz mit den Ellenbogen zu berühren. Auch diese Bewegungen erfolgen flott und rhythmisch. Als Drittes wird hinter dem Rücken über Kreuz die Hand auf die Fußsohle geklatscht. Es bleibt weiterhin flott und rhythmisch, nach wie vor bewegen sich beide durch den Raum und betrachten verschiedene Dinge in den verschiedensten Richtungen, Entfernungen und Höhen, ohne daran zu verweilen.

Jede dieser drei Übungen sollte ein bis zwei Minuten durchgeführt werden, je nachdem, wie gut es schon klappt. Typischerweise fällt es einer geswitchten Person zu Beginn meist relativ schwer, Überkreuzbewegungen zu koordinieren. Am Ende der dritten Überkreuzbewegung geht es mit kürzerer Dauer wieder zurück zum Ellenbogen-Oberschenkel-Berühren und dann zur Berührung von

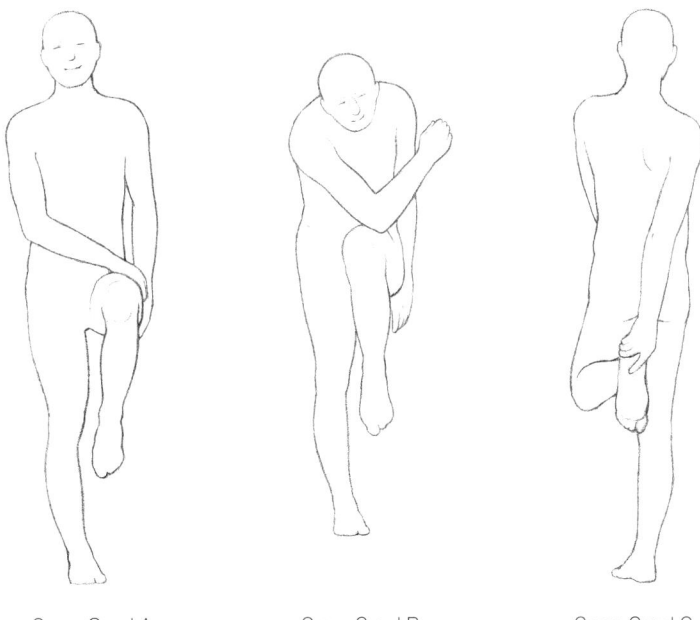

Cross-Crawl A   Cross-Crawl B   Cross-Crawl C

Hand und Oberschenkel. Das beschert ein Erfolgserlebnis, denn im Vergleich zum Beginn fallen diese Übungen plötzlich relativ leicht, die Berührung der Oberschenkel mit der Hand klappt nach den beiden schwierigeren Varianten geradezu wie im Fluge.

Sowohl die erste Switching-Korrektur (Rubbeln) als auch die zweite (Cross-Crawl) empfehle ich als tägliche Hausübung bis zum Kontrolltermin. Vor allem die erste Korrektur verordne ich gerne als zusätzliche Hilfe, wenn sich der Patient sehr gestresst fühlt und keinen Ausweg findet. Zusätzlich gibt es noch die Möglichkeit, mit einem Stift, dem Finger oder mit Kopf, Augen, Händen oder Füßen liegende Achten zu malen, was besonders für Kinder leicht durchzuführen ist – jedoch leider auf Dauer meist nicht ausreicht.

Switchingkorrektur 3: Als »Schnellkorrektur«, damit sofort mit der Rute getestet werden kann, genügt es, mit dem Fingernagel mehrmals eine Linie quer über den Kopf zu ziehen (von Ohr zu Ohr); dabei muss die Haut (schmerzlos!) gereizt werden. Eine solche Kurzzeitkorrektur hält etwa zehn bis fünfzehn Minuten an, ermöglicht also nur vorübergehend störungsfreies Messen. Als dauerhafte Korrektur ist diese Vorgehensweise völlig unzureichend. Dasselbe wäre auch mit einem schwarzen Filzstift möglich, dem Auflegen eines Drahtes bzw. im Grunde mit allem, das eine Linie quer über den Kopf ergibt. Den mit einem Filzstift behandelten Patienten sieht man allerdings in der eigenen Praxis meist nicht wieder …

Der Psychomeridian

Diesen Begriff habe ich von Erich Körbler übernommen, der entdeckt hat, dass auf einer geraden Linie vom hinteren Unterrand des Schädels bis zur Kreuzung der beiden großen Schädelnähte die Erfahrungen des Lebens messbar sind. Die Kreuzung der beiden großen Schädelnähte ist bei vielen Menschen das Zentrum des Haarwirbels oben auf dem Kopf und meist als kleine Vertiefung spürbar.

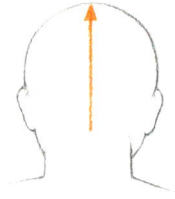

Der Psychomeridian.

Der Psychomeridian zeigt in erster Linie belastende Situationen an, die in chronologischer Folge von unten nach oben auf dieser Linie messbar und sogar datierbar sind. Der Anfangspunkt am unteren Schädelrand entspricht dabei der Geburt, der Endpunkt an den Schädelnähten (Haarwirbel) dem gegenwärtigen Zeitpunkt. Bei einem dreijährigen Kind repräsentiert demzufolge ein Drittel der genannten Strecke genau ein Lebensjahr. Bei einem sechzigjährigen Menschen entspricht ein Lebensjahr einem Sechzigstel dieser Strecke.

> Zum Testen wird der Psychomeridian mit der Handfläche oder der Fingerspitze in einigen Zentimetern Abstand von unten nach oben langsam abgefahren. Während dem Messen des Meridians hat man die Fragestellung: »Psychomeridian okay?« im Bewusstsein, denn nur der soll hier gemessen werden. Gibt es ein Erlebnis oder eine seelische Belastung, die sich negativ auf die gegenwärtige Gesundheit oder das Wohlbefinden auswirkt, so erhält man von dem Punkt, der dem Zeitpunkt des Ereignisses entspricht, bis zur »Gegenwart« (dem Endpunkt) eine Störungsanzeige. Liegen keine beeinträchtigenden, also derzeit aktivierten, seelischen Belastungen vor, bleibt die Rutenanzeige durchgehend »störungsfrei«.

Nach meinen Kenntnissen und Beobachtungen ist es nicht so, dass alle Belastungen im Leben eines Menschen auch eine Anzeige ergeben. Es gäbe sonst wohl niemanden, bei dem der Psychomeridian »sauber« wäre. Vieles, das aktuell nicht »im Bewusstsein« ist, stellt gegenwärtig auch keine Störung für uns dar. Ebenso treten Belastungen, die man problemlos betrachten kann und »im Griff« hat, nicht als Störung in Erscheinung. Diese Dinge sind für den aktuellen Rutentest auch nicht von Belang. Was uns allerdings akut im Leben »stört«, was uns belastet, beeinträchtigt und in unseren Absichten und Zielen blockiert, das stört und beeinträchtigt auch den Test und muss daher berücksichtigt werden.

In der Regel suche ich bei Störungen des Psychomeridians ein Heilmittel (Heilstein, Bachblüte oder Ähnliches), das eine nachvollziehbare Erleichterung für die vorliegende Belastung bringt. Das bedeutet, dass der Psychomeridian störungsfrei testet, solange die Testperson das betreffende Heilmittel in der Hand hält. Dieses Mittel beziehe ich später in die Verordnung mit ein.

Das Datieren eines Ereignisses: Theoretisch könnte man das belastende Ereignis auch über das Datieren des Zeitpunkts auf dem Psychomeridian aufspüren und die einwirkende Belastung im Gespräch auflösen. Doch dazu muss der Patient oder die Patientin tatsächlich zu einem Beratungsgespräch bereit sein (was nicht unbedingt immer der Fall ist, wenn man in erster Linie aufgrund körperlicher Beschwerden konsultiert wird). Als Therapeutin bzw. Therapeut sollte man Erfahrung mit methodischen Beratungsgesprächen haben, die über das Gespräch in der Anamnese hinausgehen.

Wenn es sinnvoll und notwendig erscheint, das Ereignis selbst zu betrachten, lässt sich der Zeitpunkt des Ereignisses durch systematisches Eingrenzen datieren. Dazu schätzt man zunächst das ungefähre Alter gemäß der Position auf dem Meridian ab und konkretisiert es durch Älter-als- und Jünger-als-Fragen. Die Rute zeigt »Ja« und »Nein« mit der gewohnten Bewegung an.

Man bleibt also mit der Handfläche oder dem Finger an der Stelle, an der die Störung auftritt, und fragt zum Beispiel:

- »Beginn der gefundenen seelischen Belastung im Alter jünger als 30 Jahre?« – Rutenanzeige: »Ja.«
- »Jünger als 20 Jahre?« – »Nein.«
- »Älter als 25 Jahre?« – »Nein.«
- »Jünger als 23 Jahre?« – »Ja.«
- »Jünger als 22 Jahre?« – »Ja.«
- »Jünger als 21 Jahre?« – »Nein.«
- »Genau mit 21 Jahren?« – »Ja.«

Ich weiß jetzt: Da war etwas im Alter von 21 Jahren. Ich kann den Patienten oder die Patientin danach fragen, ob ihm/ihr dazu etwas einfällt. Das muss nicht der Fall sein, da stark belastende Ereignisse oder bestimmte Aspekte davon meist nicht bewusst zugänglich sind (vgl. Kapitel »Gesundheit bedeutet ›gute Kommunikation‹«, Seite 23). Natürlich kann ich Themen, Personen, Situationen usw. weiter abfragen, um dem »wunden Punkt« näher zu kommen, bis irgendwann ein Stichwort fällt, das die Erinnerung bringt. Meiner Erfahrung nach wissen wir bestimmte Dinge oft aus gutem Grund nicht mehr – die Erinnerung daran würde uns überwältigen. Wenn das Datieren des Alters keine spontane Erkenntnis bringt, bestätige ich zum Beispiel im oben genannten Fall nur: »Es gab ein Ereignis im Alter von 21 Jahren!« Schon das bringt manchmal Erleichterung durch die Erkenntnis: »Das war damals und ist nicht jetzt.« Tiefer forsche ich dann nicht mehr.

Wo es mir notwendig erscheint, empfehle ich zur Auflösung seelischer Belastungen das »Methodische Gespräch«. Diese Beratungsmethode kann helfen, seelische Belastungen durch bewusstes Betrachten endgültig aufzulösen. Dazu werden nicht einzelne Punkte »herausgepickt«, sondern zusammenhängende Gebiete systematisch bearbeitet. Aus diesem Grund ist das Methodische Gespräch im Rahmen dieser Vortests fehl am Platz. Man hat meist nicht die notwendige Zeit dafür, noch kommt man mit dem eigentlichen Anliegen, nämlich dem Rutentest weiter.

Das Datieren eines Ereignisses führe ich daher nur durch, wenn ich das eindeutige Gefühl habe, dass der Patient bzw. die Patientin gewillt und in der Lage ist, die auftauchende Erinnerung wirklich zu betrachten, so dass es für ihn bzw. sie hilfreich ist.

Ein Beispiel: Die Ehefrau eines Herrn Mitte dreißig rief an, dass ihr Mann mit exzessivem Erbrechen, Kreislaufzusammenbrüchen, Bewusstseinsstörungen und Krämpfen auf der Intensivstation liege und niemand herausfinden könne, was eigentlich los ist. Da konnte ich natürlich zunächst nichts machen. Er erholte sich zum Glück so weit, dass er wieder nach Hause konnte. Als er in die Praxis kam, datierte ich eine schwere Störung auf dem Psychomeridian im Alter von fünfundzwanzig Jahren. Seine Messwerte wiesen auf eine schwere Vergiftung hin. Er bekam natürlich eine individuell maßgeschneiderte Verordnung; zuvor konnte ich einige belastende Substanz-Informationen mit dem Zundl-Strahler ausleiten. Doch was im Alter von fünfundzwanzig Jahren geschehen war, wusste er zunächst nicht. Als er zum Kontrolltermin kam, berichtete er, dass er sich Gedanken gemacht hatte, was damals war – und fündig geworden war. Er war damals als Chemiker mit der Erforschung eines neuen Klebstoffs (für die Autoindustrie) befasst. Das machte ihm gesundheitlich derart zu schaffen (ähnliche Symptome wie die, die ihn auf die Intensivstation führten, aber weniger stark), dass er die Arbeitsstelle kündigte. Er war so fit, dass er eine luftdicht verpackte Probe des Klebers besorgt und

gleich mitgebracht hatte. Ich testete die Substanz auf Resonanz, indem ich sie verschlossen vor ihn hielt und ihm in die Hand gab. Die Reaktion war heftig. Anschließend testete ich, welche Auswirkung die Information dieser Substanz auf seinen Organismus und energetischen Systeme hat. Diese war verheerend. Daraufhin haben wir es ausgeleitet. Obwohl ich nur daneben stand, hatte ich innerhalb einer Minute all seine Symptome: heftiges Brennen von Magen und Speiseröhre, starkes Zittern, Schwindelgefühle usw. Ich verließ fluchtartig das Behandlungszimmer, hatte aber trotzdem noch drei Tage damit zu tun. Seine Werte waren danach drastisch verbessert, geradezu vorzüglich. Ein letzter Kontrolltermin, bei dem ich die Substanz, aus weiter Distanz überwachend, ein weiteres Mal ausgeleitet habe, ergab einwandfreie Werte und bestes Befinden. In diesem Fall hat also das Datieren auf dem Psychomeridian auf die entscheidende Spur geführt.

Ausgleich durch Heilmittel: Bei einer Störung auf dem Psychomeridian gehe ich in der Regel wie folgt vor. Um ein ausgleichendes Heilmittel zu finden, frage ich nach dem besten Heilmittel für diesen Bereich, zum Beispiel nach Heilsteinen, Bachblüten, homöopathischen Einzelmitteln und Farbfolien. Ich bleibe dabei mit meiner Aufmerksamkeit beim Patienten bzw. bei der Patientin und der Störung; gleichzeitig streiche ich mit der linken Handfläche über Steine und Testsets und stelle die Frage: »Bestes mir zur Verfügung stehendes Heilmittel?« Zeigt die Rute ein Ja an, gehe ich an entsprechender Stelle im Steinesortiment oder im Testset mit Nachfragen so weit ins Detail, bis ich einen bestimmten Stein oder ein Mittel gefunden habe. Dieses gebe ich in die linke Hand des Patienten bzw. der Patientin und gehe den Psychomeridian noch einmal durch. Wenn die Rute jetzt »störungsfrei« anzeigt, bin ich zufrieden. Zur weiteren Diagnose wird der Stein oder das Mittel wieder beiseite gelegt, um den Test nicht zu verfälschen. Möglicherweise wird sonst nicht nur der Psychomeridian ausgeglichen, sondern verschiedenste Meridiane und Funktionsbereiche verbessert.

Vorübergehende Korrektur: Nun habe ich allerdings wieder eine Störung auf dem Psychomeridian, die den Rutentest irritieren kann. Wie bei der Schnellkorrektur des Switching, so schafft auch hier der Fingernagel Abhilfe. Der Psychomeridian wird mehrmals mit dem Nagel von unten nach oben gestrichen (wie gesagt, schmerzlos), so dass für eine Weile eine kleine Hautreizung bestehen bleibt. Dies genügt, um für meine Messungen die

Störung einige Zeit zu neutralisieren. Gelöst wird dabei natürlich nichts, nur kurzfristig »überbrückt«.

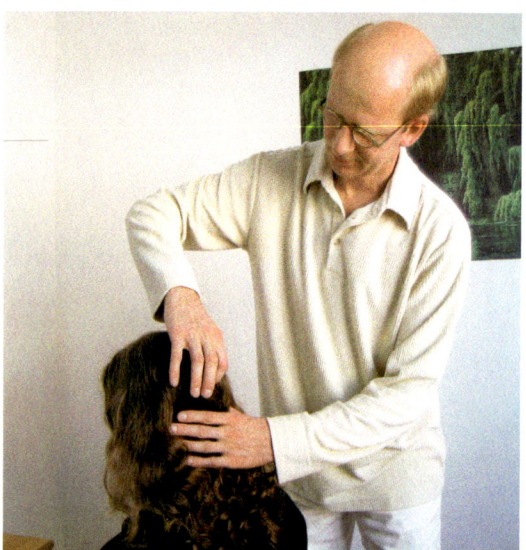

Schnellkorrektur des Psychomeridians.

Das ausgleichende Heilmittel: Das für den Psychomeridian ermittelte Heilmittel ist in der späteren Therapie grundsätzlich Bestandteil der Verordnung. Wie in der Homöopathie die Gemütssymptome am zentralsten sind, so ist bei mir dieses ausgleichende Heilmittel für den seelischen Bereich das grundlegendste. Es ist nicht immer nur eines; manchmal benötige ich zwei, meist verschiedenartige Mittel (zum Beispiel Stein und Farbfolie), um die Störung des Psychomeridians zu beheben. In diesem Fall zeigt der Psychomeridian nach der Auswahl des ersten Mittels noch nicht vollständig störungsfrei an. Ich teste ein weiteres Mittel aus. Anschließend gebe ich zuerst das erste Mittel, dann das zweite und zuletzt beide gemeinsam in die Hand des Patienten bzw. der Patientin. Am Psycho-

> Vortest und Ausgleich des Psychomeridians in Kurzfassung: Mit der linken Hand im Abstand weniger Zentimeter von unten nach oben langsam über den Psychomeridian streichen. Bei Störungsanzeige richtige Heilmittel (eines oder mehrere) ermitteln. Zur Kontrolle in die Hand des Patienten bzw. der Patientin geben und den Meridian erneut testen. Ist er ausgeglichen, Mittel wieder beiseite legen und den Psychomeridian durch mehrfaches Streichen mit dem Fingernagel (von unten nach oben) kurzfristig »überbrücken«. Dadurch wird die Störung vorübergehend neutralisiert, so dass weitergetestet werden kann.

meridian prüfe ich jeweils, wie oben beschrieben, welche Gabe das beste Resultat bringt.

Wassermangel

Hat der Körper nicht genügend Wasser zur Verfügung, sind die durchgeführten Messungen nicht verlässlich. Um einen eventuellen Wassermangel festzustellen, halte ich meine linke Handfläche als Messfühler wenige Zentimeter neben die rechte Kopfseite der Testperson und frage: »Genug getrunken?« Zeigt die Rute ein Nein (was viel häufiger der Fall ist als ein Ja) oder ein Jein an (Rute schlägt schräg aus), ist die Abhilfe ganz einfach: Auf dem Tisch, an dem wir sitzen, steht immer eine Flasche gutes stilles Wasser. Ich lasse also trinken und teste noch einmal.

> Für einen verlässlichen Rutentest sollte so viel Wasser getrunken werden, bis die Rute auf die Frage: »Genug getrunken?« ein deutliches Ja anzeigt. Und mit Wasser meine ich hier: Wasser!

Spätestens wenn ein, zwei Gläser nicht ausreichen, um eine positive Anzeige zu bekommen, frage ich die Testperson nach ihren Trinkgewohnheiten und Trinkmengen. Nicht selten heißt es: »Ich trinke doch genug: morgens drei bis vier Tassen Kaffee, zwischendurch eine Limo und abends ein Viertele.« Wenn ich frage: »Ja, und sonst?« kommt: »Wie ›und sonst?‹«. Es gibt in der Tat eine Menge Leute, die nichts weiter trinken. Dass sie noch aus eigener Kraft in meine Praxis kommen, spricht für ihre Bärengesundheit.

> Weder Kaffee noch Limonade noch Alkohol führen dem Körper tatsächlich Wasser zu. All diese »Getränke« fordern zu ihrer Verarbeitung vom Stoffwechsel mehr Wasser, als sie bieten. Ihre sogenannte Wasserbilanz ist daher negativ!

Die Wasserbilanz: Getränke, die durch ihre Inhaltsstoffe ihr eigenes Wasser selbst binden, wie zum Beispiel süßer Sprudel, Cola, Limonade, dürfen wir der täglich aufgenommenen Wassermenge nicht hinzurechnen. Noch weniger natürlich all jene Getränke, die sogar entwässernd wirken, wie zum Beispiel Kaffee oder Alkoholika. Diese erhöhen den Tagesbedarf von zirka 2,5 Liter sogar noch. Viele Säfte haben eine Wasserbilanz gleich null (sie führen nichts zu und entwässern nicht). Schwarz- und Grüntee sowie entwässernde Kräutertees, zum Beispiel Schachtelhalm oder Brennnessel, haben eine negative Wasserbilanz. Insofern verbleiben lediglich nicht entwässernde Kräutertees mit einer positiven Wasserbilanz – oder eben reines, gesundes Trinkwasser selbst.

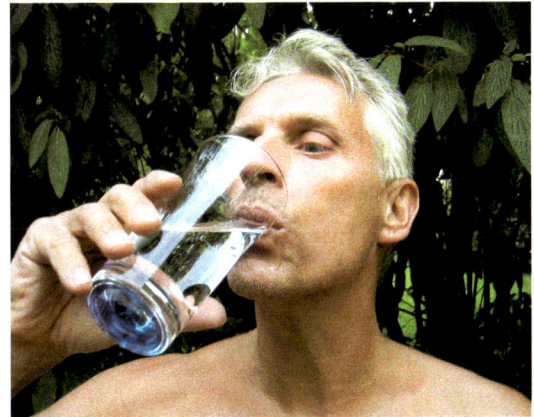

Nur gesundes Trinkwasser hat eine positive Wasserbilanz.

Kleiner Exkurs zum Thema Wasser: Wasser ist in unserem Körper *das* Löse- und Transportmittel. Es ist schlicht und ergreifend unersetzlich für alle Körperfunktionen. Ein durchschnittlicher Erwachsener braucht täglich etwa 2,5 Liter Wasser. Da gutes reines Quellwasser immer mehr zur Mangelware wird, müssen wir derzeit mit möglichst brauchbarem Ersatz auskommen. Die meisten Leitungswässer sind im deutschsprachigen Raum besser als viele Mineralwässer. Ich empfehle meist Leitungswasser, stilles Wasser oder Wasser mit sehr wenig Kohlensäure. Traumhaft, aber noch immer etwas exklusiv sind Umkehrosmose- und ultra-kolloidiertes Wasser.

> Kohlensäure im Trinkwasser ist generell fehl am Platz. Kohlensäure treibt energetisch das »Leberfeuer« in den Kopf, trägt zur Übersäuerung bei, macht ausreichende Trinkmengen schier unmöglich und stört die Verdauung.

Umkehrosmose: Bei der Umkehrosmose wird Wasser an einer Membran gereinigt, deren Poren nur Wassermoleküle passieren lassen, während größere Partikel zurückgehalten und ins Abwasser geschwemmt werden. Auf diese Weise kann Wasser fast hundertprozentig gereinigt werden. Leider ist es jedoch nicht für jeden erschwinglich, sich eine Umkehrosmoseanlage für 500 bis 1500 Euro zuzulegen – obwohl sich die Osmose im Vergleich zum gekauften Trinkwasser recht flott amortisiert. Außerdem muss man das Wasser dann nicht in Kästen kaufen, heimkarren und ins Haus schleppen.

Ultra-Kolloidation: Ergänzend zur Osmose ist die Ultra-Kolloidation nach Hacheney eine ganz hervorragende Wasserbelebung. Während die Umkehrosmose eine fast hundertprozentige Reinigung des Wassers erzielt, wird bei der Ultra-Kolloidation das Wasser kraftvoll verwirbelt, wodurch sich Cluster (labile Verbindungen der Wassermoleküle zu größeren Einheiten) auflösen, die Wassertröpfchen verkleinert werden und das Wasser eine weit höhere Bindefähigkeit bekommt.

Die Ultra-Kolloidation verbessert die physikalischen Eigenschaften, sozusagen die Kraft des Wassers, entfernt allerdings keine Fremd- und Schadstoffe. Daher bietet es sich an, die physikalische Ultra-Kolloidation mit einer vorangehenden biologischen und chemischen Reinigung des Wassers zu kombinieren, wie sie zum Beispiel die Umkehrosmose bietet. Seit ein paar Jahren sind diese Ultra-Kolloidationsgeräte auch in Getreidemühlengröße für den Haushalt erhältlich. Der Preis liegt bei rund 2000 Euro (mit Sauerstoffeinzug noch etwas teurer). Da diese Geräte aus Metall sind, sollten sie an einem störungsfreien, insbesondere von technischer Strahlung weitgehend unbelasteten Platz stehen. Das verhindert eine »informelle Verunreinigung« des ultra-kolloidierten Wassers.

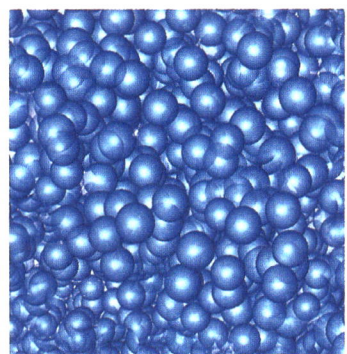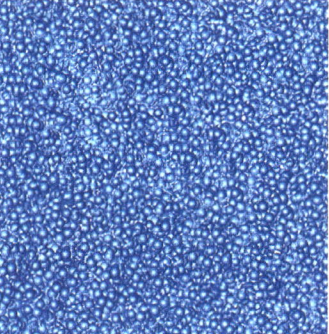

Verkleinerung der Wassertröpfchen.

Sauerstoffanreicherung: Ein weiterer belebender Faktor im natürlichen Wasser ist der Sauerstoffgehalt. Inzwischen werden daher auch sauerstoffangereicherte Mineralwässer angepriesen. Das ist aber ein gesundheitlicher Megaflopp, da Sauerstoff hier – wie sonst die Kohlensäure – mit hohem Druck ins Wasser gepresst wird. Druck führt genau zum Gegenteil der belebenden Ultra-Kolloidation: Die Vitalität des Wassers wird verringert. Die Ultra-Kolloidation folgt dagegen dem natürlichen Vorbild naturbelassener Wasserläufe, in denen das Wasser Sauerstoff durch Verwirbelung einzieht. Derzeit wird der Sauerstoff den Ultra-Kolloidationsgeräten allerdings noch mit separater Sauerstoffflasche zu-

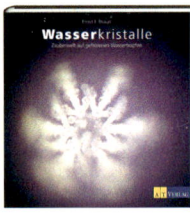

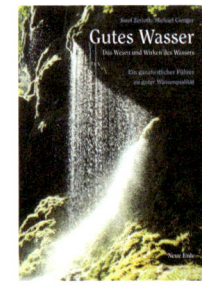

geführt, die man teuer kaufen und ab und zu füllen lassen muss. Ein Einzugsverfahren aus der Luft ist in Entwicklung. Ich wage zu hoffen, dass es vielleicht schon verfügbar ist, wenn dieses Buch vor Ihnen liegt. Für mich ist Osmosewasser, das anschließend mit Sauerstoffeinzug ultra-kolloidiert wurde, der reinste Jungbrunnen. Es ist zwar die teuerste und aufwendigste Methode, doch lieber verzichte ich auf den Fernseher und den einen oder anderen Urlaub.

Wasserinformationsverfahren: Weitere Möglichkeiten der Wasseraufbereitung und -belebung sind die sogenannten Wasserinformationsverfahren, bei denen die Wasserqualität durch homöopathische Informationen verändert wird. Auch wenn diese Verfahren zum Beispiel in der Wiederbelebung natürlicher Gewässer schon erstaunliche Resultate erzielt haben, bin ich hier bezüglich Trinkwasser sehr kritisch. Schlicht und ergreifend aus der täglichen Erfahrung meiner Arbeit, wo ich immer wieder feststelle, dass selbst die beste homöopathische Information nicht jedem zu jeder Zeit gleichermaßen zuträglich ist. Zumal bei praktisch keinem Wasserinformationsverfahren vom jeweiligen Erfinder offenbart wird, wie und womit das Wasser »informiert« wird, lasse ich lieber die Finger davon.

Wenn Sie mehr zum Thema »Wasser« erfahren möchten, dessen Notwendigkeit und Wichtigkeit als Lebens- und Heilmittel heute aktueller ist denn je, sei an dieser Stelle auf das im Frühjahr 2004 erschienene Buch »Gutes Wasser« von Michael Gienger und Josef Zerluth verweisen.[26]

Strahlenbelastung

Abgesehen von einer eventuellen aktuellen Belastung am Messplatz gehört die Überprüfung möglicher Strahlenbelastungen nicht zwingend zu den Vortests. In meiner Praxis habe ich diese Prüfung jedoch routinemäßig an dieser Stelle im Ablauf, da es für die folgenden Messungen sehr aufschlussreich sein kann, ob die Testperson in dieser Hinsicht belastet ist.

Zum Überprüfen möglicher Strahlenbelastungen halte ich meine linke Handfläche neben die rechte Kopfseite des Patienten bzw. der Patientin und frage: »Strahlenbelastung?« Die Antwort be-

steht dabei in einer einfachen Ja- oder Nein-Anzeige der Rute. Bei diesem Test habe ich die Idee möglicher Strahlen und Strahlenquellen geistig parat und lege sie mit in die Frage. Diese werden in dem Buch »Strahlung und Elektrosmog«[27] ausführlich und gut verständlich erläutert; an dieser Stelle daher nur ein kurzer Überblick:

Strahlenbelastungen entstehen möglicherweise durch Schlafen, Arbeiten oder sonstigen Aufenthalt im Wirkungsbereich von
- Wasseradern und Verwerfungen,
- Kreuzungspunkten des Curry- und Hartmanngitters,
- sonstigen Strahlen aus Erde, Atmosphäre und Kosmos,
- elektrischen Feldern (Stromleitungen, Elektrogeräte, Bahnstrom),
- magnetischen Feldern (Trafos, Stromleitungen großer Leistung),
- Elektronenstrahlung (Computer-Bildschirme, Fernsehgeräte usw.),
- Sendern verschiedener Art (Radar, Funk, Fernsteuerungen usw.),
- gepulsten Sendern (Mobilfunk, schnurlose Telefone),
- Mikrowellenstrahlung (Mikrowelle, Satellitenschüsseln usw.).

Um derartige Belastungen mit der Rute verlässlich messen zu können, ist es wichtig, die verschiedenen Strahlungen zu kennen und etwas über ihre Quellen, Art und Wirkungen zu wissen. Schließlich ist beim Abfragen mit der Rute nicht das verwendete Wort entscheidend, sondern das geistige Konzept, das ich beim Testen in die Frage lege.

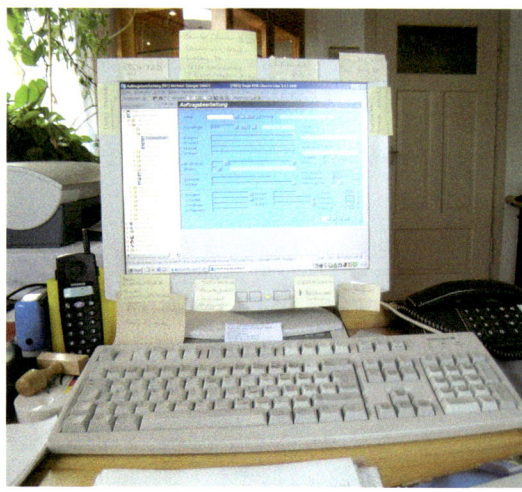

Elektrosmog – häufige Quelle einer Strahlenbelastung.

26 Gienger/Zerluth, »Gutes Wasser«, Neue Erde Verlag, Saarbrücken 2004.
27 Barbara und Peter Newerla, »Strahlung und Elektrosmog«, Neue Erde Verlag, Saarbrücken 2003.

Insbesondere beim Abfragen möglicher Strahlenbelastungen ist die Anzeige auf die pauschale Frage »Strahlenbelastung?« aus diesem Grund nicht immer hundertprozentig genau. Vermutlich deshalb, weil auch die Patientinnen bzw. Patienten selbst bzw. ihr Körper oft kein (genaues) Konzept davon haben, was hier abgefragt wird. Ganz exakt ist daher erst die Einzelabfrage möglicher Strahlungsquellen (vgl. oben genannte Liste). Dazu können wir Einhandruten oder die bei Rutengängern üblichen Zweihandruten verwenden, wenn wir eine genaue Vorstellung der jeweiligen Strahlenquelle oder Strahlungsart haben; oder auf Instrumente der physikalischen Radiästhesie zurückgreifen wie zum Beispiel die Lecherantenne, mit der spezifische Frequenzen einzeln abgefragt werden können.[28]

Was die Abhilfe bei Strahlenbelastungen angeht, so gilt nach wie vor, zuerst zu vermeiden, was sich vermeiden lässt. Das geht von der Quarzuhr am Handgelenk (besser mechanische Uhren) über Radiowecker und Funkuhr im Schlafzimmer (besser ein einfacher batteriebetriebener Wecker), Mikrowelle und Handy bis hin zum Fernseher, Computer[29] und vielen anderen Elektrogeräten, deren Netzverbindung man trennen sollte, solange sie nicht in Gebrauch sind. Allein dadurch lässt sich der »hausgemachte Elektrosmog« um gut achtzig Prozent reduzieren. Darüber hinaus empfiehlt es sich wirklich, Wohnung und Arbeitsplatz von guten Rutengängerinnen bzw. Rutengängern und Baubiologinnen bzw. Baubiologen gründlich überprüfen zu lassen. Auch wenn es ein paar Hundert Euro kostet – es ist eine Investition in die eigene Gesundheit, die sich unter Umständen vielfach auszahlen kann.

Nur dort, wo eine Vermeidung absolut nicht möglich ist, sollten Entstörmaßnahmen in Betracht gezogen werden. Doch bitte Vorsicht mit all den Wundermittelchen, -matten, -decken und dubiosen Geräten, die hier pauschal angeboten werden. Einen Wohn- oder Arbeitsraum zu entstören ist eine ebenso individuelle Angelegenheit wie eine Therapie. Es gilt hier, alle möglichen Störfelder genauestens zu ermitteln und die für den Einzelfall passenden Maßnahmen zu erarbeiten. Kompetente Fachleute aus den Bereichen Radiästhesie, Baubiologie und Geomantie sind hier notwendig, aber auch das Prüfen aller Maßnahmen mit dem eigenen gesunden Menschenverstand. Eine (sicher unvollständige) Auswahl empfehlenswerter Adressen finden Sie im Anhang.

Als einfache, wenn auch nur eingeschränkt wirksame Selbsthilfemaßnahme kann ich die bereits erwähnten Symbole Erich Körblers empfehlen, mit denen ich in der Praxis gute Erfahrungen gemacht habe. Bei hoher Sensibilität und/oder Belastung durch 50-Hertz-Wechselstrom kann der »Strichcode« (siehe Abbildung Seite 55) verwendet werden, welcher diese Frequenz wesentlich verträglicher macht:

In der Praxis gebe ich den Patienten einige Aufkleber davon mit, die sie unter oder über Steckdosen oder auf den Sicherungskasten kleben können. Maßstabsgetreu vergrößert hilft das Symbol sogar, wenn es in Richtung einer Hochspannungsleitung angebracht wird.

Zum Abschirmen von Hochfrequenzstrahlung empfiehlt Körbler das gleichschenklige Kreuz, das sogar in der Hochfrequenztechnologie entsprechend verwendet wird. Näheres hierzu finden Sie in der bereits erwähnten Zeitschrift »Raum & Zeit« Spezial Nr. 3 (Ehlers Verlag).

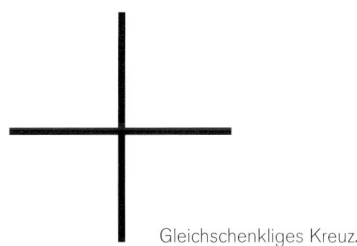

Gleichschenkliges Kreuz.

Zum Abschirmen größerer Flächen empfiehlt sich das »Kreuzmuster« (siehe Abbildung Seite 55), das auch vielfach neben- und übereinander eingesetzt werden kann. Nur dürfen sich die Linien der einzelnen Kreuze dabei nicht berühren.

Wie gesagt, Entstören und Abschirmen ist nur eine Notmaßnahme. Strahlungsfreiheit ist immer das beste. Leider sind die Realitäten heute so, dass wir froh sein können, wenn Entstören und Abschirmen überhaupt noch möglich ist. Sonst heißt es ganz einfach: Umziehen! Nicht allzu selten ist das wirklich die einzige Wahl. In meiner Praxis habe ich inzwischen jede Menge Patientinnen und Patienten, die von Mobilfunk-Sendemasten stark belastet sind. Monatlich werden es mehr. Zum Teil

28 Ausbildungen im Umgang mit diesen Ruten und Messinstrumenten bieten Barbara und Peter Newerla. Infos siehe unter: www.newerla.de.

29 Um die Strahlenbelastung durch Bildschirme zu reduzieren, hat sich nach meinen Erfahrungen das »raysave«-System bewährt. Dieses gibt bei unvermeidbaren Einflüssen Informationen zum Strahlungsfeld hinzu, die es dem Körper erleichtern, mit den betreffenden Strahlen umzugehen und die Folgewirkungen zu verarbeiten. Auch wenn es wie Science-Fiction klingt, in der Praxis konnte ich mehrfach positive Resultate beobachten. Infos hierzu siehe unter www.raysave.ch oder bei Peter Henauer, Bülachstr. 49, CH-8154 Oberglatt, Tel./Fax 01/8903633.

hilft es zwar, oben genannte Symbole in Richtung Sender an die Schlafzimmerwand zu pinnen oder gegen Wasseradern unters Bett zu legen bzw. aufs Laken zu drucken. Man schirmt damit jedoch nicht nur die unerwünschte Komponente der Erdstrahlen ab, sondern auch die, die unserer Gesundheit und Vitalität förderlich sind. Wie schön wäre es daher, wenn all diese Dinge einfach nicht nötig wären …

> **Fazit:** Stellen wir beim Vortest an dieser Stelle eine Strahlenbelastung fest, sollte zuerst ermittelt werden, um welche Art Strahlung es sich handelt. Entsprechend können Abhilfemaßnahmen erörtert werden (Selbsthilfe und/oder professionelle Hilfe). Hier Abhilfe zu schaffen ist in vielen Fällen dringend notwendig, da die Strahlenbelastung sonst möglicherweise zur Therapieblockade wird. Normalerweise hilfreiche Maßnahmen werden bei andauernden Strahleneinflüssen eventuell wirkungslos.

Abschließende Kontrolle

Zum Abschluss der Vortests stelle ich die Kontrollfrage: »Gibt es etwas, das eine genaue Messung stört?« (Abgekürzt: »Etwas, das genaue Messung stört?«) Diese Frage wird offen und aufmerksam in den Raum gestellt, während sich die linke Hand-

> **Mögliche Störfaktoren für genaues Messen sind erfahrungsgemäß:**
> - Metallgegenstände am Körper (Uhren, Schmuck, Gürtelschnallen),
> - in der Hosentasche vergessene Heilsteine,
> - schwächende Kleidungsstücke (oft schwarze Hosen),
> - Handys (oft sogar in ein paar Metern Abstand),
> - Slipeinlagen, unbequeme Schuhe, enger Hosenbund,
> - Haargel, Haarfärbemittel, synthetische Parfüms und Kosmetika,
> - etwas im Raum stört (Temperatur, Geräusche, Geruch, Position …),
> - Patient/Patientin oder Therapeut/Therapeutin haben keine bequeme Haltung, Sitzplatz …,
> - Vortests wurden nicht gründlich genug durchgeführt,
> - Strahlenquellen aller Art (die auf Patient oder Therapeutin wirken)
> - und vieles mehr …

fläche als Messfühler wenige Zentimeter neben der rechten Kopfseite der Testperson befindet. Zeigt die Rute Nein an, kann ich mit meinen weiteren Messungen loslegen. Bei einem Ja gilt es, zuerst herauszufinden, worin die Störung besteht.

Theoretisch kann es alles Mögliche und Unmögliche sein. Aber wenn man alles ablegt, was ich bereits aufgezählt habe, stört in den meisten Fällen sowieso nichts mehr. Falls doch, fragt man eingrenzend ab (Beispiel):

»Ist es etwas, das Frau XY am Körper hat?« – »Ja.«

»Ist es ein Kleidungsstück?« – »Nein.«

»Ist es mit der Haut in Berührung?« – »Ja.«

»Oberhalb des Bauchnabels?« – »Nein.«

»An den Beinen?« – »Nein.«

»Am Becken?« – »Ja.«

In diesem Beispiel war es die Slipeinlage. Die Patientin wurde daraufhin gebeten, diese auf der Toilette abzulegen.

Ein anderes Beispiel:

»Ist es etwas, das Herr XY am Körper trägt?« – »Nein.«

»Ist es etwas in diesem Raum?« – »Ja.«

»Hörbar?« – »Nein.«

»Riechbar?« – »Ja.«

Hier würde ich ganz direkt fragen: »Gibt es hier einen Geruch, den Sie nicht mögen?« – »Ja, die Veilchen auf Ihrem Fensterbrett. Den Geruch habe ich noch nie leiden können!« Dann stelle ich die Veilchen eben hinaus.

Schwieriger wäre es, wenn man hören würde: »Ihre Kleider riechen dermaßen nach dem Waschmittel ›Extrafrisch‹, da wird mir bald übel!« Das gäbe ein echtes Problem. Lieber gleich ein nichtparfümiertes Ökowaschmittel nehmen. Ich verwende zum Beispiel keinerlei Deo, Aftershave oder sonstige Duftstoffe. Spätestens beim ersten »Multiple-Chemikalien-Allergien«-Patienten kann man einpacken. Lieber häufiger waschen und notfalls – wenn's mal heiß hergeht – den Mut haben, etwas verschwitzt zu riechen und das – sobald es geht – mittels Wasser in Ordnung bringen …

Ich denke, bei den meisten Dingen bedarf die Abhilfe hier keiner eingehenden Beschreibung. Man entfernt den Störfaktor einfach. Ist es die Hose, lasse ich sie ausziehen und lege eine Baumwolldecke über die Beine. Ist es zu warm, öffne ich die Fenster usw. – Damit sind die Vortests abgeschlossen. Zum Schluss noch einmal eine kurze Zusammenfassung:

Vortests (Überblick):

Vor den Tests möglicherweise Störendes ablegen.

1. Testplatz überprüfen:

Frage: »Testplatz okay?«

Bei negativer Anzeige Platz wechseln oder Störung beseitigen.

2. Switching:

Frage: »Switching okay?«

Bei negativer Anzeige Switchingkorrektur(en) ausführen.

3. Psychomeridian:

Frage: »Psychomeridian okay?«

Bei negativer Anzeige Heilmittel finden und vorübergehend ausgleichen (eventuell Datieren und Beratungsgespräch).

4. Wassermangel:

Frage: »Genug getrunken?«

Bei negativer Anzeige trinken lassen, gegebenenfalls Trinkgewohnheiten besprechen.

5. Strahlenbelastung:

Frage: »Strahlenbelastung?«

Bei positiver Anzeige (Belastung vorhanden) Art der Strahlung abklären und Abhilfe besprechen.

6. Abschließende Kontrolle:

Frage: »Etwas, das genaue Messung stört?«

Bei positiver Anzeige (Störung vorhanden) die Störung ermitteln und beseitigen.

Nur sorgfältig durchgeführte Vortests und das Auflösen bzw. vorübergehende Ausgleichen beeinträchtigender Störungen (Switching, Psychomeridian) gewährleisten exakte und verlässliche Ergebnisse bei den folgenden Messungen. Bitte achten Sie daher stets darauf, diese Vortests sorgfältig durchzuführen – sowohl an sich selbst als auch an der Testperson. Dann können Sie mit exakten Messungen beginnen.

Wir möchten an dieser Stelle darauf hinweisen, dass es sich bei praktisch angewandtem Wissen immer lohnt, dieses auch praktisch zu erlernen. Es gibt eine Menge guter Bücher über Holzbearbeitung (als Hobby oder professionell). Trotzdem ist je nach Einsatzgebiet oder Zielsetzung ein Kurs oder eine Schreinerlehre sinnvoll, damit man Spaß an guter und sicherer Arbeit hat. Dasselbe gilt für den Umgang mit einer Rute.

Um sich mit der Rute vertraut zu machen, können Sie nach den Vortests beginnen, den Raum nach Störungen abzusuchen. Halten Sie dafür Ihre linke Handfläche etwas neben und vor sich dem Boden zugewandt. Gehen Sie sehr langsam durch den Raum und bleiben Sie mit Ihrer Aufmerksamkeit bei der Idee: »Hier alles okay?« Bereiche mit einer Nein-Anzeige sind – welcher Art auch immer – gestört. Mögliche Störfelder haben wir in den vorangegangenen Kapiteln bereits erörtert. Wenn Sie diese Möglichkeiten genau differenzieren möchten, empfiehlt sich eine Weiterbildung in Radiästhesie und Geomantie. Für unsere Zwecke genügt es an dieser Stelle, einfach zu wissen, ob hier eine Störung vorliegt oder nicht.

Sie werden in den meisten Räumen oder auch auf Freiflächen Punkte, Linien oder Zonen finden, die Störungen aufweisen, sowie andere Bereiche, die störungsfrei sind. Interessant sind hierbei insbesondere Bereiche um Steckdosen, Sicherungskästen, elektrische Geräte, Ecken und Kanten usw. Lassen Sie sich nicht dadurch verunsichern, dass Ihre Ergebnisse nicht immer exakt mit denen einer anderen Person übereinstimmen. Vor allem bei leichteren Störungen oder im Randbereich von Störzonen empfinden wir manchmal etwas als Störung, was andere noch gar nicht tangiert. Oder es kommt vor, dass eine Störung mal da ist und mal nicht. In einem Seminarraum, in dem ich viele Rutenkurse gehalten habe, hatten wir dieses Phänomen. Wir fanden bald heraus, dass auf dem Dach unauffällig eine Satellitenschüssel montiert war. War der Receiver eingeschaltet, hatten wir eine Störung mitten im Raum. War er aus, war die Störung verschwunden.

> Vertrauen Sie daher Ihrer Wahrnehmung und der Zuverlässigkeit Ihrer Rutenanzeige. Jeder Mensch kann mit der Rute arbeiten. Sicherheit und Genauigkeit ist – wie bei jedem »Instrument« – auch hier nur eine Frage der Sorgfalt, Übung und regelmäßigen Praxis.

Begeben Sie sich an einen störungsfreien Platz. Nehmen Sie dort nacheinander verschiedene Lebensmittel in die linke Hand. Halten Sie dabei die Frage im Bewusstsein: »Ist das verträglich für mich bzw. meinen Körper?« Testen Sie durch, was Sie zur Hand haben: eine Packung Milch, Kaffee, Zucker, eine Scheibe Schinken, ein Ei – oder einen Bioapfel, ein Dinkelbrot, eine Gurke aus dem Garten usw. Die zuerst genannten Lebensmittel gehören zu den am häufigsten unverträglichen, die Letzteren zu den meist verträglichen. Dasselbe können Sie natürlich auch mit Schmuckstücken, Edelsteinen, Duschgel oder Ihrem gesamten Hausrat probieren. Werfen Sie aber bitte (außer dem Handy und der Mikrowelle) nicht gleich alles weg, was momentan »unverträglich« testet. Manches kann sich zu einem anderen Zeitpunkt noch ändern.

Messungen an einer Testperson

Der nächste Schritt sind nun die Messungen an einer Testperson. Denken Sie hier unbedingt daran, die Vortests zuerst bei sich selbst und anschließend bei der Testperson durchzuführen. Wenn diese in Ordnung bzw. die entsprechenden Korrekturen durchgeführt sind, gehen Sie langsam mit der linken Handfläche in wenigen Zentimetern Abstand am Körper der Testperson entlang. Halten Sie auch hier wieder die Frage: »Alles okay?« im Bewusstsein.

Meist werden Sie zumindest einen, eventuell mehrere Bereiche finden, an denen die Rute ein Nein anzeigt. Dort befinden sich Störfelder. Oft werden Sie bestätigt bekommen: »Ja, da habe ich Beschwerden« – manchmal aber auch nicht. In letzterem Fall haben Sie eine Störung gefunden, die (noch) keine wahrnehmbaren Symptome verursacht. Das ist gar nicht einmal so selten.

Im feinstofflichen Bereich können Störungen schon lange Zeit vorhanden sein, bevor sie Symptome hervorrufen oder sogar materielle Veränderungen entstehen. Außerdem können sich Störungen symptomatisch an einer ganz anderen Stelle bemerkbar machen.

So verursachen zum Beispiel Erkrankungen am Hüftgelenk oft keine unmittelbaren Schmerzen im Beckenbereich – dafür jedoch Kniebeschwerden. Viele Hüft- oder Beckenproblematiken äußern sich gerne am Knie. Oder Sie finden eine Störung im Bereich der Leber (rechter Rippenbogen). Dort tut aber nichts weh. Dafür gibt es Schmerzen am Rücken zwischen dem rechten Schulterblatt und der Wirbelsäule, denn genau da befindet sich eine wichtige Reflexzone von Leber und Galle. Vielleicht klagt die betreffende Person in diesem Zusammenhang auch nicht über Gallenbeschwerden, sondern über Verstopfung oder Durchfall. Stuhlanomalien haben mindestens ebenso oft mit Leber und Galle zu tun wie mit dem Darm. – Wo immer Sie also ein Störfeld finden, nehmen Sie es zur

Kenntnis, ob ein unmittelbarer symptomatischer Zusammenhang erkennbar ist oder nicht.

Haben Sie ein Störfeld am Körper gefunden, so legen Sie sich die Heilmittel, die Sie zur Verfügung haben, an einen störungsfreien Platz. Mit der Frage im Bewusstsein: »Welches Heilmittel löst diese Störung auf?« streichen Sie mit Ihrer linken Handfläche langsam über Ihre Mittel, egal, ob es sich dabei um homöopathische Einzel- oder Komplexmittel, Schüsslersalze, Bachblüten, pflanzliche Mittel, Tees, Heilsteine, Metalle, farbige Tücher usw. handelt. (Im Kapitel »Therapie«, Seite 116, gibt es hierzu noch einige Anregungen.)

Beziehen Sie ruhig auch Heilmittel in den Test mit ein, bei denen Sie zwischen Beschwerden, Störfeld und dem Mittelbild (den bekannten Wirkungen des Heilmittels) zunächst keinen Zusammenhang sehen. Gerade durch das spezifische Austesten des auf Mensch und Situation »zugeschnittenen« Mittels erleben wir in der Individuellen Therapie immer wieder sonderbar anmutende, aber äußerst wirksame Überraschungen.

So wurden einige Herren schon durch typische »Frauenmittel« wie etwa Alchemilla (Frauenmantel) von ihren Leiden befreit. Glücklicherweise hat mich noch keine Krankenkasse nach einer Erklärung für Verordnungen gefragt, in denen Männer mit Präparaten gegen Menstruations- und Schwangerschaftsbeschwerden behandelt wurden. Die Mittel haben prima gewirkt.

Wenn die Rute beim Abfragen Ihrer Heilmittel nirgendwo ein Ja anzeigt, ändern Sie Ihre Frage folgendermaßen: »Welches zur Verfügung stehende Heilmittel ist hier das beste?« Vielleicht gibt es irgendwo noch etwas besseres, doch es geht darum, mit dem zu helfen, das im Moment zur Verfügung

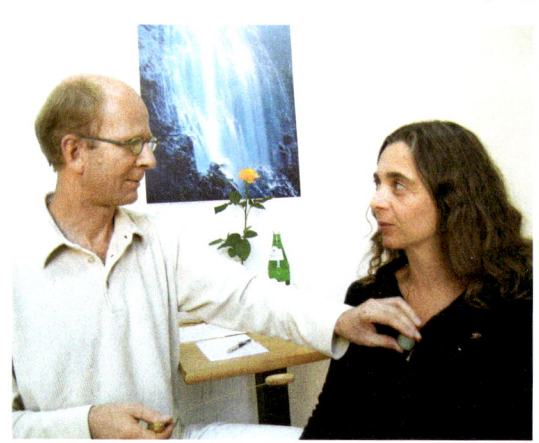

Störfeld und Heilmittel.

steht. Bei dieser abgewandelten Fragestellung werden Sie in den meisten Fällen eine oder mehrere positive Anzeigen bekommen.

Mit den Mitteln, die eine positive Rutenanzeige ergeben, überprüfen Sie, ob die Störung verschwindet. In den meisten Fällen genügt es, die Mittel in die linke Hand der Testperson zu geben und die Störung erneut mit der Rute zu prüfen. Ist sie verschwunden, haben Sie ein passendes Heilmittel für diese Störung gefunden.

Verschwindet die Störung dabei noch nicht, können Sie Ihre Testperson bitten, das Mittel direkt auf das Störfeld zu halten (oder auf andere Störfelder am Körper). Mitunter verschwindet die Störung erst dann (vor allem bei Heilsteinen kann das der Fall sein). Unter Umständen werden zum Auflösen der Störung auch mehrere Mittel zugleich gebraucht. Dann ist es hilfreich, weitere Mittel auszutesten und zur optimalen Kombination die im folgenden Kapitel beschriebene »Resonanzmessung« (Seite 69) einzusetzen. Doch bleiben wir an dieser Stelle noch bei der einfachen Variante.

Gehen wir davon aus, Sie haben ein passendes Heilmittel gefunden. Dieses kann nach den üblichen Dosierungs- oder Verwendungsrichtlinien eingesetzt werden (gemäß der sachkundigen Literatur oder bei Medikamenten der Packungsbeilage).

Sie können mit der Rute auch die individuelle Dosierung des ausgewählten Heilmittels abfragen, was erhebliche Vorteile bietet. Denn sowohl ein Zuwenig als auch ein Zuviel (an Menge und Rhythmus) kann den Behandlungserfolg beeinträchtigen.

Bitte überschreiten Sie im Zweifelsfall die angegebene Höchstdosierung nicht!

Ein Beispiel: Sie haben eine Störung am Oberbauch lokalisiert und Alcea Gentiana Lutea (homöopathische Urtinktur von gelbem Enzian) als Heilmittel gefunden. Hält die Testperson das Mittel in der linken Hand, bringt es die Störung zum Verschwinden. Halten Sie nun die linke Handfläche wenige Zentimeter neben die rechte Kopfseite der Testperson (während diese das Mittel noch in der Hand hält) und fragen:
»Beste Dosierung: 1-mal täglich?« – »Nein.«
»2-mal täglich?« – »Nein.«
»3-mal täglich?« – »Ja.«

»3-mal täglich 1 Tropfen?« – »Nein.«
»3-mal täglich 2 Tropfen?« – »Nein.«
»3-mal täglich 3 Tropfen?« – »Ja.«
»3-mal täglich 3 Tropfen vor dem Essen?« – »Ja.«
Damit wissen Sie, dass Ihre Testperson zur Behandlung der Störung 3-mal täglich 3 Tropfen Gentiana einnehmen soll.

Homöopathische oder pflanzliche Heilmittel werden in der Regel in einem Schluck gutem, stillem Wasser eingenommen, eine halbe bis eine Minute im Mund behalten und erst dann geschluckt. Ob etwas direkt zu den Mahlzeiten gegeben wird oder in einem bestimmten Abstand, richtet sich entweder nach der Art des Mittels (Herstellerangaben) oder kann ebenfalls wie die Dosierung mit der Rute abgefragt werden.

Haben Sie einen Heilstein, eine Farbanwendung (Folie, Farbstrahler, farbiges Tuch) oder eine andere lokal anzuwendende Maßnahme als bestes Heilmittel gefunden, bewegen Sie dieses Mittel mit der linken Hand am Körper entlang. Dabei fragen Sie: »Bester Platz?«, bis eine positive Rutenanzeige (Ja) erfolgt. Mitunter ist der beste Platz direkt auf dem Störfeld, das muss jedoch nicht sein.

Haben Sie den besten Platz (am Körper) für eine lokale Anwendung ermittelt, können Sie anschließend Dauer, Rhythmus und Häufigkeit dieser Anwendung nach demselben Prinzip wie die Dosierung eines Medikaments abfragen.

Während einer Anwendung – zum Beispiel bei einer Farbbestrahlung – können Sie außerdem mit Hilfe der Resonanzmessung (siehe Seite 69) von Zeit zu Zeit prüfen, ob die Anwendung noch not-

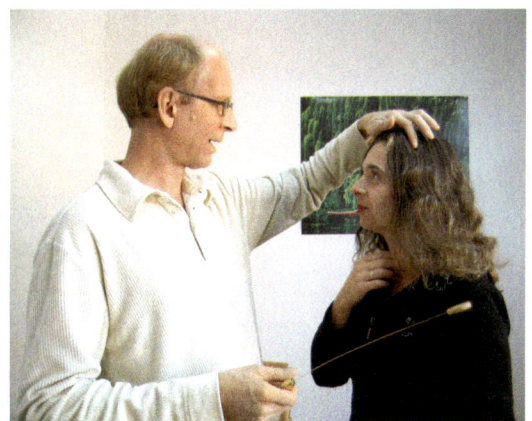

Therapielokalisation.

wendig ist. Sobald die Resonanz erlischt, wird die Anwendung beendet. Doch gehen wir einen Schritt weiter:

> Wenn Sie nicht nur eine, sondern mehrere Störungen am Körper Ihrer Testperson finden, so muss in den meisten Fällen nicht jede Störung einzeln behandelt werden. Fast immer bestehen Wechselwirkungen, Abhängigkeiten und Rangfolgen zwischen diesen Zonen. Diese können Sie durch Therapielokalisation ermitteln.

Lassen Sie Ihre Testperson dazu eine Hand (oder einen Finger, je nach Größe der Zone) auf die Störzone legen und prüfen Sie die anderen. Untergeordnete Störungen (die von der berührten Störzone abhängen) werden dabei »verschwinden«, das heißt keine negative Rutenanzeige mehr auslösen. Auf diese Weise verfahren Sie mit verschiedenen Zonen, bis ihre Testperson die Hand auf einer Zone liegen hat, die mehrere oder sogar alle anderen zum Verschwinden bringt. Diese Zone ist logischerweise eine besonders wichtige, von der andere Störungen abhängen. Wenn tatsächlich alle anderen Störzonen verschwinden, nenne ich die betreffende Zone den »König«. Ähnliches werden wir beim gezielten »Ausmessen der Meridiane und Funktionskreise«, Seite 105, noch einmal vorfinden.

Wenn Sie eine übergeordnete Störung bzw. den »König« herausgefunden haben, ermitteln Sie hierfür mit der Rute die passenden Heilmittel. Überprüfen Sie dann – indem Sie diese Mittel in die Hand geben, auf die Störzone legen bzw. mit Leukosilk aufkleben (oder was sonst angezeigt ist) –, ob alle bzw. zumindest alle abhängigen Störungen verschwinden. Wenn ja, legen Sie die Verordnung (Art der Anwendung, Dosierung usw.) fest bzw. führen diese durch.

> Behandeln Sie die übergeordnete Störung ebenso wie eine einzeln aufgefundene Störung. Wenn Ihre Behandlung oder Verordnung greift, wird nicht nur diese eine Störung verschwinden, sondern auch alle anderen, die von ihr abhängen.

Ist dies nicht der Fall, gibt es zwei Möglichkeiten: Entweder es liegt ein Fehler vor, oder die Störung lässt sich nicht in einem Schritt auflösen, so dass weitere Mittel oder Maßnahmen erforderlich sind. Auch das können wir mit Hilfe der Rute ermitteln.

Um einen Fehler auszuschließen, können Sie zum Beispiel fragen: »Wurde irgendetwas nicht erkannt oder berücksichtigt?« Ergibt die Rutenanzeige hier ein Ja, können Sie Folgendes abfragen:

»Gibt es noch eine übergeordnete Störung?«

»Wurde der König nicht richtig erkannt?«

»Muss die Anwendung/Verordnung korrigiert werden?«

»Gibt es noch ein besseres Heilmittel?«

Weitere Fragen können sich hier auch noch aus der speziellen Situation ergeben. Liegt kein Fehler vor (oder Sie sind sich sowieso über die Richtigkeit der bisherigen Maßnahmen sicher), können Sie folgende Frage stellen:

»Sind noch zusätzliche Mittel oder Maßnahmen notwendig?«

»Wenn ja, welche?«

Dabei können Sie entweder erneut alle vorhandenen Heilmittel durchgehen oder zusätzlich mental weitere Möglichkeiten mit einbeziehen, die Sie vielleicht gerade nicht zur Hand haben. Der Einfachheit halber empfiehlt es sich, zunächst ganze Gebiete zu überprüfen:

»Ist ein Heilstein notwendig?«

»Ein homöopathisches Mittel?«

»Ein Heilkraut?«

»Farbtherapie?«

»Klangtherapie?«

»Eine manuelle Therapie?«

»Eine bestimmte Übung?«

»Etwas, das der/die Betreffende in seinem Leben regeln sollte?«

Den Möglichkeiten sind hier im Grunde keine Grenzen gesetzt. Dort, wo Sie ein Ja bekommen, können Sie mit Fragen weiter ins Detail gehen, bis das richtige Mittel bzw. die richtige Maßnahme gefunden ist. Auch Fragen wie: »Ist das richtige Mittel hier im Haus?«, »Anderswo?« usw. können mitunter eine Hilfe sein.

> Wird eine Verbesserung mit einem guten Resultat erreicht – der Patient bzw. die Patientin fühlt sich besser, die Beschwerden sind verringert, das Allgemeinbefinden (Stimmung, Ausdruck, Vitalität) ist positiv –, ist es oft ratsam, eine Pause einzulegen statt eine Überforderung zu riskieren. Die Regel lautet: An einem guten Punkt hört man auf!

Es ist nicht außergewöhnlich, dass es nach einer Behandlung oder Verordnung noch »weitergeht«. Oft arbeitet man sich von den akuten Beschwerden Schicht um Schicht zu den eigentlich ursächlichen Problemen vor. Da in den meisten Fällen mehrere belastende Einflüsse nach und nach zusammengekommen sind, bevor überhaupt eine

Beschwerde oder Krankheit entstand, müssen wir die Störungen meist auch Schritt für Schritt abtragen.

Je nach Zustand der Patientinnen bzw. Patienten sowie deren Wünschen bezüglich Intensität und Tiefe der Behandlung können mehrere Behandlungsschritte notwendig sein. Schließlich wollen wir die Gesundheit dauerhaft verbessern und keine »Symptomunterdrückungspille« verschreiben. Ebenso kann die Tatsache, dass manche Patienten erst allmählich gestärkt werden müssen, um nach und nach »größere Hürden« vorhandener Belastungen in Angriff nehmen zu können, eine Vorgehensweise in mehreren Schritten zur Folge haben. Die vielen verschiedenen Möglichkeiten, die sich hierbei anbieten, werden im Kapitel »Therapie«, Seite 116, eingehend besprochen.

Zusammenfassung zu den Messungen an einer Testperson:

1. Es werden Störungen am Körper lokalisiert.
2. Bei mehreren Störungen wird die wichtigste ermittelt.
3. Für die Störung werden Heilmittel gefunden und überprüft.
4. Es wird eine Verordnung/Anwendung ermittelt und durchgeführt.
5. Der Effekt wird überprüft.
6. Eventuell werden weitere Schritte festgelegt.
7. Etappenziel ist eine Verbesserung bis zum »guten Punkt«.
8. Langfristiges Ziel ist die dauerhafte Verbesserung der Gesundheit.

Resonanzmessung

Nehmen wir noch eine weitere Technik, die »Resonanzmessung« hinzu. Resonanz wird im Duden mit »Widerhall«, »Mitschwingen«, »Äußerungen und Reaktionen, die durch etwas hervorgerufen worden sind und sich darauf beziehen« sowie »Zustimmung« erklärt. Mit der Resonanzmessung können wir feststellen, ob unsere Testperson mit etwas anderem »in Resonanz geht«, das heißt, ob sie beginnt »mitzuschwingen«, und entsprechend reagiert. Dabei kann es sich um ein Heilmittel, ein Nahrungsmittel, eine möglicherweise im Körper vorhandene Substanz – die vielleicht belastet oder vergiftet – oder sonst irgendetwas handeln.

Ein Mensch, der im Mund zahlreiche Amalgamfüllungen hat, geht mit Quecksilber in Resonanz. Das heißt noch lange nicht, dass ihm das gut

Die Resonanzmessung zeigt, ob jemand mit etwas anderem eine Verbindung eingeht, durch etwas angeregt wird oder darauf reagiert. Sonst nichts! Die Resonanzmessung macht keine Aussage über Verträglichkeit oder Unverträglichkeit.

tut. Die Resonanz besagt aber genauso wenig, dass ihm das schadet. »In Resonanz gehen« bedeutet lediglich, dass etwas Widerhall findet. Das zu wissen kann in der Diagnose und Therapie sehr hilfreich sein. Haben Sie beispielsweise als hilfreiche Maßnahme eine Farbbestrahlung ermittelt, können Sie die Resonanzmessung zur Kontrolle bei der Durchführung verwenden.

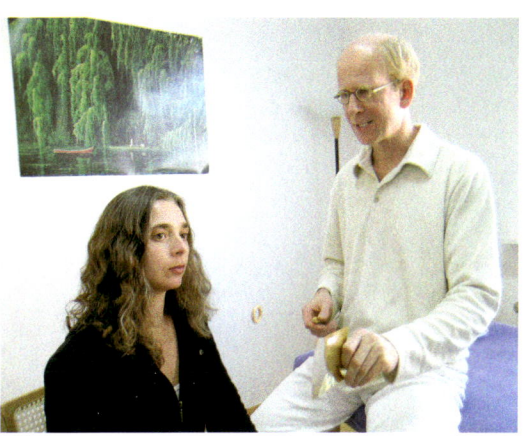

Während Sie zum Beispiel eine Patientin mit dem Farbstrahler an der entsprechenden Stelle bestrahlen, brauchen Sie nur ab und zu die Rute zwischen Farbstrahler und Patientin zu halten, um zu sehen, wie sie sich bewegt. Schwingt die Rute zwischen Strahler und Patientin hin und her, als würde sie beide verbinden, besteht eine Resonanz.

Irgendwann im Verlauf der Farbbestrahlung ändert sich die Bewegungsrichtung der Rute. Nun

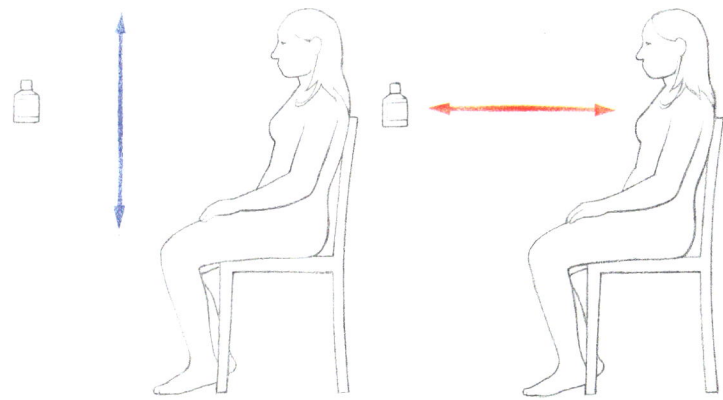

schwingt sie auf und ab, vollzieht also zwischen Strahler und Patientin eine trennende Bewegung. Dies bedeutet, dass keine Resonanz mehr vorhanden ist. Daher wird an dieser Stelle die Bestrahlung beendet.

> Bei der Resonanzmessung bedeutet eine Bewegung, bei der die Rute in der Verbindungslinie zweier »Punkte« hin und her schwingt, dass eine Resonanz vorliegt. Eine Bewegung, bei der die Rute im rechten Winkel zu dieser Verbindungslinie schwingt, hat dagegen eine »trennende« Bedeutung, demzufolge liegt keine Resonanz vor.

Es ist wichtig, hier ganz klar zwischen der Resonanzmessung und der Ja-Nein-Differenzierung zu unterscheiden. Beide haben nichts miteinander zu tun. Es ist etwas völlig anderes, ob wir »verträglich/unverträglich« bzw. »störungsfrei/Störung« testen oder ob wir einfach eine Resonanz überprüfen wollen. Die Resonanzmessung ist ein eigenes Verfahren, das wir in der Diagnose und Therapie zusätzlich verwenden können.

> In der Individuellen Therapie wird die Resonanzmessung auch dazu eingesetzt, ausgewählte Heilmittel zu selektieren. Wenn wir für eine bestimmte Beschwerde oder Störung mehrere Heilmittel gefunden haben, kann es durchaus sein, dass nicht alle gebraucht werden. Häufig macht ein Mittel das andere bereits überflüssig. Insbesondere bei Heilmitteln gilt oft der Grundsatz: Weniger ist mehr!

Mit Hilfe der Resonanzmessung können wir präzise herausfinden, welche der ausgewählten Mittel benötigt werden bzw. welches die beste Kombination ist.

Als Beispiel soll noch einmal das »Störfeld Leber« aufgegriffen werden. Angenommen, es sei der »König«. Wir haben als Heilmittel neben Alcea Gentiana Lutea auch noch die Mariendistel-Urtinktur, den Heilstein Chrysopras, das homöopathische Mittel Chelidonium C12 sowie das Leber-Komplexmittel Carduokatt ermittelt.

- *Jetzt geben wir zum Beispiel Chrysopras in die Hand und testen Carduus Marianus auf Resonanz – Ergebnis: Resonanz vorhanden.*
- *Daraufhin legen wir Carduus Marianus zum Chrysopras in die Hand. Nun wird Alcea Gentiana Lutea auf Resonanz getestet – keine Resonanz. Folglich ist dieses Mittel durch die anderen*

bereits überflüssig geworden. Wir legen es beiseite.
- *Nun testen wir Carduokatt – keine Resonanz. Also ebenfalls beiseite legen.*
- *Nun wird Chelidonium C12 geprüft – Resonanz vorhanden. Chelidonium wird daher zu den anderen in die Hand gegeben.*
- *Jetzt wird der Chrysopras noch einmal herausgenommen und auf Resonanz geprüft, er kann durch Carduus oder Chelidonium überflüssig geworden sein. Gut, er hat noch Resonanz und kommt wieder in die Hand.*
- *Sicherheitshalber nehmen wir auch Carduus noch einmal heraus und prüfen die Resonanz, denn es war vor Chelidonium da und kann durch dieses überflüssig geworden sein. Und siehe da: Carduus hat keine Resonanz mehr und wird folglich beiseite gelegt.*

Von den ursprünglich fünf Mitteln bleiben also nur zwei übrig – Chrysopras und Chelidonium C12. Die anderen drei sind durch diese beiden überflüssig geworden. Höchstwahrscheinlich ist es auch für den Körper einfacher, nur mit diesen beiden Mitteln statt mit allen fünf konfrontiert zu werden. Wie gesagt: Manchmal ist weniger mehr!

Für den Chrysopras finden wir nun den besten Platz am Körper durch die Frage »Bester Platz?«, während wir mit dem Stein in wenigen Zentimetern Abstand über den Körper gehen. Alternativ könnten wir dies auch abfragen (Beispiel):
»Bester Platz vorn am Körper?« – »Nein.«
»Hinten am Körper« – »Ja.«
»Hinten am Rumpf?« – »Ja.«
»Untere Rumpfhälfte?« – »Nein.«
»Obere Rumpfhälfte?« – »Ja.«
»An der Mittellinie?« – »Nein.«
»Rechts von der Mittellinie?« – »Ja.«
Nun brauchen wir nur noch einen kleinen Bereich des Körpers abzufahren, um den besten Platz zu finden. Dort wird der Chrysopras mit einem hautfreundlichen Pflaster aufgeklebt, und wir geben das Chelidonium wieder in die linke Hand.
Derart ausgerüstet, werden die zuvor gefundenen Störzonen erneut überprüft. Wenn gut gearbeitet wurde, sind sie verschwunden. Manchmal bleibt aufgrund der Art des Behandlungsansatzes vielleicht noch eine Störzone übrig, für die wir gemäß dem beschriebenen Verfahren ebenfalls noch ein Heilmittel finden und prüfen. Aber das wäre eher die Ausnahme. Des Weiteren gilt es noch, für den Chrysopras Rhythmus und Dauer der Anwendungen abzufragen (zu welchen Zeiten wie lange) sowie die Dosierung (wie oft welche Menge) für Chelidonium zu ermitteln. Damit wäre die Verordnung komplett.
Ein anderes Beispiel: Wir wollen bei einer Testper-

son überprüfen, ob sie mit einer bestimmten Substanz, die wir zur Verfügung haben, belastet ist. Wir nehmen die Substanz, die wir vermuten (Lösungsmittel, Quecksilber, Kupfer usw.), und halten sie vor die betreffende Person. Dabei halten wir die Rute dazwischen und schauen, ob sie verbindend (Resonanz) oder trennend (keine Resonanz) schwingt. – Wie bereits erwähnt, Resonanz sagt nichts aus über Verträglichkeit!

Gibt es meinetwegen bei Kupfer eine Resonanz, kann das sowohl bedeuten, dass zuviel Kupfer vorhanden ist (Überschuss oder gar Vergiftung), als auch, dass Kupfer fehlt und die »Verbindung« aufgrund eines Bedarfs oder gar eines akuten Mangels angezeigt wird. Um das abzuklären, geben wir das Kupfer in die linke Hand der Testperson und prüfen mit der linken Handfläche an ihrer rechten Kopfseite die Verträglichkeit. Ergibt die Frage: »Verträglich?« eine Nein-Anzeige, so liegt ein Überschuss oder sogar eine Vergiftung vor. Die Therapie bestünde im Ausleiten und eventuell systematischen Entgiften der Substanz. Ergibt die Frage: »Verträglich?« dagegen eine Ja-Anzeige, so handelt es sich um einen Mangel. Dieser könnte durch entsprechende Ernährung oder bestimmte Präparate ausgeglichen werden. Den individuell besten Weg können wir hier natürlich ebenfalls mit der Rute austesten.

Selbstverständlich hantieren wir bei giftigen Materialien im Resonanztest stets mit sicher verpackten Proben (zum Beispiel in verschlossenen Glasgefäßen). Dies tut dem Test keinen Abbruch (Adressen für entsprechende Testsets siehe Anhang).

Ein weiterer hilfreicher Einsatzbereich für die Resonanzmessung ist der Schnelltest, zum Beispiel in Notfällen. Vielleicht hat sich gerade jemand den Fuß verstaucht, und es erscheint nicht angebracht, eine aufwendige Diagnose zu betreiben, oder die Umstände lassen es nicht zu. Es sollte lediglich möglichst flott ermittelt werden, was in meiner Medizintasche die beste Hilfe ist: Arnica homöopathisch? Bach Rescue Remedy? Traumeelsalbe? Oder etwas anderes? Oder mehreres zusammen? In diesem Fall werden die Vortests zügig geprüft und unter Umständen die Schnellkorrekturen ausgeführt. Dann werden die in Frage kommenden Heilmittel eines nach dem anderen auf Resonanz geprüft und verabreicht – fertig!

Es gibt, wie für alles, was ich hier beschreibe, im Grunde noch unendlich viele weitere Einsatz- und Kombinationsmöglichkeiten. Lassen Sie Ihre Fantasie und Kreativität spielen!

Der Grad einer Störung (Vektorenmessung)

Bislang haben wir den Rutentest nur dazu verwendet, festzustellen, ob in einem Bereich eine Störung vorliegt oder nicht. Der nächste Schritt besteht darin, den Grad bzw. die Schwere einer Störung zu differenzieren. Dies wird in der Diagnose und für die Kontrolle des Therapieverlaufs umso wichtiger, je komplexer das Krankheitsgeschehen ist. Die Abstufungen der verschiedenen Schweregrade werden »Vektoren«[30] genannt.

Diese Grade einer Störung lassen sich im Experiment sehr gut mit einfachen Symbolen demonstrieren, deren Wirkung auf unser Kommunikationssystem spezifische Rutenanzeigen nach sich zieht: Bereits wenige Striche, die »längs« (von oben nach unten bzw. geradlinig von uns weg) oder »quer« (den obigen Verlauf kreuzend) verlaufen, haben extrem verschiedene Wirkungen.

Auch ohne Rute empfinden wir längs verlaufende Striche eher als anregend und in Fluss bringend, quer verlaufende dagegen als bremsend und blockierend. Nicht umsonst werden Linien im Straßenverkehr entsprechend eingesetzt. Ebenfalls nicht ohne Grund sagen wir manchmal: »Etwas kommt mir in die Quere« – etwas behindert uns.

Wirkungen einfacher Striche

In seinen Experimenten mit der Einhandrute stellte Erich Körbler bereits sehr früh entsprechende Wechselwirkungen einfacher Bleistiftstriche mit seinem Körperkommunikationsfeld fest. Schon ein mit dem Lineal auf Papier gezeichneter Querstrich ergab verschiedene Rutenausschläge,

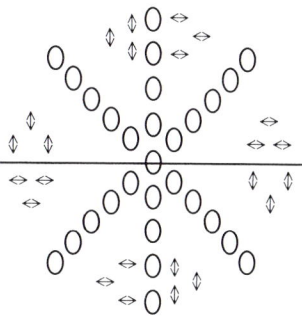

↔ = Ja, ↕ = Nein, 0 = Stillstand der Rutenbewegung (hier gezeichnet nach dem System von R. Strebel, nicht dem von E. Körbler).

30 »Vektoren« sind nach Erich Körbler ein System zur Einteilung von Störungen in verschiedene Schweregrade (Vektoren = in einer Reihe geordnete Größen; von lateinisch *vectus*, »Träger, Fahrer«); vgl. »Raum & Zeit«, Spezial Nr. 3, Ehlers Verlag, Sauerlach 1993.

wenn er einen Finger der linken Hand über bestimmte Bereiche auf und um diesen Strich hielt. Dabei handelte es sich keineswegs um zufällige Bewegungen, sondern um ein regelmäßiges geometrisches Muster aus Ja- und Nein-Bewegungen der Rute sowie Bereichen, in denen die Rute stillstand.

Bei einem Längsstrich waren die Felder der Ja- und Nein-Bewegungen interessanterweise um exakt 90 Grad gedreht (entsprechend dem rechten Winkel zwischen den Strichen):

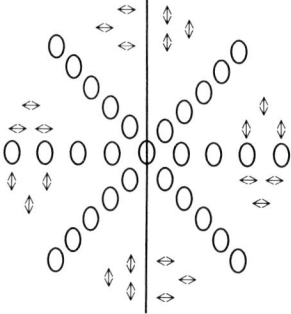

Rutenbewegungen auf einem und um einen Längsstrich (System R. Strebel).

Wirkungen gekreuzter Striche (gleichschenkliges Kreuz)

Daraus können wir schlussfolgern, was wohl bei einem gleichschenkligen Kreuz geschehen wird: Überlagern sich die Felder eines Längs- und Querstrichs, kommen die gegensätzlichen Rutenbewegungen exakt zur Deckung.

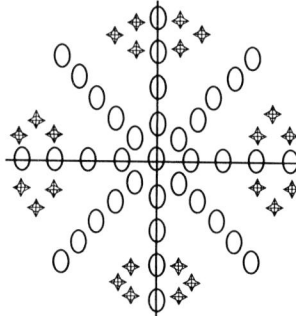

Überlagerung der Rutenbewegungen von Längs- und Querstrich (theoretische Darstellung).

Eine solche Überlagerung müsste folglich dazu führen, dass sich die gegensätzlichen Felder überall gegenseitig auslöschen. Die Einhandrute dürfte also nirgendwo einen Ausschlag zeigen und müsste überall stillstehen. Und genau das ist auch der Fall!

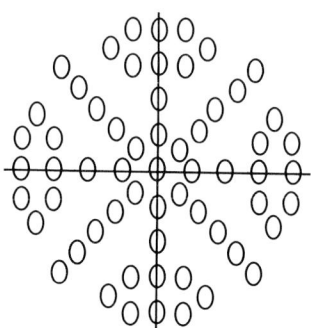

Tatsächliches Resultat der Rutenbewegungen bei einem gleichschenkligen Kreuz: Es gibt keinerlei Rutenausschlag mehr, die Rute steht überall still, da sich die gegensätzlichen Felder von Längs- und Querstrich durch die exakte Überlagerung aufgehoben haben.

Das gleichschenklige Kreuz ist also tatsächlich ein wirksames Schutzsymbol, das Schwingungen neutralisiert und somit abschirmt. Als solches wird es auch in der Hochfrequenztechnologie eingesetzt.

Wirkungen paralleler Striche

Etwas anders ist die Wirkung zweier oder mehrerer paralleler Querstriche auf unser Körperkommunikationsfeld. Hier kommt es nicht zu einer Aufhebung hochfrequenter Schwingungen wie bei rechtwinklig aufeinanderstehenden Strichen (dem gleichschenkligen Kreuz), sondern zu einer Phasenverschiebung der betreffenden Schwingung. Die Schwingung wird also ablenkend verändert.

Dies lässt sich am besten grafisch veranschaulichen. Strahlungen und Schwingungen bestehen aus aufeinander folgenden Wellenbergen und Wellentälern:

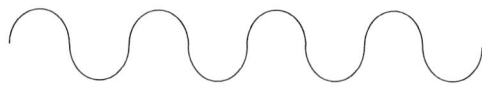

Wellenbewegung von Schwingungen.

Wird eine Schwingung so verändert, dass sich Wellenberg und Wellental etwas verschieben, spricht man von einer »Phasenverschiebung« (mit »Phase« wird der Schwingungszustand einer Welle bezeichnet).

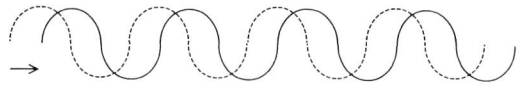

Phasenverschiebung.

Entspricht die Phasenverschiebung exakt einer halben Wellenlänge, so befindet sich der Wellenberg genau dort, wo zuvor das Wellental war, und umgekehrt. Man spricht dann von einer »Schwingungsumkehr«.

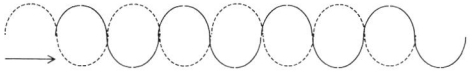

Schwingungsumkehr.

Da eine solche Schwingungsumkehr einer Spiegelung der Schwingung an einer (gedachten) Achse um 180 Grad entspricht, nennt man dies auch eine »Phasenverschiebung um 180 Grad«.

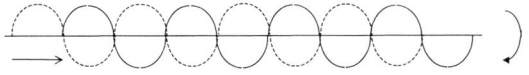

Schwingungsumkehr = Phasenverschiebung um 180 Grad.

Entsprechend lassen sich nun Phasenverschiebungen mit Gradzahlen bezeichnen. Eine Phasenverschiebung um eine ganze Wellenlänge wäre folglich eine Verschiebung um 360 Grad, eine Phasenverschiebung um eine viertel Wellenlänge entsprechend eine Verschiebung um 90 Grad usw.

Parallele Querstriche bringen solche Phasenverschiebungen und damit Veränderungen der Ausgangsschwingung hervor.

Angenommen, die folgende Welle sei jene Schwingung, die an einem störungsfreien Ort auf unseren Zeigefinger einwirkt, den wir über den Mittelpunkt eines einzelnen Querstrichs halten:

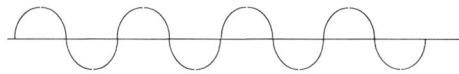

Unveränderte Grundschwingung = Vektor 1.

Diese Grundschwingung hat noch keine Phasenverschiebung erfahren (0 Grad). Dies wird im Zusammenhang mit dem Rutentest »Vektor 1« genannt (der ursprüngliche Ausgangszustand).

Zeichnen wir einen zweiten Querstrich hinzu, wird die Phase der Schwingung um 45 Grad (= eine achtel Wellenlänge) verschoben. Dies entspricht Vektor 2:

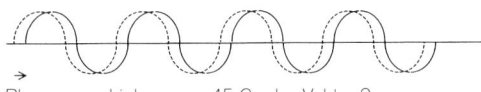

Phasenverschiebung um 45 Grad = Vektor 2.

Bei einem dritten Querstrich entsteht eine Phasenverschiebung um 90 Grad (= eine viertel Wellenlänge), was dem Vektor 3 entspricht.

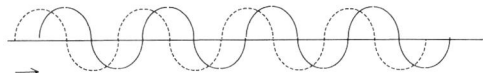

Phasenverschiebung um 90 Grad = Vektor 3.

Entsprechend entsteht bei einem vierten Querstrich eine Phasenverschiebung um 135 Grad (= drei achtel Wellenlänge), was dem Vektor 4 entspricht.

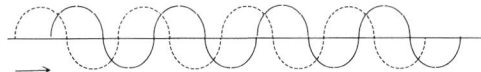

Phasenverschiebung um 135 Grad = Vektor 4.

Bei einem fünften Querstrich ist schließlich die Phasenverschiebung um 180 Grad erreicht (= eine halbe Wellenlänge), was zu einer Schwingungsumkehr führt. Interessanterweise erzielt das Symbol einer engen Sinuskurve denselben Effekt, sie repräsentiert offenbar die Schwingungsumkehr.

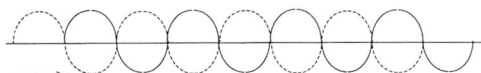

Phasenverschiebung um 180 Grad = Vektor 5.

Die Phasenverschiebungen lassen sich darüber hinaus weiter fortsetzen: Bei sechs Querstrichen ist eine Phasenverschiebung um 225 Grad erreicht (= fünf achtel Wellenlänge), was Vektor 6 entspricht.

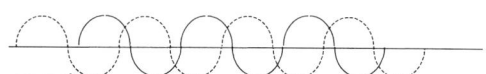

Phasenverschiebung um 225 Grad = Vektor 6.

Sieben Querstriche ergeben eine Phasenverschiebung um 270 Grad (= drei viertel Wellenlänge), was Vektor 7 entspricht.

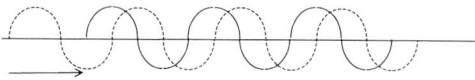

Phasenverschiebung um 270 Grad = Vektor 7.

Acht Querstriche ergeben eine Phasenverschiebung um 315 Grad (= sieben achtel Wellenlänge), was Vektor 8 entspricht.

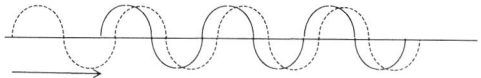

Phasenverschiebung um 315 Grad = Vektor 8.

Neun Querstriche ergeben schließlich eine Phasenverschiebung um 360 Grad (= eine volle Wellenlänge), was Vektor 9 entspricht.

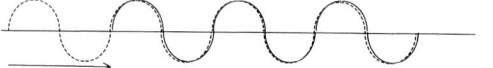

Phasenverschiebung um 360 Grad = Vektor 9.

Bei einer Phasenverschiebung um 360 Grad entspricht die veränderte Schwingung wieder der Ausgangsschwingung. Interessanterweise ist hier jedoch eine Verstärkung zu beobachten – eventuell durch die Überlagerung und Addition mit der Grundschwingung.

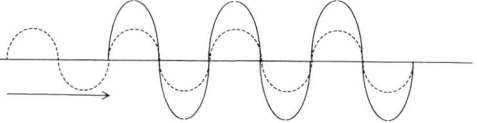

Schwingungsverstärkung bei Vektor 9.

Auf diese Weise lässt sich die Phasenverschiebung Schritt für Schritt auch über 360 Grad hinaus fortführen. Bei Vektor 17 (Verschiebung um zwei volle Wellenlängen = 720 Grad) liegt wieder dieselbe Grundschwingung vor, jedoch mit erneuter Verstärkung, ebenso bei Vektor 25 usw.

> Bei parallelen Querstrichen führt jeder zusätzliche Strich zu einer weiteren Phasenverschiebung um 45 Grad, das heißt einer achtel Wellenlänge. Die betreffende Schwingung wird dabei immer mehr verändert. Bei Verschiebungen um volle Wellenlängen (360 Grad, 720 Grad usw.) ist die Schwingung zwar erneut identisch mit der Ausgangsschwingung, doch tritt dabei jeweils eine Verstärkung ein. Beim Rutentest werden die Phasenverschiebungen gegenüber der Ausgangsschwingung als »Vektoren« bezeichnet. Vektor 1 bezeichnet die unveränderte Ausgangsschwingung, eine Verschiebung um 45 Grad entspricht Vektor 2, eine Verschiebung um 90 Grad Vektor 3 usw. Jede Phasenverschiebung um weitere 45 Grad erhöht den Vektor um den Wert 1.

Die Rutenbewegungen der Vektoren

Die Phasenverschiebungen durch parallele Querstriche rufen bei der Einhandrute spezifische Anzeigen für jeden Vektor hervor. Dies wurde von Körbler folgendermaßen ermittelt: Bei einwandfreier Ausgangslage (bestmögliche Störungsfreiheit in allen Bereichen) hielt er einen Finger der linken Hand wenige Zentimeter über die Mitte der auf Papier gezeichneten Einzel-, Doppel- und Mehrfachstriche. Dabei beobachtete er die Schwingung der Rute in seiner rechten Hand, die je nach Anzahl der Striche eine andere Bewegung zeigte (siehe rechte Seite oben). Diese spezifischen Rutenbewegungen waren immer wieder reproduzierbar. Im Zusammenhang mit Messungen stellte sich heraus, dass die dazugehörigen Rutenbewegungen tatsächlich dem »Grad der Abweichung« verschiedener Störungen entsprechen.

Als ich die Experimente Erich Körblers nachvollziehen wollte, hatte ich – wie bereits erwähnt – ein Schlüsselerlebnis. Ich begann damals, den Querstrich zu vermessen (vgl. Seite 71), nachdem ich das Ergebnis Körblers studiert hatte. Natürlich bekam ich dasselbe Resultat. Anschließend fuhr ich fort, den Längsstrich zu vermessen – ohne zuvor das Körblersche Ergebnis anzuschauen. Der Vergleich im Nachhinein brachte mich zum Verzweifeln: Ich hatte nicht das für den Längsstrich vorgegebene Ergebnis, sondern wieder dasselbe Resultat wie beim Querstrich. Was jetzt? Fehler? Alles Pfuscherei?

Bis mir schließlich dämmerte, dass die »natürlichen«, das heißt unbeabsichtigt von alleine entstehenden Rutenbewegungen bei Körbler und mir offenbar gegensätzlich sind. Wo er für »Ja« oder »okay« eine waagerechte Bewegung erhielt, zeigte die Rute bei mir ein senkrechtes Auf und Ab. Umgekehrt war »Nein« oder »nicht okay« bei mir ein waagerechtes Hin und Her, bei Körbler dagegen ein senkrechtes Auf und Ab (vgl. Seite 51).

Solange ich beabsichtigte, Körblers Rutenbewegungen nachzuvollziehen, erhielt ich dieselben Ausschläge wie er. Sobald ich die Rute allerdings ohne diese Absicht einsetzte, waren meine Rutenbewegungen gegenüber seinen stets um 90 Grad gedreht. Offenbar konnte ich sowohl das »fremde« System übernehmen (mit Absicht), als auch die eigenen, von alleine auftauchenden Bewegungen entstehen lassen.

Mit dieser Erkenntnis machte ich mich wieder ans Werk, um den Querstrich ein zweites Mal zu vermessen. Und siehe da: Nun kamen »meine« Rutenbewegungen, und das Ergebnis war tatsächlich das Gegenteil der Längsstrichmessung (siehe rechte Seite untere Abbildung). Da beschloss ich, zukünftig »meine« Rutenbewegungen einzusetzen Unter dieser Voraussetzung konnte ich die Experimente Erich Körblers allesamt problemlos nachvollziehen.

An dieser Stelle sei noch einmal darauf hingewiesen, dass es besser ist, mit Hilfe der Strichmuster rechts selbst herauszufinden, wie die eigene Rutenbewegung bei den einzelnen Vektoren aussieht, als ungeprüft ein fremdes System zu übernehmen. Zwar klappt das »Übernehmen« in 90 Prozent der Fälle ganz gut, dennoch kann es bei manchen Menschen Probleme geben, wenn zwischen der »Fremdvorgabe« und der »Eigenbewegung« ein Konflikt besteht.

Das Ermitteln der eigenen Vektorenbewegung ist ganz leicht: Kopieren Sie die Strichmuster rechts und legen Sie diese nebeneinander auf einen als »störungsfrei« getesteten Platz. Führen Sie bei sich selbst die Vortests (gegebenenfalls mit notwendigen Korrekturen) durch. Halten Sie dann einen Finger der linken Hand wenige Zentimeter über die Mitte des einzelnen Strichs und beobachten Sie dabei die Rute in ihrer rechten Hand. Sie sehen nun Ihre Rutenbewegung bei Vektor 1, die der Ja-Bewegung entspricht. Halten Sie Ihren Finger dann über die Mitte des doppelten Strichs. Nun sehen Sie die Bewegung von Vektor 2 … Auf diese Weise können Sie Schritt für Schritt die Rutenbewegungen aller Vektoren ermitteln (weitere Tipps hierzu Seite 78).

Wie bereits beschrieben, bewirken diese Striche eine Phasenverschiebung und damit Abwandlung bzw. Veränderung im Energiefluss unseres Körperkommunikationsfelds. Die Rutenbewegungen der einzelnen Vektoren ermöglichen uns, viel genauer zu differenzieren, wie stark eine Störung vom Normalzustand, vom gesunden Ausgangszustand abweicht. Erhalten wir beim Messen einer Störzone zum Beispiel einen Vektor 2, wissen wir, die Abweichung ist nur gering und dürfte einem vitalen, gesunden und seelisch stabilen Menschen eigentlich fast nichts ausmachen. Erhalten wir dagegen den Vektor 5, wissen wir, hier liegt sogar eine Schwingungsumkehr vor, die Störung ist also auf jeden Fall so stark, dass Vorsicht geboten oder eine Korrektur dringend notwendig ist.

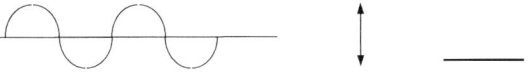

Grundschwingung (»Ja«/»okay«) = Vektor 1 = ein Querstrich.

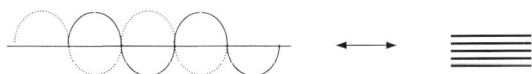

Schwingungsumkehr (»Nein«) = Vektor 5 = fünf Querstriche.

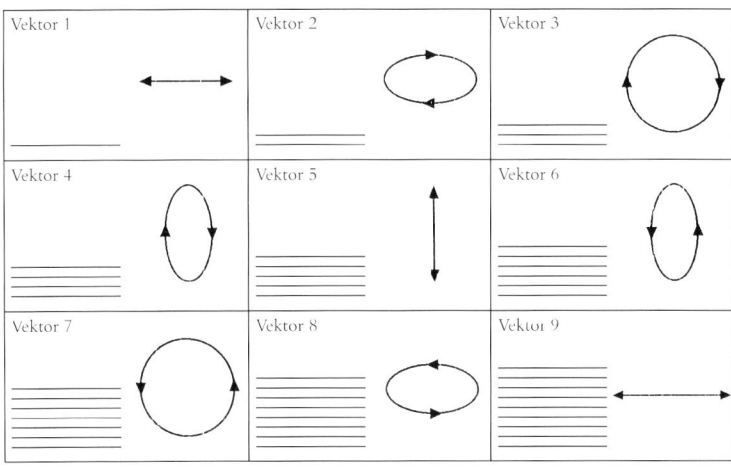

Die Vektoren nach Körbler (Strichmuster und Rutenbewegungen).

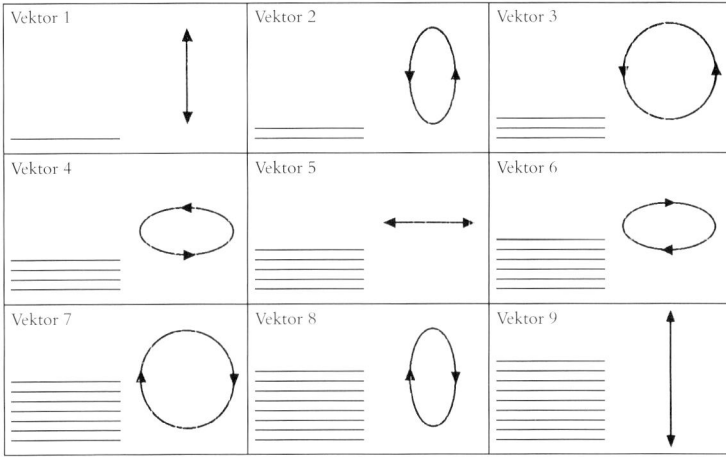

Die Vektoren nach Strebel (Strichmuster und Rutenbewegungen).

Ausgehend von meiner Ja-Bewegung = Vektor 1 (senkrechtes Auf und Ab) und meiner Nein-Bewegung = Vektor 5 (waagerechtes Hin und Her) ist die Rutenbewegungen jedes Vektors eine konsequente Überlagerung dieser Bewegungen, die genau der Phasenverschiebung entspricht:

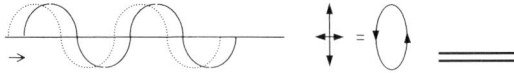

Vektor 2: Die Abweichung ist der Grundschwingung noch näher als der Umkehrschwingung. Zur ursprünglichen Rutenbewegung kommt daher nur eine kleine gegensätzliche Bewegung hinzu: Das Ergebnis ist ein senkrechtes Oval.

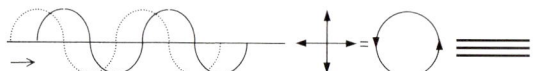

Vektor 3: Die Abweichung liegt genau in der Mitte zwischen Grundschwingung und Umkehrschwingung. Zur ursprünglichen Rutenbewegung kommt daher eine gleich große gegensätzliche Bewegung hinzu: Das Ergebnis ist eine Kreisbewegung.

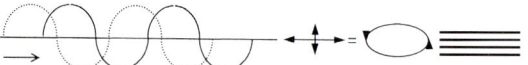

Vektor 4: Die Abweichung ist bereits der Umkehrschwingung näher als der Grundschwingung. Die ursprüngliche Rutenbewegung wird daher kleiner als die gegensätzliche Bewegung: Das Ergebnis ist ein waagerechtes Oval.

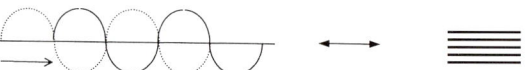

Vektor 5: Die Abweichung ist so stark, dass bereits die Umkehrschwingung entstanden ist. Die ursprüngliche Rutenbewegung ist daher nicht mehr vorhanden, es existiert nur noch die gegensätzliche Bewegung: Das Ergebnis ist daher ein waagerechtes Hin und Her.

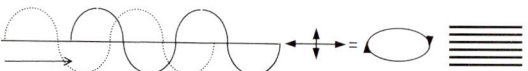

Vektor 6: Die Abweichung geht über die Umkehrschwingung hinaus und nähert sich wieder ein wenig der Grundschwingung. Daher kommt zur Gegenbewegung (Hin und Her) wieder eine kleine ursprüngliche Rutenbewegung (Auf und Ab) hinzu: Das Ergebnis ist ein waagerechtes Oval, im Vergleich zu Vektor 4 jedoch mit entgegengesetzter Richtung.

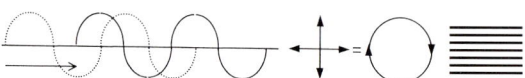

Vektor 7: Die Abweichung liegt erneut genau in der Mitte zwischen Grundschwingung und Umkehrschwingung. Die ursprüngliche Rutenbewegung ist daher wieder gleich groß wie die Gegenbewegung: Das Ergebnis ist eine Kreisbewegung, im Vergleich zu Vektor 3 jedoch mit entgegengesetzter Richtung.

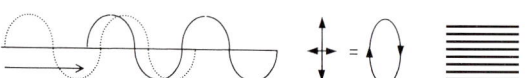

Vektor 8: Die Abweichung nähert sich wieder der Grundschwingung. Die ursprüngliche Rutenbewegung ist daher wieder größer als die Gegenbewegung: Das Ergebnis ist eine senkrechtes Oval, im Vergleich zu Vektor 2 jedoch mit entgegengesetzter Richtung.

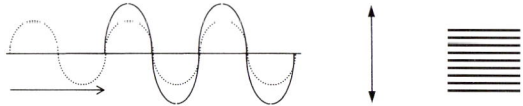

Vektor 9: Schwingung ist wieder gleich Grundschwingung, allerdings verstärkt.

Mit Hilfe der Vektoren können wir sowohl in der Diagnose den »Grad der Abweichung« bzw. die »Schwere« einer Störung beurteilen als auch die Wirksamkeit unserer Therapie überprüfen. Wenn wir allein mit der Ja-Nein-Frage testen, erhalten wir nur die Antwort, dass eine Störung vorliegt bzw. dass unsere Therapie eine Verbesserung bringt. Dank der Vektoren können wir im radiästhetisch-biophysikalischen Befund viel genauer differenzieren und in der Therapie schon vorab erkennen, welche Maßnahme die größte Verbesserung bewirkt.

Zur Ausübung der Individuellen Therapie – sowohl in der therapeutischen Praxis als auch zur persönlichen Gesundheitsvorsorge – sind die Vektoren daher ein sehr hilfreiches Instrument. Es lohnt sich, den Umgang mit der Einhandrute hierfür zu erlernen (Adressen von Rutenkursen finden Sie im Anhang).

Schwingungsumkehr

Bevor wir die Vektoren und Rutenübungen im Einzelnen vertiefen, lohnt es sich, in diesem Zusammenhang noch einmal einen Blick auf die Phänomene »Schwingungsumkehr« und »Verstärkung« zu werfen. Diese haben nämlich auch einen therapeutischen Wert bzw. helfen, die Wirksamkeit vieler Maßnahmen und Therapien zu verstehen.

Eine Schwingungsumkehr kann auch gleichgesetzt werden mit »entgegengesetzter Information«. Führt eine bestimmte Information zum Beispiel zu Entspannung, so bewirkt die entgegengesetzte Information (die umgekehrte Schwingung) eine innere Anspannung. Genau das haben wir bereits bei der Rutenbewegung festgestellt: Während Vektor 1 der Anzeige »Ja« entspricht (senkrechtes Auf und Ab), entspricht Vektor 5, die umgekehrte Schwingung, der Anzeige »Nein« (waagerechtes Hin und Her).

Eine Schwingungsumkehr erhalten wir auch, wenn wir unseren linken Zeigefinger über eine eng gezeichnete Sinuskurve halten. Eine solche enge Sinuskurve ist ein Symbol für »Schwingungsumkehr«.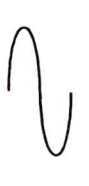

Die Rutenbewegung, die über diesem Symbol entsteht, ist identisch mit dem Vektor 5, der Rutenbewegung über den fünf parallelen Strichen. Nur bei ganz wenigen Menschen ist das nicht so. Sollte das bei Ihnen der Fall sein, setzen Sie den Vektor 5 gleich der Bewegung über den fünf Strichen bzw. der Nein-Bewegung.

Wenn sich eine bestimmte Schwingung und ihre entgegengesetzte, das heißt umgekehrte Schwingung überlagern, neutralisieren sich die beiden. Das wird heute beispielsweise in der Autoindustrie eingesetzt, um Motoren leiser zu machen. Der Motorenlärm wird also nicht einfach nur abgeschirmt, vielmehr erhalten die Motoren (höherer Preisklasse natürlich) ein Gerät hinzu, das genau die entgegengesetzte Schwingung des Motorenlärms produziert. Beide Schwingungen heben sich gegenseitig auf – und schon ist nicht mehr viel zu hören.

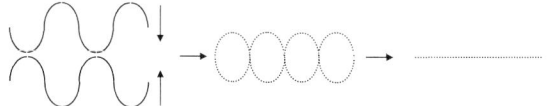

Überlagerung entgegengesetzter Schwingungen führt zu gegenseitiger Auslöschung.

Laut Herrn Körbler lässt sich eine eng gezeichnete Sinuskurve dazu einsetzen, bestimmte Informationen zu neutralisieren.

Das wollte ich ausprobieren – und ziemlich prompt kam eine Wespe und stach mich in die linke Hand. Sofort zeichnete ich mit einem Kugelschreiber eine enge Sinuskurve auf den Stich. Zu meiner Überraschung ließ der Schmerz tatsächlich umgehend nach und die Schwellung ging in kürzester Zeit zurück. Erstaunlich! – Der Haken war lediglich, dass ich diese Sinuskurve eine Woche lang nach fast jedem Händewaschen erneut auf den Stich zeichnen musste, weil die Symptome mit Schmerz, Schwellung und Rötung sofort wieder auftraten, wenn die Kurve nicht mehr richtig da war. Schwingung und Gegenschwingung neutralisierten sich also immer nur so lange, wie die Sinuskurve als Symbol der Schwingungsumkehr da war. Folglich war also nichts wirklich gelöst, sondern nur der Wahrnehmung entzogen. Eigentlich logisch – schließlich verhält es sich im Beispiel des Motorenlärms auch nicht anders.

Nach anfänglichen, experimentellen Versuchen mit ähnlichen Resultaten habe ich diese Strichcodes daher nicht mehr zur Therapie eingesetzt. Zwar funktionierte es scheinbar perfekt: Wenn ich zum Beispiel an einem Meridiantestpunkt die Rutenbewegung für Vektor 4 erhielt, konnte ich dort vier Striche anbringen, und schon zeigte die Rute »Vektor 1 = störungsfrei«. Aber es fühlte sich nicht so an. Ganz im Gegenteil: Die Beobachtungen häuften sich, dass die ursächlichen Störungen wei-

terhin bestanden und durch die Symptomunterdrückung sogar eine Verschlechterung eintrat. Ein befreundeter Arzt hat mir das Jahre später bestätigt – ohne meine Einstellung diesbezüglich zu kennen. Er berichtete über seine Erfahrungen und Experimente mit den Strichcodes in der Behandlung, die ihn zu dem Ergebnis brachten, dass Störungen dadurch nur in tiefere Bereiche verdrängt werden, was sie potenziell gefährlicher macht. Abgesehen davon ist es auch sehr mühsam, die Linien an mehreren Behandlungspunkten zum Teil mehrmals täglich korrekt nachzuziehen. Und sobald sich Grad und Intensität einer Störung ändern, passt es ohnehin nicht mehr.

Verstärkung

Ähnlich wie die Schwingungsumkehr lässt sich auch die Verstärkung des Grundzustands bei Vektor 9 experimentell überprüfen. Sie können das zum Beispiel ausprobieren, wenn Sie sicher ein gesundes Herz, eine gesunde Lunge und auch sonst keine Störung im Brustbereich haben. Wenn Sie sich neun parallele Striche der auf Seite 78 gezeigten Proportion auf die Brust malen, können Sie eine gesteigerte Leistungsfähigkeit, insbesondere von Herz und Kreislauf sowie Lunge und Atmung, feststellen. Aber wehe, es existiert an dieser Stelle ein Problem ... Denn die neun Striche verstärken das *Vorhandene*.

Die Verstärkung ist auch bei den folgenden Vektoren sichtbar. Halten Sie zum Beispiel den linken Zeigefinger über die Mitte von zehn parallelen Strichen, schwingt die Rute wie bei Vektor 8, nur stärker! Bei elf Strichen schwingt sie wie bei Vektor 7, nur stärker, und so weiter. Jede Anzeige hat hier einen deutlich stärkeren Ausschlag. Von neun bis sechzehn Strichen erhalten wir sozusagen die zweite Oktave der Vektorenskala.

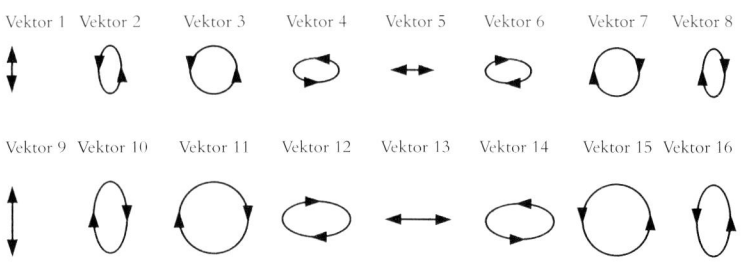

Erste und zweite Oktave der Vektorenskala.

Damit ist es noch nicht zu Ende: Es gibt noch ein paar weitere Oktaven. Bei siebzehn Strichen entspricht die Rutenbewegung wieder Vektor 1 bzw. 9 (nur mit noch ein paar »Rallyestreifen« dazu). Bei achtzehn Strichen ergibt sich wiederum dieselbe Bewegung wie bei Vektor 16 bzw. 2, bei neunzehn Strichen dieselbe Bewegung wie bei Vektor 15 bzw. 3 – usw. Nur eben nochmals deutlich verstärkt.

Stellen wir die Vektoren in Bezug zur Rutenbewegung im Kreis dar, ergibt sich interessanterweise ein von Oktave zu Oktave stets umkehrender Fluss. Bitte fragen Sie uns nicht, warum das so ist. Es ist eben so! Wenn Sie das Schema kennen, können Sie sich die weiteren Oktaven selbst ausrechnen. Man braucht sie aber nur selten, das meiste spielt sich zwischen Vektor 1 und Vektor 8 ab.

Für mich persönlich ist bei Vektor 24 Schluss. Darüber hinaus ist keine vernünftige Differenzierung der Rutenbewegung mehr möglich. Sie bewegt sich ohnehin schon wie ein Flugzeugpropeller (was auf Dauer ziemlich materialermüdend ist). Selbst um zum Beispiel Vektor 11 und 23 zu unterscheiden, muss ich mitunter mental abfragen: »Ist das Vektor 11?«, »Oder Vektor 23?« und mir dazu mit Ja- und Nein-Anzeigen behelfen. Für die Therapie bedeuten die Rutenbewegungen spätestens ab Vektor 10 schlichtweg: Hier brennt es so richtig!

Zusammenfassung: Die Vektoren, die sich in einer spezifischen Rutenbewegung äußern, beziffern die »Schwere« einer Störung oder den »Grad der Abweichung«. Hinzu kommt eine Steigerung der energetischen Intensität, die sich in einer ausladenderen Rutenbewegung ausdrückt. Im allgemeinen arbeiten wir in der Individuellen Therapie mit maximal 24 Vektoren.

Tipps zum Erlernen der Vektorenbewegungen

Es empfiehlt sich, einzelne Zettel mit den verschiedenen Strichmustern in der unten abgebildeten Proportion anzufertigen, die mit ausreichend Abstand

1. Oktave   2. Oktave   3. Oktave

Erste, zweite und dritte Oktave der Vektorenskala.

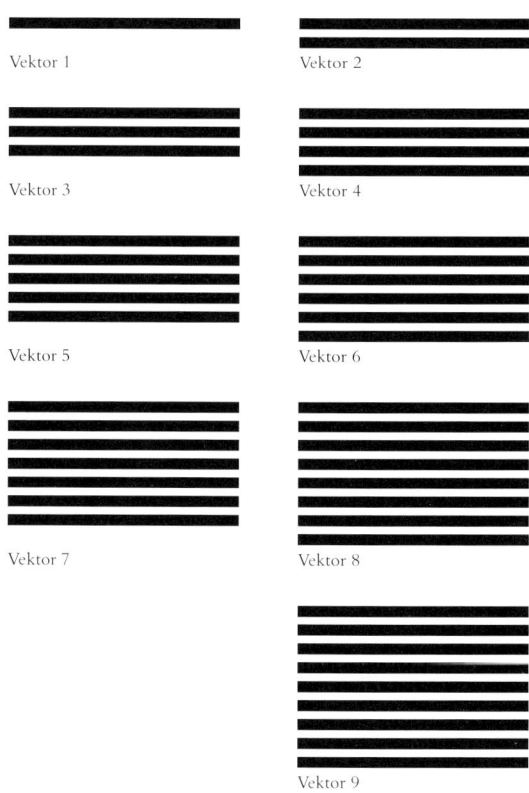

Strichmuster für die Vektorenbewegung.

zueinander an eine Tischkante oder Ähnliches gelegt werden. Der gesamte Platz muss »störungsfrei« testen (inklusive Tisch, Stuhl und Umfeld). Natürlich sollten Sie die Vortests an sich selbst sowie alle nötigen Korrekturen durchführen. Anschließend können Sie loslegen.

Zur Ermittlung der Vektorenbewegung halten Sie den linken Zeigefinger in wenigen Zentimetern Abstand *über die Mitte* der quer vor Ihnen verlaufenden Linien. Beobachten Sie dabei die Bewegung der Rute in Ihrer rechten Hand. Auf diese Weise verfahren Sie mit allen Strichmustern von einer bis acht Linien.

In den allermeisten Fällen ergeben sich auf Anhieb die zu Beginn dieses Kapitels abgebildeten Vektorenbewegungen. Abhängig davon, ob die Ja-Anzeige wie bei mir senkrecht auf und ab schwingt oder wie bei Herrn Körbler waagerecht nach links und rechts, ergeben sich entweder meine oder seine Vektorenanzeigen.

In den wenigen Fällen, in denen es nicht gleich klappt, gilt es, auf Fehlersuche zu gehen:
• Lagen die Strichmuster schräg?
• War der »Sensorfinger« nicht exakt über der Strichmitte?
• Sind die Strichmuster nicht in der richtigen Proportion?
• Vortests nicht korrekt durchgeführt? Im Zweifelsfall wiederholen!
• Kann die testende Person nicht Nein sagen?
• Ist die Unterlage, auf der gearbeitet wird, nicht störungsfrei?
• Gibt es irgendwelche Ablenkungen?

Meist findet sich ein Fehler, nach dessen Beheben das Experiment funktioniert. Wo sich trotz alledem ganz andere Rutenbewegungen einstellen, bleiben zu guter Letzt zwei Alternativen:
1. Die eigenen, spontan auftretenden Rutenbewegungen zu jedem Vektor notieren und prüfen, ob diese Bewegungen reproduzierbar sind und als eigenes System verwendet werden können. Wenn ja, einfach dieses System verwenden.
2. Ansonsten die Rutenbewegungen zu den Vektoren willentlich erzeugen und mit der Absicht, dieses System zu übernehmen, mehrfach üben. Der Körper stellt sich dann wie beim Radfahren oder Erlernen eines Musikinstruments allmählich auf die Rutenbewegungen ein. Sind diese erst einmal eingeprägt, geht's ganz von allein.

Mit den Vektoren haben Sie das ganze Handwerkszeug, das Sie für radiästhetisch-biophysikalische Tests benötigen. Wenn Sie die Vortests sicher beherrschen, mit dem Ermitteln von Störungen im Raum und am Körper vertraut sind, Heilmittel

Vektor 1 störungsfrei (normale Intensität)	Vektor 9 störungsfrei (gesteigerte Intensität)	Vektor 17 störungsfrei (sehr starke Intensität)
Vektor 2 geringe Abweichung (normale Intensität)	Vektor 10 geringe Abweichung (gesteigerte Intensität)	Vektor 18 geringe Abweichung (sehr starke Intensität)
Vektor 3 deutliche Abweichung (normale Intensität)	Vektor 11 deutliche Abweichung (gesteigerte Intensität)	Vektor 19 deutliche Abweichung (sehr starke Intensität)
Vektor 4 starke Abweichung (normale Intensität)	Vektor 12 starke Abweichung (gesteigerte Intensität)	Vektor 20 starke Abweichung (sehr starke Intensität)
Vektor 5 sehr starke Abweichung/ Schwingungsumkehr (normale Intensität)	Vektor 13 sehr starke Abweichung/ Schwingungsumkehr (gesteigerte Intensität)	Vektor 21 sehr starke Abweichung/ Schwingungsumkehr (sehr starke Intensität)
Vektor 6 übermäßige Abweichung (normale Intensität)	Vektor 14 übermäßige Abweichung (gesteigerte Intensität)	Vektor 22 übermäßige Abweichung (sehr starke Intensität)
Vektor 7 extreme Abweichung (normale Intensität)	Vektor 15 extreme Abweichung (gesteigerte Intensität)	Vektor 23 extreme Abweichung (sehr starke Intensität)
Vektor 8 extremste Abweichung (normale Intensität)	Vektor 16 extremste Abweichung (gesteigerte Intensität)	Vektor 24 extremste Abweichung (sehr starke Intensität)

Die Bedeutung der Vektoren 1 bis 24.

austesten und mit der Resonanzprüfung selektieren können, ist die Bahn frei für eine erfolgreiche Arbeit mit der Einhandrute – sowohl zur eigenen Gesundheitsvorsorge und der Ihrer Familie als auch zur Arbeit in der Praxis.

Um die Ursachen bestimmter Störungen tatsächlich verstehen zu können, benötigen wir – neben dem Rutentest – ein gutes Diagnosesystem. Ein System, das uns hilft, die ganzheitlichen Zusammenhänge der verschiedenen Beschwerden und Störungen zu erkennen. Dadurch bekommen unsere Verordnungen und Behandlungen eine zusätzliche Tiefe und Wirksamkeit. Die Chance wird auch für die Patientinnen und Patienten größer, über die aktuelle Verordnung hinaus jene Veränderungen im Leben zu erkennen, die notwendig sind, um eine glücklichere und dauerhaft gesündere Existenz zu erreichen.

Das Meridiansystem

Zur Ursachenfindung bei bestimmten Problemen müssen wir über entsprechende Kenntnisse und Erfahrungen verfügen: Auf eine Frage, die nicht gestellt wird, gibt es selbstredend auch keine Antwort. Ohne also eine grundlegende Orientierung über die Vorgänge in Körper, Seele, Verstand und Geist zu besitzen, bleiben selbst die ausgefeiltesten Testverfahren in ihrer Anwendbarkeit sehr begrenzt.

Es gibt verschiedenste Diagnosesysteme, von der Schulmedizin über spezielle Systeme einzelner Naturheilverfahren (Homöopathie, Steinheilkunde, Irisdiagnose usw.) bis hin zu esoterischen Chakrenlehren u. v. m. Für die Individuelle Therapie war es wichtig, ein umfassendes, bewährtes und ganzheitliches System zu finden, das mehrere Kriterien erfüllen sollte.

Es sollte:
- umfassend sein und möglichst alle Variationen möglicher Erkrankungen erfassen;
- ganzheitlich sein, also alle Ebenen von Körper, Seele, Verstand und Geist integrieren;
- Tiefe besitzen, das heißt Wechselwirkungen zwischen verschiedenen Bereichen darstellen können und Ursache-Wirkungs-Ketten erkennbar machen;
- sich bereits bewährt haben, das heißt längere Zeit in der Praxis geprüft worden sein;
- möglichst einfach, also überschaubar und klar gegliedert sein – und natürlich anwendbar, am bes-

ten leicht mit dem Rutentest und Vektorensystem kombinierbar.

Ein solches Diagnosesystem wurde tatsächlich in den letzten viertausend Jahren entwickelt. Gemeint ist das Meridiansystem der Traditionellen Chinesischen Medizin (TCM). Die chinesischen Ärzte waren Meister der Beobachtung und konnten ein System erschaffen, das praktisch kaum eine Variante im Wandel von Gesundheit und Krankheit auslässt. Eine ganzheitliche Betrachtung, die geistige Ursachen, Lebensumstände, Emotionen und äußere Einflüsse in die Diagnose mit einbezieht, ist dabei selbstverständlich. Zugleich besitzt das System einfache Grundlagen (Yin und Yang, fünf Elemente, zwölf Meridiane usw.), mit denen Wechselwirkungen und ursächliche Zusammenhänge viel klarer formuliert werden können, als es unsere Schulmedizin vermag. Natürlich hat es sich bewährt: Das Meridiansystem der TCM ist über Jahrtausende ausgereift, enorm präzise und differenziert und in Kombination mit dem Rutentest und Vektorensystem leicht anwendbar.

Im Grunde führt jedes innere Erleben, jeder Gedanke, jedes Gefühl und jeder Stoffwechselvorgang zum Verbrauch oder zum Entstehen bestimmter Energiequalitäten. Dadurch bilden sich auf körperlicher Ebene in den Organen, den »Zentren innerer Tätigkeit«, bestimmte Überschüsse

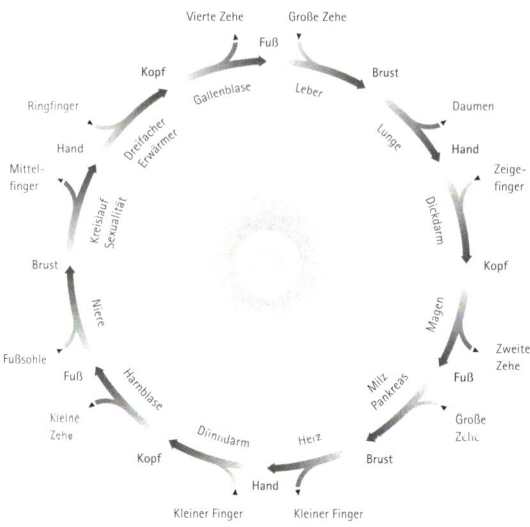

Der Energiekreis der Meridiane.

oder Defizite an spezifischen Energiequalitäten, die dringend eines Ausgleichs bedürfen. Um diesen Ausgleich zu schaffen, entstehen im Körper feine Ionenströme, das heißt, energiegeladene Teilchen beginnen von einem Organ zum nächsten zu wandern, um die Ladungsunterschiede (Überschuss und Mangel) auszugleichen. In zwölf Hauptbahnen und vielen Nebenästen entsteht so ein Energiekreislauf, der unser energetisches Gesamtsystem im Gleichgewicht halten will.

Da wir auch mit unserer Umwelt und der Atmosphäre, in der wir leben, in einer energetischen Verbindung stehen, wandern diese Ströme zusätzlich von den Organen zu Fingern und Zehen oder von den Fingern und Zehen zurück zum Organ. Dort, an Fingern und Zehen, vollzieht sich ein besonderer Ladungsaustausch mit der Umwelt, bei dem Finger und Zehen sozusagen als Antennen wirken. Der Energiekreis unserer Meridiane ist also kein in sich geschlossenes System, sondern durchaus zum Austausch mit der Umgebung fähig.

Im Körper nehmen die Energieströme gemäß den physikalischen Gesetzen den Weg des geringsten Widerstandes. Durch ein Gewebe, einen Knochen oder einen Muskel hindurchzufließen würde die Überwindung eines großen elektrischen Widerstands erfordern, daher strömt die Energie größtenteils entlang dieser Körperstrukturen und nur in geringerem Umfang hindurch. Die Energieströme folgen auf diese Weise den Muskelsträngen, Sehnen, Knochen, Blutgefäßen oder Nerven in festgelegten »Bahnen«, den sogenannten Meridianen. Sie sind im Grunde die »Hauptstraßen« unseres Energiesystems und damit zugleich sehr wichtige Kanäle unseres Kommunikationsfeldes.

Schon in einem sehr frühen Stadium einer Störung – lange bevor wir diese als Beschwerde auf körperlicher oder seelischer Ebene mitgeteilt bekommen – verändert sich der Energiefluss im damit verbundenen Meridian. Diese Veränderung können wir mit der Einhandrute sichtbar machen und dank den Vektoren differenziert darstellen. Auf diese Weise lassen sich Krankheiten tatsächlich im Vorfeld erkennen und vorbeugend behandeln.

Gesundheit wird in der TCM gleichgesetzt mit permanenter Wandlung in ausgeglichenem Maß. Ein gutes Bild dafür ist ein Fluss, der mit angenehmer Strömung und beständigem, nur leicht schwankendem Wasserstand dahinfließt. Solange er frei fließen kann, ist der Fluss in Harmonie. Wird der Fluss jedoch an seinem Unterlauf unterbro-

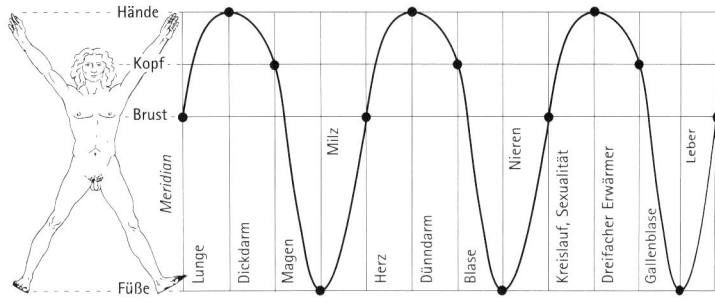

Der Energiefluss der Meridiane.

chen, bildet sich ein Stau. Der Fluss schwillt an und kommt möglicherweise sogar zum Stillstand. Wird dagegen der Oberlauf des Flusses unterbrochen, schwindet das Wasser im Flussbett, eventuell trocknet der Fluss sogar ganz aus. Ebenfalls ein Stillstand.

Leben wird in der chinesischen Philosophie immer mit Wandlung gleichgesetzt, Stillstand mit Tod.

Ein harmonisches Leben ist daher gleichzusetzen mit einem Zustand im Gleichgewicht, ein Zustand, der sich durchaus beständig wandelt, doch nicht in die Extreme geht. In solch einem Zustand sind wir gesund und bleiben »im Fluss«. Dort, wo sich etwas staut, wird es zu viel – es entsteht ein Überschuss. Die Harmonie gerät aus den Fugen wie ein Fluss bei einer Überschwemmung. Dieser Zustand wird »Fülle« oder »Überenergie« genannt und manchmal auch als »Yang« bezeichnet. Dort, wo Energie fehlt, entsteht dagegen ein Mangel, eine »Leere« oder »Unterenergie«, manchmal auch »Yin« genannt.

Fülle oder Überenergie = Yang
Leere oder Unterenergie = Yin

Entsprechend verhält es sich auch in unseren Energiebahnen, den Meridianen. »Gesund, ausgeglichen« lautet das Testergebnis eines Meridians, wenn sein Energieniveau im Gleichgewicht ist. Energiefülle oder Energiemangel bringen ihn aus diesem Gleichgewicht, das heißt, eine Störung, eine Abweichung vom Idealzustand liegt vor. Geringfügige Störungen bleiben weitgehend ohne Folgen, doch je stärker eine Störung wird, desto mehr beeinträchtigt sie unser Wohlbefinden, unsere Gemütsstimmung und schließlich auch unsere körperliche Gesundheit. Dabei bringen Fülle und Leere-Zustände jeweils ihre eigenen Empfindungen und Symptome mit sich:

In der Individuellen Therapie können wir zusätzlich den Grad der Störung (Vektor) eines jeden Meridians an bestimmten Testpunkten mit der Rute abfragen. Wir überprüfen dabei die zwölf Hauptmeridiane der TCM, die jeweils paarig auftreten, das heißt spiegelbildlich an der rechten und linken Körperseite verlaufen. Hinzu kommen acht weitere Funktionskreise (siehe Seite 98). Die Position der Testpunkte und die Vorgehensweise beim Austesten sind auf Seite 105ff. beschrieben. Zuvor sollten wir uns allerdings mit den Meridianen selbst vertraut machen, damit wir wissen, was wir überhaupt messen. Im Folgenden werden die zwölf Meridiane mit den zugehörigen Organen, Körperfunktionen, Emotionen und weiteren Entsprechungen genannt sowie deren energetische Zusammenhänge und Wechselwirkungen. Oft sind diese Zusammenhänge hilfreich, um Ursache und Entwicklung eines Krankheitsgeschehens verstehen zu können.

Selbstredend können wir im Rahmen dieses Buches keine vollständige Darstellung der Traditionellen Chinesischen Medizin bieten. Wer tiefer in das Thema einsteigen möchte, kann dies mit Hilfe der Literatur im Anhang oder besser noch mit einer TCM-Ausbildung tun. Für die Individuelle Therapie genügen zunächst die nachstehend genannten Zuordnungen, die im Rahmen des radiästhetisch-biophysikalischen Befunds oft schon entscheidende Aha-Erlebnisse für Patientin bzw. Patient wie Therapeutin bzw. Therapeut bieten.

Die Meridiane im Überblick

Die zwölf Hauptmeridiane bilden sechs Meridianpaare, die wiederum den fünf Elementen der chinesischen Philosophie zugeordnet werden (dem Element Feuer sind dabei zwei Meridianpaare zugeordnet). Zwischen den beiden Meridianen eines Meridianpaars besteht eine besonders enge Verbindung. Sie »helfen sich gegenseitig aus«, wenn Störungen auftreten, weshalb oft beide beeinträchtigt sind, wenn andauernde Probleme bestehen. In einem Meridianpaar hat jeweils ein Meridian Verbindung zu einem Hohlorgan, der andere zu einem Speicherorgan. Der mit dem Hohlorgan verbundene Meridian wird dabei auch als Yang-Meridian

bezeichnet, der mit dem Speicherorgan verbundene Meridian entsprechend als Yin-Meridian.

Yin und Yang sind in der chinesischen Medizin und Philosophie die Begriffe für Gegensätze aller Art: dunkel und hell, kalt und warm, unten und oben, innen und außen, zusammenziehend und ausdehnend usw. Und so wie etwas Dunkles (Yin) durchaus einmal warm (Yang) sein kann, so kann umgekehrt auch etwas Helles (Yang) einmal kalt sein (Yin). Aus der unterschiedlichen Kombination dieser Gegensätze entsteht die Vielfalt des Lebens. – Daher: Setzen Sie nicht einfach alles gleich, was Yin oder Yang ist. Und trennen Sie immer die grundsätzliche Yin- oder Yang-Bezeichnung eines Meridians von der Aussage über seine Fülle oder Leere.

Lungenmeridian (LU)
(Speicherorgan, Metall Yin)

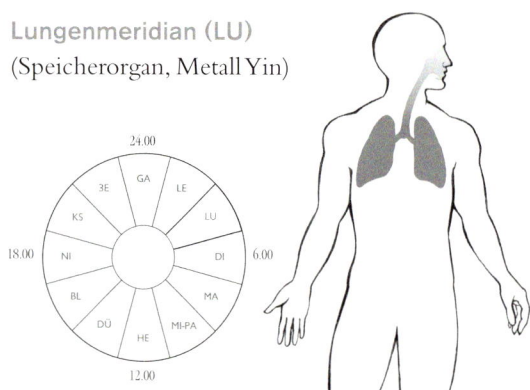

Meridianverlauf: Anfangspunkt Körperoberfläche (LU 1): ein Daumenbreit unterhalb des Schlüsselbeins, zwischen Schultergelenk und 1. Rippe

Endpunkt Körperoberfläche (LU 11): radialer (den anderen Fingern abgewandter) Nagelwinkel des Daumens. Dies ist der Testpunkt für diesen Meridian.

Partnermeridian: Dickdarm (Metall Yang)

Organe: Lunge und sämtliche Organe des Atemtraktes, wie Nase, Rachen, Kehle, Bronchien; außerdem die Haut

Farbe: Weiß

Sinneswahrnehmung: Riechen

Geschmack: Scharf

Lebensphase: Ernte

Jahreszeit: Herbst

Klimafaktor: Trockenheit

Belastende Emotionen: Traurigkeit, Depression (nach TCM); Verachtung, Hohn, Spott, Geringschätzung, Hochmut, falscher Stolz, Intoleranz, Vorurteile, chronischer Kummer, Depression, Trauer, Sehnsucht, Reue (nach Diamond 1987)

Stärkende Emotionen: Bewusstheit, Toleranz, Demut, Bescheidenheit

Stärkende Affirmationen: Ich bin tolerant; ich bin bescheiden; ich bin demütig usw.

Alarmpunkt: LU 1, Anfangspunkt des Lungenmeridians, siehe oben (auch als Testpunkt einsetzbar)

Zustimmungspunkt: BL 13, eineinhalb Daumenbreit neben dem Unterrand des Dornfortsatzes des 3. Brustwirbels (auch als Testpunkt einsetzbar)

Maximalzeit (Organuhr): 3 bis 5 Uhr

Zähne: 15, 14, 24, 25 (Vormahlzähne des Oberkiefers)

37, 36, 46, 47 (Mahlzähne des Unterkiefers)

Beziehung: Bezug zum leiblichen Vater

Öffnung: Öffnet sich in die Nase

Sonstiges: Überenergie: Realitätsverlust, Täuschen

Harmonic: Kreativität, Austausch

Unterenergie: Traurigkeit, Resignation

Sinus: Sinus ethmoidalis, das mit Schleimhaut ausgekleidete Hohlraumsystem des Siebbeins (das Siebbein ist luftgefüllt, die Hohlräume münden in den mittleren und oberen Nasengang)

Lymphgebiet: Tuba auditiva (Eustachio-Röhre, Belüftungskanal vom Rachenraum zum Mittelohr)

Dickdarmmeridian (DI)

(Hohlorgan, Metall Yang)

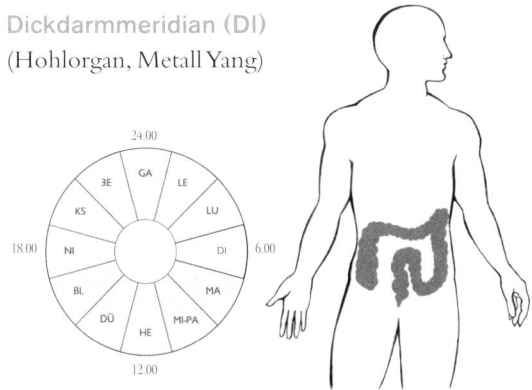

Meridianverlauf: Anfangspunkt Körperoberfläche (DI 1): radialer (zum Daumen weisender) Nagelwinkel des Zeigefingers. Dies ist zugleich der Testpunkt.

Endpunkt Körperoberfläche (DI 20): eine halbe Daumenbreite neben der breitesten Stelle der Nasenflügel

Partnermeridian: Lunge (Metall Yin)

Organe: Dickdarm inklusive Mastdarm (die Schließmuskelfunktion gehört jedoch zum Nierenmeridian), Nase, Nasennebenhöhlen, Haut

Farbe: Weiß

Sinneswahrnehmung: Riechen

Geschmack: Scharf

Lebensphase: Ernte

Jahreszeit: Herbst

Klimafaktor: Trockenheit

Belastende Emotionen: Traurigkeit, Depression (nach TCM); Schuldgefühl, Bedauern, Dogmatismus, Kritiksucht, Perfektionismus, übermäßige Kontrolle, Gleichgültigkeit, Besitzergreifen, Überlebensangst, Unbarmherzigkeit, Apathie (nach Diamond 1987)

Stärkende Emotionen: Selbstwert, Loslassen, im Reinen sein, die Leichtigkeit des Seins

Stärkende Affirmationen: Ich bin von Grund auf rein und gut; ich bin es wert, geliebt zu werden usw.

Alarmpunkt: MA 25, zwei Daumenbreit neben dem Nabel (auch als Testpunkt einsetzbar)

Zustimmungspunkt: BL 25, eineinhalb Daumenbreit neben dem Unterrand des Dornfortsatzes des 4. Lendenwirbels (auch als Testpunkt einsetzbar)

Maximalzeit (Organuhr): 5 bis 7 Uhr

Zähne: 15, 14, 24, 25 (Vormahlzähne des Oberkiefers)

37, 36, 46, 47 (Mahlzähne des Unterkiefers)

Beziehung: Bezug zum leiblichen Vater

Öffnung: Öffnet sich in die Nase

Sonstiges: Überenergie: Realitätsverlust, Täuschen

Harmonie: Kreativität, Austausch

Unterenergie: Traurigkeit, Resignation

Sinus: Sinus ethmoidalis, das mit Schleimhaut ausgekleidete Hohlraumsystem des Siebbeins (das Siebbein ist luftgefüllt, die Hohlräume münden in den mittleren und oberen Nasengang)

Lymphgebiet: Tuba auditiva (Eustachio-Röhre, Belüftungskanal vom Rachenraum zum Mittelohr)

Magenmeridian (MA)

(Hohlorgan, Erde Yang)

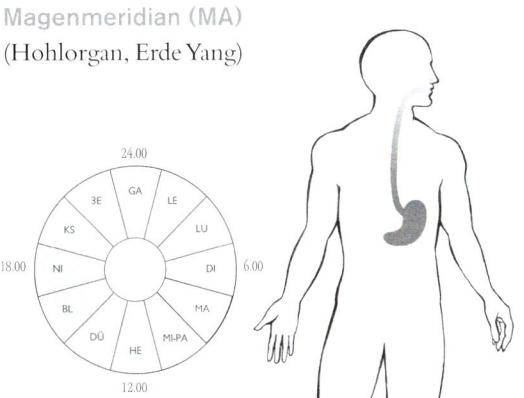

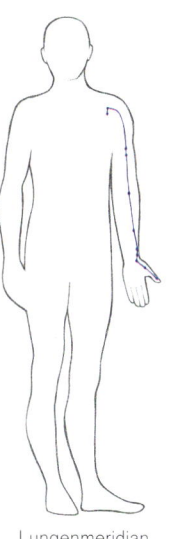

Lungenmeridian

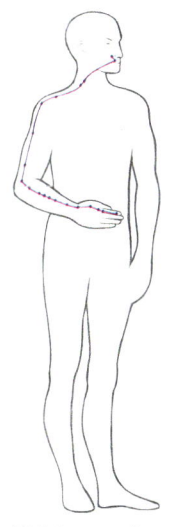

Dickdarmmeridian

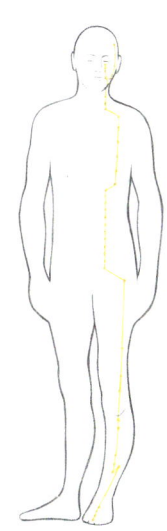

Magenmeridian

Meridianverlauf: Anfangspunkt Körperoberfläche (MA 1): zwischen Augapfel und der Mitte des Augenhöhlen-Unterrands

Endpunkt Körperoberfläche (MA 45): lateraler (zum 3. Zeh weisender) Nagelwinkel des 2. Zehs (Testpunkt)

Partnermeridian: Milz-Pankreas (Erde Yin)

Organe: Magen, Speiseröhre, Bindegewebe

Farbe: Gelb

Sinneswahrnehmung: Geschmack

Geschmack: Süß

Lebensphase: Wandlung

Jahreszeit: Spätsommer

Klimafaktor: Feuchtigkeit

Belastende Emotionen: Besorgnis, Grübeln (nach TCM); Ekel, Enttäuschung, Bitterkeit, Leere, Gier, Entbehrung, Übelkeit, Hunger, Ablehnung, Kritik, Enttäuschung, Mangel an Sicherheit, Hass, Überlastung, Mitleid, Besessenheit, Machtlosigkeit, Zweifel, Unzuverlässigkeit (nach Diamond 1987)

Stärkende Emotionen: Zufriedenheit, Gelassenheit, Ja sagen zum Leben

Stärkende Affirmationen: Ich bin zufrieden; ich bin gelassen; ich bin ruhig usw.

Alarmpunkt: DG 12 (Zentral- oder Dienergefäß 12), genau die Mitte zwischen unterem Brustbeinende und Bauchnabel (auch als Testpunkt einsetzbar)

Zustimmungspunkt: BL 21, eineinhalb Daumenbreit neben dem Unterrand des Dornfortsatzes des 12. Brustwirbels (auch als Testpunkt einsetzbar)

Maximalzeit (Organuhr): 7 bis 9 Uhr

Zähne: 17, 16, 26, 27 (Mahlzähne des Oberkiefers) 35, 34, 44, 45 (Vormahlzähne des Unterkiefers)

Beziehung: Bezug zur leiblichen Mutter

Öffnung: Öffnet sich in den Mund

Sonstiges: Überenergie: Versponnenheit, Fanatismus
Harmonie: Denken, Planen
Unterenergie: Grübeln, Befürchtung

Sinus: Sinus maxillaris (Nasennebenhöhle im Oberkiefer)

Lymphgebiet: Larynx (Kehlkopf)

Milz-Pankreasmeridian (MP)
(Speicherorgan, Erde Yin)

Meridianverlauf: Anfangspunkt Körperoberfläche (MP 1): medialer (innerer, zum anderen Fuß weisender) Nagelwinkel der Großzehe (Testpunkt)

Endpunkt Körperoberfläche (MP 21): mittlere Achsillarlinie, 6. Intercostalraum (Rippenzwischen-

raum), das heißt von der Mitte der Achselhöhle senkrecht nach unten zwischen der 6. und 7. Rippe (Anhaltspunkt: die Brustwarze liegt in der Regel zwischen der 4. und 5. Rippe)

Partnermeridian: Magen (Erde Yang)

Organe: Milz, Bauchspeicheldrüse, Bindegewebe

Farbe: Gelb

Sinneswahrnehmung: Geschmack

Geschmack: Süß

Lebensphase: Wandlung

Jahreszeit: Spätsommer

Klimafaktor: Feuchtigkeit

Belastende Emotionen: Besorgnis, Grübeln (nach TCM); konkrete Zukunftsängste, niederes Selbstwertgefühl, Ablehnung, Überbesorgnis, Neid, leben durch andere (Verantwortung abgeben, sich an andere klammern usw.), Freudlosigkeit, Ungeduld (nach Diamond 1987)

Stärkende Emotionen: Vertrauen in die Zukunft, Anerkennung, Einfühlen, Glauben, Vertrauen, Sicherheit

Stärkende Affirmationen: Ich glaube und vertraue auf meine Zukunft; ich fühle mich sicher; meine Zukunft ist sicher usw.

Alarmpunkt: LE 13, am freien Ende der 11. Rippe (auch als Testpunkt einsetzbar)

Zustimmungspunkt: BL 20, eineinhalb Daumenbreit neben dem Unterrand des Dornfortsatzes des 11. Brustwirbels

Maximalzeit (Organuhr): 9 bis 11 Uhr

Zähne: 17, 16, 26, 27 (Mahlzähne des Oberkiefers) 35, 34, 44, 45 (Vormahlzähne des Unterkiefers)

Beziehung: Bezug zur leiblichen Mutter

Öffnung: Öffnet sich in den Mund

Sonstiges: Überenergie: Versponnenheit, Fanatismus
Harmonie: Denken, Planen
Unterenergie: Grübeln, Befürchtung

Sinus: Sinus maxillaris (Nasennebenhöhle im Oberkiefer)

Lymphgebiet: Larynx (Kehlkopf)

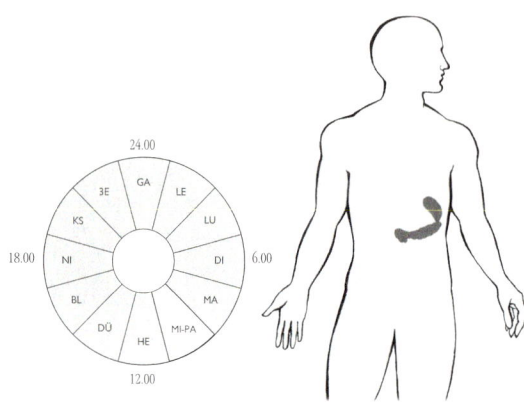

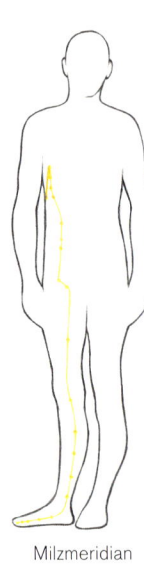

Milzmeridian

Herzmeridian (HE)
(Speicherorgan, Feuer Yin)

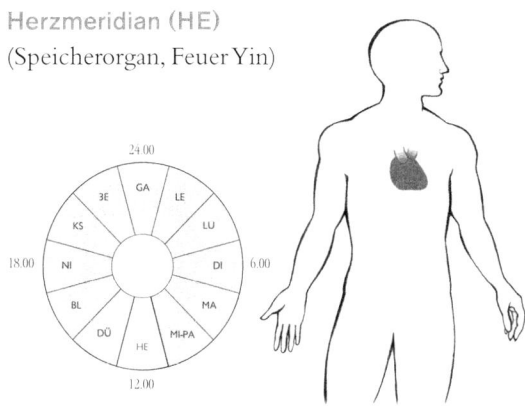

Meridianverlauf: Anfangspunkt Körperoberfläche (HE 1): in der Mitte der Achselhöhle, medial der Arteria Axillaris (innerhalb der Achselschlagader)

Endpunkt Körperoberfläche (HE 9): radialer (zum Ringfinger weisender) Nagelwinkel des kleinen Fingers (Testpunkt)

Partnermeridian: Dünndarm (Feuer Yang)

Organe: Herz, Blutgefäße, Blutfluss. Aus der Sicht der TCM ist das Herz Sitz des Bewusstseins, der Gefühle, des Denkens und des Gedächtnisses. Auch der Schlaf wird von hier gesteuert. Dies ist insofern nachvollziehbar, als das Herz der »Rhythmusgeber« des Körpers und damit auch des geistigen Wesens in Verbindung mit seinem Körper ist. Einen Bezug zum Nervensystem lässt sich feststellen.

Farbe: Rot

Geschmack: Bitter

Lebensphase: Wachstum

Jahreszeit: Sommer

Klimafaktor: Hitze

Belastende Emotionen: Freude (übermäßige oder deren Abwesenheit), Erregung (nach TCM); Angst vor Freude, Hartherzigkeit, Geldgier, Machtgier, Verschlossenheit, Ärger, Zorn, Unversöhnlichkeit, betrogen und verlassen werden, etwas »nicht verdient« haben (nach Diamond 1987)

Stärkende Emotionen: Vergebung, Liebe, Selbstachtung

Stärkende Affirmationen: Ich liebe, ich verzeihe, mein Herz ist versöhnlich gestimmt (nach Diamond 1987). Aber auch: Ich kann andere so sein lassen, wie sie sind; ich kann die Dinge so sein lassen, wie sie sind usw.

Alarmpunkt: DG 14 (Zentral- oder Dienergefäß 14, auch »Ren Mai« genannt) an der Spitze des Processus Xyphoideus (der vom unteren Brustbeinende nach unten ragende »Schwertfortsatz«). Auch als Testpunkt einsetzbar.

Zustimmungspunkt: BL 15, eineinhalb Daumenbreit lateral (außerhalb) des Unterrandes des Dornfortsatzes des 5. Brustwirbels

Maximalzeit (Organuhr): 11 bis 13 Uhr

Zähne: 18, 28 (Weisheitszähne des Oberkiefers) 38, 48 (Weisheitszähne des Unterkiefers)

Öffnung: Öffnet sich in die Zunge

Sonstiges: Überenergie: Sinnesfreude, Sich-Aufdrängen

Harmonie: Freudigkeit, Empfindungsfülle

Unterenergie: Vergeudet-Sein, Stumpfheit

Sinus: Mittelohr, Mastoid (der hohlraumdurchzogene, vorgewölbte Knochen hinter dem Ohr; mancher Naturheilkundige nimmt von hier aus Einfluss auf das Mittelohr, zum Beispiel bei einer Entzündung mit einem Cantharidenpflaster)

Lymphgebiet: Tonsilla lingualis (Zungengrundmandel)

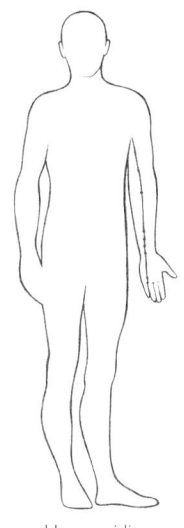

Herzmeridian

Dünndarmmeridian (DÜ)
(Hohlorgan, Feuer Yang)

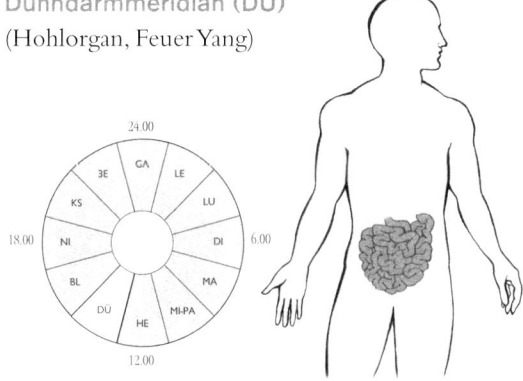

Meridianverlauf: Anfangspunkt Körperoberfläche (DÜ 1): ulnarer (weg von den anderen Fingern weisender) Nagelwinkel des kleinen Fingers (Testpunkt)

Endpunkt Körperoberfläche (DÜ 19): vor dem Tragus (Knorpelvorsprung der Ohrmuschel) findet sich eine kleine Vertiefung, die bei leichtem Öffnen des Mundes deutlicher wird. Hier ist der Akupunkturpunkt DÜ 19, wegen seiner guten Wirkung auf Hörstörungen auch »Hörpalast« genannt.

Partnermeridian: Herz (Feuer Yin)

Organe: Duodenum (Zwölffingerdarm), Jejunum (Leerdarm), Ileum (Krummdarm), Blutgefäße, Gehirn

Farbe: Rot

Geschmack: Bitter

Lebensphase: Wachstum

Jahreszeit: Sommer

Klimafaktor: Hitze

Belastende Emotionen: Freude (übermäßige oder deren Abwesenheit), Erregung (nach TCM);

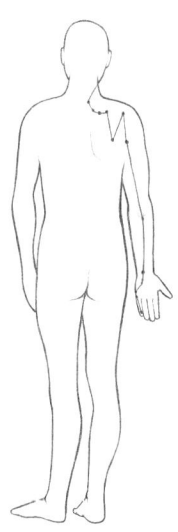

Dünndarmmeridian

Traurigkeit, Kummer, Leid, Verlorensein, Einsamkeit, Mangel an Nähe/Wärme, Liebesentzug, Unsicherheit, Überdrehtsein, am Rande des Zusammenbruchs stehen, Betrübtsein, nicht geschätzt werden, negative Gedanken (nach Diamond 1987)

Stärkende Emotionen: Freude, wahres positives Denken

Stärkende Affirmationen: Ich bin voller Freude, ich hüpfe vor Freude usw.

Alarmpunkt: DG 4 (Zentralgefäß oder Dienergefäß 4), drei Daumenbreit unterhalb des Nabels (vor allem bei der Moxibution einer der wichtigsten Tonisierungspunkte). Auch als Testpunkt einsetzbar.

Zustimmungspunkt: BL 27, eineinhalb Daumenbreit lateral (außerhalb) der hinteren Mittellinie auf Höhe des 1. Sakralloches (des obersten Kreuzbeinlochs) in der Vertiefung an den Ileosacralgelenken

Maximalzeit (Organuhr): 13 bis 15 Uhr

Zähne: 18, 28 (Weisheitszähne des Oberkiefers) 38, 48 (Weisheitszähne des Unterkiefers)

Öffnung: Öffnet sich in die Zunge

Sonstiges: Überenergie: Sinnesfreude, Sich-Aufdrängen
Harmonie: Freudigkeit, Empfindungsfülle
Unterenergie: Vergeudetsein, Stumpfheit

Sinus: Mittelohr, Mastoid (der hohlraumdurchzogene, vorgewölbte Knochen hinter dem Ohr; mancher Naturheilkundige nimmt von hier aus Einfluss auf das Mittelohr, zum Beispiel bei einer Entzündung mit einem Cantharidenpflaster)

Lymphgebiet: Tonsilla lingualis (Zungengrundmandel)

Blasenmeridian (BL)

(Hohlorgan, Wasser Yang)

Meridianverlauf: Anfangspunkt Körperoberfläche (BL 1): ein Zehntel Daumenbreite medial/cranial (innerhalb/oberhalb) des medialen (inneren) Augenwinkels

Endpunkt Körperoberfläche (BL 67): lateraler (äußerer) Nagelwinkel des kleinen Zehs (Testpunkt)

Partnermeridian: Nieren (Wasser Yin)

Organe: Urogenitalorgane (Betonung Blase) und deren Hormone, Knochen, Gelenke, Zähne, Haupthaare (Körperbehaarung zählt eher zu Lunge und Dickdarm), Nägel, Ohren

Farben: Blau, Schwarz

Sinn: Hören

Geschmack: Salzig

Lebensphase: Sammlung

Jahreszeit: Winter

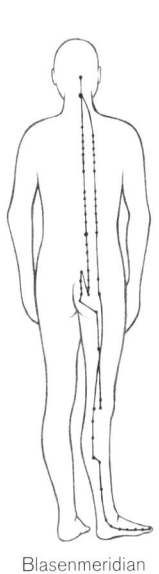
Blasenmeridian

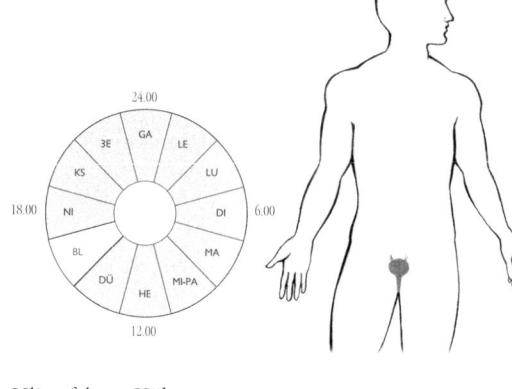

Klimafaktor: Kälte

Belastende Emotionen: Angst, Schrecken (nach TCM); Ruhelosigkeit, Ungeduld, Frustration, Schämen, Erschrecken, Beleidigtsein, Angst, auf eigenen Füßen zu stehen, Panik, unerfüllte Liebessehnsucht, gleichgültiges Beschuldigen, Gefühl des Verletztseins (nach Diamond 1987)

Stärkende Emotionen: Frieden, Harmonie

Stärkende Affirmationen: Ich bin friedvoll, ich bin ausgeglichen, alle Uneinigkeiten und Konflikte in meinem Inneren sind geklärt usw.

Alarmpunkt: DG 3 (Zentralgefäß oder Dienergefäß 3), ein Daumenbreit oberhalb des Oberrandes der Symphyse (Schambein) auf der vorderen Mittellinie; auch als Testpunkt einsetzbar

Zustimmungspunkt: BL 28, eineinhalb Daumenbreit lateral (außerhalb) des 2. Sakralloches (des 2. Kreuzbeinlochs von oben)

Maximalzeit (Organuhr): 15 bis 17 Uhr

Zähne: 12, 11, 21, 22 (Obere Schneidezähne) 32, 31, 41, 42 (Untere Schneidezähne)

Beziehung: Bezug zu Partnerschaft und Sexualität

Öffnung: Öffnet sich in die Ohren

Sonstiges: Überenergie: Wille, Ich-Durchsetzung
Harmonie: Bewältigung, Vertrauen
Unterenergie: Angst, Ich-Bedrohung

Sinus: Sinus frontalis (Stirnhöhle)

Lymphgebiet: Tonsilla pharyngea (Rachenmandel)

Nierenmeridian (NI)

(Speicherorgane, Wasser Yin)

Meridianverlauf: Anfangspunkt Körperoberfläche (NI 1): zwischen den Grundgelenken der Zehen 2 und 3 zeigt sich bei Beugung der Zehen eine deutliche Vertiefung: Hier befindet sich NI 1.

Endpunkt Körperoberfläche (NI 27): am Unterrand des Schlüsselbeins im Spalt zwischen Schlüsselbein und 1. Rippe, zwei Daumenbreit lateral (außerhalb) der vorderen Medianlinie (Mittellinie des Körpers)

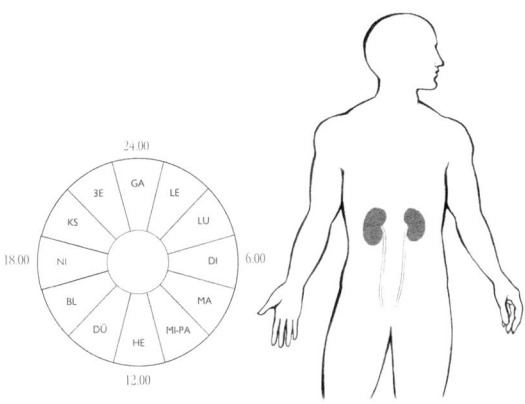

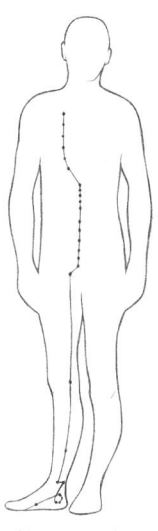

Nierenmeridian

Sinus: Sinus frontalis (Stirnhöhle)
Lymphgebiet: Tonsilla pharyngea (Rachenmandel)

Perikard- oder Kreislauf-Sexualität-Meridian (PE/KS)

(Schutzsystem, Feuer Yin)

Testpunkt: Medialer (innerer, dem 4. Zeh zuge-
wandter) Nagelwinkel des kleinen Zehs.

Partnermeridian: Blase (Wasser Yang)

Organe: Urogenitalorgane (Betonung Niere) und
deren Hormone, Knochen, Gelenke, Zähne,
Haupthaare, Nägel, Blasen- und Darmschließ-
muskel, Ohren

Farbe: Blau, Schwarz (zum Beispiel blaue oder
schwarze Ringe unter den Augen deuten auf
eine Schwäche der Nieren hin)

Sinn: Hören

Geschmack: Salzig

Lebensphase: Sammlung

Jahreszeit: Winter

Klimafaktor: Kälte

Belastende Emotionen: Angst, Schrecken (nach
TCM); sexuelle Unschlüssigkeit, Angst, Schuld-
gefühle, Orientierungslosigkeit, Unsicherheit,
Unentschiedenheit, gelähmter Wille, Demorali-
sierung, Demotivierung, Nachlässigkeit, Rück-
sichtslosigkeit, Phobie, Partnerkonflikt (nach
Diamond 1987)

Stärkende Emotionen: Sexuelle Sicherheit, harmonische Partnerschaft

Stärkende Affirmationen: Ich fühle mich sexuell sicher, meine sexuellen Kräfte sind im Gleichgewicht usw.

Alarmpunkt: GB 25, am freien Ende der 12. Rippe,
auch als Testpunkt einsetzbar

Zustimmungspunkt: BL 23, eineinhalb Daumenbreit
lateral (außerhalb) des Unterrandes des Dornfortsatzes des 2. Lendenwirbels

Maximalzeit: 17 bis 19 Uhr

Zähne: 12, 11, 21, 22 (Obere Schneidezähne)
32, 31, 41, 42 (Untere Schneidezähne)

Beziehung: Bezug zu Partnerschaft und Sexualität

Öffnung: Öffnet sich in die Ohren

Sonstiges: Sitz des Erb-Chi
Überenergie: Wille, Ich-Durchsetzung
Harmonie: Bewältigung, Vertrauen
Unterenergie: Angst, Ich-Bedrohung

Meridianverlauf: Anfangspunkt Körperoberfläche
(PE/KS 1): ein Daumenbreit lateral (außerhalb)
der Brustwarze

Endpunkt Körperoberfläche (PE/KS 9): radialer (zum
Zeigefinger weisender) Nagelwinkel des Mittelfingers (Testpunkt); einer der wichtigsten Not-
fallpunkte bei Bluthochdruckkrise, Herzinfarkt,
Schlaganfall – bis der Notarzt eintrifft (stechen
und zumindest einen Blutstropfen oder mehr
herausbringen)

Partnermeridian: Dreifacher Erwärmer (Feuer Yang)

Organe: Herz, Herzbeutel, Zentralnervensystem,
Blutgefäße, Kreislauf, Durchblutung, geistig belebender Aspekt des Immunsystems. Im Gegensatz zum Herzmeridian ist hier die Schutzfunk-
tion betont. Das Perikard ist der Herzbeutel, der
das Herz umhüllt und schützt. Aber auch Schutz
und Abwehr im Allgemeinen, seelischer Schutz
und die Immunabwehr gehören hierher. Allerdings zählen nicht alle Aspekte des Immunsystems zu diesem Meridian. Besonders der Milzmeridian, aber auch jeder andere Meridian,
drückt entsprechend seines Charakters Aspekte
des Immunsystems aus. Beim Perikardmeridian
haben wir den feurigen, geistigen Aspekt, der
letztlich alles belebt. Wenn man das Herz (auch
Feuer) als Rhythmusgeber, als Fürsten des Organismus sieht, wäre das Perikard der Schutz des
Fürsten.

Farben: Rot, Orange

Geschmack: Bitter

Lebensphase: Wachstum

Jahreszeit: Sommer

Klimafaktor: Hitze

Belastende Emotionen: Freude (übermäßige oder
deren Abwesenheit) (nach TCM); Bedauern,
Reue, sexuelle Spannung, Eifersucht, Starrsinn,
plötzlicher Schock, Hysterie, Trauer, Mangel an
mütterlicher Liebe, Gefühl, nicht liebenswert zu
sein, Gewissensbisse, enttäuschte Liebe, Schwer-
mut (nach Diamond 1987)

Stärkende Emotionen: Loslassen der Vergangenheit,
Großzügigkeit, Entspannung

Stärkende Affirmationen: Ich lasse die Vergangenheit
los; ich bin entspannt, mein Körper ist entspannt;
ich bin großzügig usw.

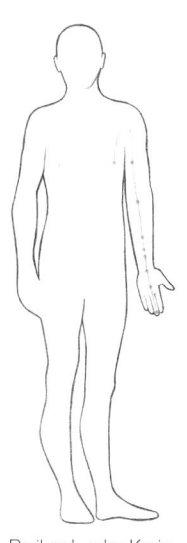

Perikard- oder Kreis-
lauf-Sexualität-
Meridian

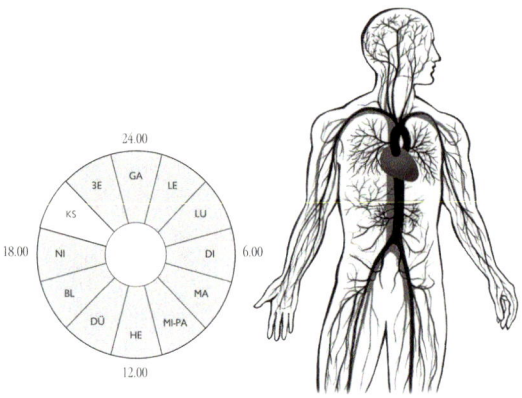

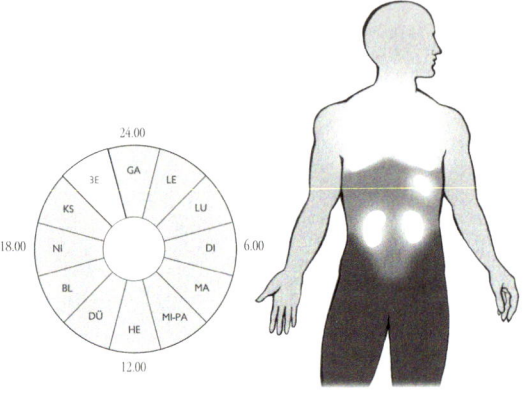

Alarmpunkt: DG 17 (Zentral- oder Dienergefäß 17), in der Mitte zwischen den Brustwarzen, in Höhe des 4. Intercostalraumes (Rippenzwischenraums). Ein wichtiger Punkt zum »Öffnen der Brust«, egal ob es um Atmung/Lunge, Herz oder Muttermilch geht. Auch als Testpunkt einsetzbar.

Zustimmungspunkt: BL 14, eineinhalb Daumenbreit lateral (außerhalb) vom Unterrand des Dornfortsatzes des 4. Brustwirbels

Maximalzeit: 19 bis 21 Uhr

Zähne: 18, 28, 38, 48 (Weisheitszähne)

Öffnung: Öffnet sich in die Zunge

Sonstiges: Überenergie: Übererregung
Harmonie: Vitalität
Unterenergie: Apathie

Sinus: Mittelohr, Mastoid (der hohlraumdurchzogene, vorgewölbte Knochen hinter dem Ohr; mancher Naturheilkundige nimmt von hier aus Einfluss auf das Mittelohr, zum Beispiel bei einer Entzündung mit einem Cantharidenpflaster)

Lymphgebiet: Tonsilla lingualis (Zungengrundmandel)

Dreifacher-Erwärmer-Meridian (3E)
(Schutzsystem, Feuer Yang)

Meridianverlauf: Anfangspunkt Körperoberfläche (3E 1): ulnarer (zum kleinen Finger weisender) Nagelwinkel des Ringfingers (Testpunkt)

Endpunkt Körperoberfläche (3E 23): am lateralen (äußeren) Ende der Augenbraue. Hier ist eine kleine Vertiefung tastbar.

Partnermeridian: Perikard/Kreislauf-Sexualität (Feuer Yin)

Organe: Blutgefäße, Durchblutung, Herz, Perikard, Kreislauf, Nerven, Gehirn, Immunsystem; speziell aber die Energieverteilung und der Wärmehaushalt. Dieser Meridian hat kein ihm zugeordnetes Organ der westlichen Medizin, auch wenn sich ein gewisser Bezug zur Schilddrüse und den Ne-

bennieren als zentrale hormonelle Steuerungsdrüsen für den Energieumsatz immer wieder anbietet und bewährt. In der TCM bezeichnet der Dreifache Erwärmer die drei Körperhöhlen, die teilweise anatomisch, teilweise eher funktionell abzugrenzen sind. In diesen drei Bereichen vollzieht sich das »Verdampfen« (Nutzbarmachen) verschiedener Energieformen. Der obere Erwärmer umfasst den Brustkorb mit Lunge, Herz und Perikard und ist zuständig für die Aufnahme von Chi (Lebensenergie) – besonders über die Atmung – und dessen Verteilung über Blut und Blutgefäße. Der mittlere Erwärmer ist im Oberbauch lokalisiert und für die Verdauung (Umwandlung der Nahrungsenergie) zuständig. Die zugeordneten Organe differieren je nach Quelle erheblich.

Unseres Erachtens gehören zum mittleren Erwärmer: Milz, Pankreas, Magen, Leber und Galle. Dem unteren Erwärmer obliegt die Ausscheidung bzw. das Unterscheiden dessen, was noch genutzt und was endgültig ausgeschieden werden soll. Hierzu gehören demnach: Dünndarm, Dickdarm, Nieren und Blase. Mit »Verdampfen« ist das Verfeinern, Zerlegen, Erhitzen (= in Energie umwandeln) und damit den Lebensfunktionen zugänglich machen gemeint. Ferner gehören zu den Feuermeridianen – insbesondere jedoch zum Dreifachen Erwärmer – die Hautporen, deren Öffnen und Schließen, sowie der Schweiß (Wärmehaushalt). Die TCM sieht eine enge Verbindung zwischen Blut und Schweiß.

Farben: Rot, Orange

Geschmack: Bitter

Lebensphase: Wachstum

Jahreszeit: Sommer

Klimafaktor: Hitze

Belastende Emotionen: Freude (übermäßige bzw. deren Abwesenheit), Erregung (nach TCM); Depression, Verzweiflung, Trauer, Hoffnungslosigkeit, Niedergeschlagenheit, Einsamkeit, Abge-

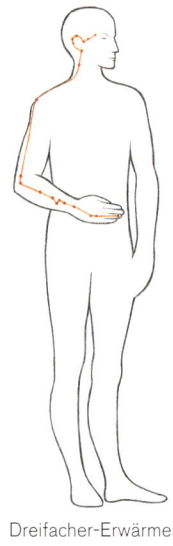

Dreifacher-Erwärmer-Meridian

schiedenheit, Lieblosigkeit, Ungläubigkeit, Undankbarkeit, Mutlosigkeit (nach Diamond 1987)

Stärkende Emotionen: Leichtigkeit, Beschwingtheit, Vertrauen, Liebe, Dankbarkeit, Mut

Stärkende Affirmationen: Ich bin leicht und beschwingt, ich bin hoffnungsfroh usw.

Alarmpunkt: DG 5 (Zentral- oder Dienergefäß 5), zwei Daumenbreit unter dem Bauchnabel

Zustimmungspunkt: BL 22, eineinhalb Daumenbreit lateral (außerhalb) der hinteren Medianlinie (Mittellinie des Körpers) auf Höhe der Unterkante des Dornfortsatzes des 1. Lendenwirbels

Maximalzeit: 21 bis 23 Uhr

Zähne: 18, 28, 38, 48 (Weisheitszähne)

Öffnung: Öffnet sich in die Zunge

Sonstiges: Überenergie: Abgrenzungsschwierigkeiten

Harmonie: Stabilität

Unterenergie: Rückzug

Sinus: Mittelohr, Mastoid (der hohlraumdurchzogene, vorgewölbte Knochen hinter dem Ohr, mancher Naturheilkundige nimmt von hier aus Einfluss auf das Mittelohr, zum Beispiel bei einer Entzündung mit einem Cantharidenpflaster)

Lymphgebiet: Tonsilla Lingualis (Zungengrundmandel)

Gallenblasenmeridian (GA)
(Hohlorgan, Holz Yang)

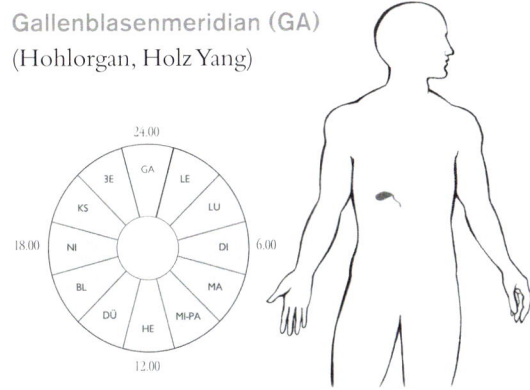

Meridianverlauf: Anfangspunkt Körperoberfläche (GA 1): eine halbe Daumenbreite lateral (außerhalb) des lateralen (äußeren) Augenwinkels

Endpunkt Körperoberfläche (GA 44): lateraler (zum kleinen Zeh weisender) Nagelwinkel des 4. Zehs (Testpunkt)

Partnermeridian: Leber (Holz Yin)

Organe: Gallenblase, Gallengangs- und Bildungssystem, Muskeln, Sehnen, Bandscheiben, Menisci, Bänder, Gelenkkapseln, Leber, Sexualhormone (diese werden um ein Cholesteringerüst aufgebaut – typischer Zusammenhang zum Gallenblasenmeridian wäre die »Pillenmigräne«)

Farben: Grün bis Blaugrün

Sinneswahrnehmung: Sehen

Geschmack: Sauer

Lebensphase: Geburt

Jahreszeit: Frühling

Klimafaktor: Wind

Belastende Emotionen: Zorn, Wut (nach TCM); Wut, Jähzorn, Ablehnung, Hilflosigkeit, Unentschlossenheit, Verschlossenheit, nachtragend sein, Selbstmitleid, Verbitterung, Zorn, Stolz, Ärger, Aggression (nach Diamond 1987)

Stärkende Emotionen: Liebe, Verehrung, liebevolles und verzeihendes Aufeinander-Zugehen

Stärkende Affirmationen: Ich gehe liebevoll auf andere zu, ich gehe versöhnlich auf andere zu usw.

Alarmpunkt: GA 24, 7. Intercostalraum (Rippenzwischenraum), Mamillarlinie (zwischen 7. und 8. Rippe, senkrecht unter der Brustwarze); auch als Testpunkt einsetzbar

Zustimmungspunkt: BL 19, eineinhalb Daumenbreit lateral (außerhalb) der hinteren Medianlinie (Mittellinie des Körpers) auf Höhe der Unterkante des Dornfortsatzes des 10. Brustwirbels

Maximalzeit: 23 bis 1 Uhr

Zähne: 13, 23 (obere Eckzähne)
33, 43 (untere Eckzähne)

Öffnung: Öffnet sich in die Augen

Sonstiges: Überenergie: Aggression, Ärger, Überreaktion

Harmonie: vitaler Impuls, Mut, Kontrolle

Unterenergie: Autoaggression, sich ärgern, Trägheit

Bezug zur (geistigen) Orientierung: »Was will ich?«, »Wo geht es für mich lang?«, »Was ist mein geistiges Zuhause?«. Dies zeigt der Meridian schon in seinem Verlauf, der stets vor und zurück, hin und her geht.

Sinus: Sinus sphenoidalis (Keilbeinhöhle)

Lymphgebiet: Tonsillae palatinae (Gaumenmandeln)

Lebermeridian (LE)
(Speicherorgan, Holz Yin)

Meridianverlauf: Anfangspunkt Körperoberfläche (LE 1): Lateraler (zum zweiten Zeh weisender) Nagelwinkel des großen Zehs (Testpunkt)

Endpunkt Körperoberfläche (LE 14): Mamillarlinie 6. Intercostalraum (Rippenzwischenraum); das heißt senkrecht unter der Brustwarze zwischen der 6. und 7. Rippe

Partnermeridian: Gallenblase (Holz Yang)

Organe: Leber, Galle, Muskeln, Sehnen, Bandscheiben, Menisci, Bänder, Gelenkkapseln

Farben: Grün bis Blaugrün

Sinn: Sehen

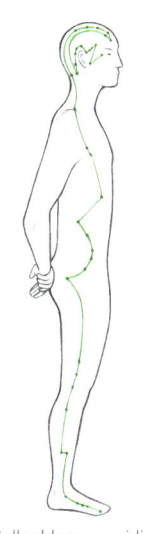

Gallenblasenmeridian

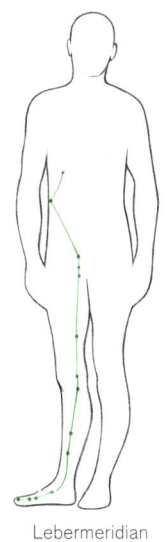

Lebermeridian

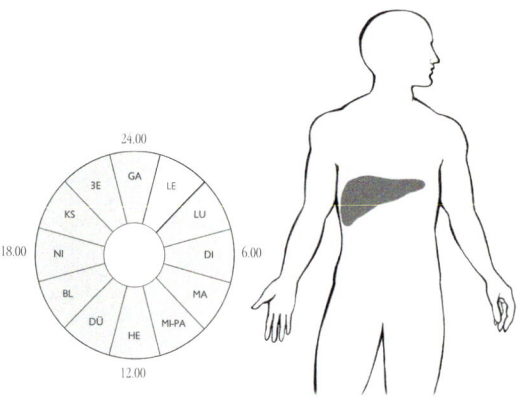

Geschmack: Sauer

Lebensphase: Geburt

Jahreszeit: Frühling

Klimafaktor: Wind

Belastende Emotionen: Zorn, Wut (nach TCM); Unglücklichsein, Wut, Verzweiflung, Unzufriedenheit, mangelnde Anerkennung, Vermeiden von Problemen, Beunruhigung, Irrationalität, Groll (nach Diamond/Schneider)

Stärkende Emotionen: Glücklichsein, Fröhlichkeit

Stärkende Affirmationen: Ich bin glücklich, ich habe Glück, ich bin fröhlich usw.

Alarmpunkt: LE 14 (Endpunkt des Lebermeridians, siehe oben), auch als Testpunkt einsetzbar

Zustimmungspunkt: BL 18, eineinhalb Daumenbreit lateral (außerhalb) der hinteren Medianlinie (Mittellinie des Körpers) auf Höhe der Unterkante des Dornfortsatzes des 9. Brustwirbels

Maximalzeit: 1 bis 3 Uhr

Zähne: 13, 23 (obere Eckzähne)
33, 43 (untere Eckzähne)

Öffnung: Öffnet sich in die Augen

Sonstiges: »Sitz der Bilderwelt«. Sehr schwere, bildstarke Träume nennt man auch »Leberträume«. Sie treten gern, aber beileibe nicht nur, zwischen 1 und 3 Uhr nach schwerem und spätem Essen auf. Hier ist dann die Leber mit der Verarbeitung der Futterberge beschäftigt, anstatt seelisch und körperlich zu reinigen, aufzuarbeiten und zu regenerieren. Sie quillt quasi über. Auch kann man beobachten, dass zu dieser Tages- (Pardon: Nacht-)Zeit kreatives Arbeiten (wie Bücher schreiben) geradezu Höhenflüge erreichen kann. Aber das hat seinen Preis: Am nächsten Tag ist dann »Malledetschegrande«.

Sonstiges: Überenergie: Aggression, Ärger
Harmonie: vitaler Impuls, Mut
Unterenergie: Autoaggression, sich ärgern

Sinus: Sinus sphenoidalis (Keilbeinhöhle)

Lymphgebiet: Tonsillae palatinae (Gaumenmandeln)

Anmerkungen zu den Meridianen: Die Begriffe »Anfang« und »Ende« sind relativ zu sehen. Zum einen leitet ein Meridian – entsprechend der Organuhr – in den folgenden über (zum Beispiel der Lungenmeridian von LU 11 zum Dickdarmmeridian nach DI 1 usw.), bis der Zyklus der Meridiane schließlich von LE 14 an wieder im Körperinneren verschwindet. Hier durchstreicht der Lebermeridian die Leber und Galle, tritt durch das Zwerchfell, verteilt sich an den Rippen und geht in der Lunge in den Lungenmeridian über, der schließlich bei LU 1 wieder an die Körperoberfläche tritt. An dieser Stelle kommt die zweite Relativierung zum Ausdruck: Die Meridiane verlaufen zum Teil auch innerhalb des Körpers, wo sie die Organe durchstreichen, nach denen sie benannt sind; sie erreichen als Äste die dazugehörigen Sinnesorgane und Lymphgebiete und zum Teil sogar noch andere Bereiche, wie zum Beispiel der Lebermeridian, der sich am Scheitel mit dem Gouverneurs- oder Lenkergefäß vereinigt (zu beachten bei dortigen Kopfschmerzen). Wir werden hier nur so tief in die TCM einsteigen, wie es zum Verstehen und Erlernen der Individuellen Therapie notwendig ist. Bezüglich der inneren Meridianverläufe sei zum Beispiel auf das Buch »Lehrbuch der chinesischen Medizin für westliche Ärzte« von Claus C. Schnorrenberger verwiesen, der das Thema und vieles andere über die chinesische Medizin ganz vorzüglich darstellt.

Gesetzmäßigkeiten und Wechselwirkungen

Wenn Sie bei einer Erkrankung die Meridiane durchtesten, werden Sie es wahrscheinlich nie erleben, dass nur ein Meridian belastet ist, während alle anderen den besten Wert (Vektor 1) aufweisen. In der Regel finden sich mehrere belastete Meridiane mit unterschiedlich starken Störungen. Das ist im Grunde logisch, schließlich ist das gesamte Meridiansystem vernetzt. Bevor eine Störung wirklich zu einer Erkrankung wird, haben oft schon einige Ausgleichsversuche im Energiesystem stattgefunden, in die mehrere Meridiane involviert sind.

In erster Linie müssen meist die entsprechenden Partnermeridiane mit einspringen, wenn ein bestimmter Meridian »schwächelt«; es gibt jedoch noch etliche weitere Wechselwirkungen, die nach bestimmten Gesetzmäßigkeiten verlaufen. Diese wurden in der Traditionellen Chinesischen Medizin genau studiert und in einfachen Darstellungen festgehalten. Dazu zählen die Prinzipien von Yin und Yang, die fünf Wandlungsphasen mit ihren verschiedenen Zyklen und die Organuhr. Da diese Kenntnisse helfen, die inneren Zusammenhänge und die Quelle eines komplexen Geschehens zu durchschauen und zu verstehen, spielen sie auch in der individuellen Therapie eine wichtige Rolle.

Leere und Fülle (Yin und Yang)

Den Kommunikationsfluss in unserem Körper sowie zwischen Geist, Seele, Verstand und Körper können wir als ein unendlich vielfältiges Hinund- herströmen von Signalen, Meldungen, Botschaften, Befehlen, Fragen, Antworten und Bestätigungen betrachten. Solange hier alles im Fluss bleibt und jede Information den richtigen Empfänger findet und dort auch wahrgenommen wird, ist alles bestens. Doch wehe, es bildet sich eine Blockade! Dann gibt es möglicherweise einen immer größer werdenden Stau – ähnlich wie auf der Autobahn.

Bleiben wir bei diesem Bild: Gibt es zum Beispiel auf der A5 von Karlsruhe nach Freiburg einen Unfall, weil ein übermüdeter Fahrer die Leitplanke mit der Fahrbahn verwechselt hat, könnte sich folgendes Szenario entwickeln: Ein Raser, der gerade vorher Ärger mit seiner Frau hatte, war mit seinen Gedanken nicht ganz im Hier und Jetzt. Prompt bemerkt er das Hindernis zu spät und fährt frontal hinein. Dann kommt ein sturer Linksschleicher, der mehr mit dem zwanghaften Ausbremsen des Dränglers hinter ihm beschäftigt ist als mit dem Verkehrsfluss vor ihm. Auch er sieht das Hindernis spät und legt gerade noch eine Vollbremsung hin. Der darauffolgende Drängler erledigt selbiges in seinem Kofferraum. Die Durchfahrt wird schon ziemlich eng. Auf der rechten Spur wird der bereits schleichende Verkehr durch die Schaulustigen ausgebremst und es beginnt der Stau. Dazu kommen aber auch Helfer, die sich im Unfallgebiet bewegen müssen, und die Durchfahrt wird – wenn auch aus nötigen Gründen – weiter behindert. Durch den Rückstau kommen Rettungsdienst und Abschleppdienst nur schlecht voran. Die Staumeldung kommt im Radio, die Polizei leitet an der vorigen Abfahrt den Verkehr aus. Dadurch füllt sich die B3 immer mehr, bis es auch hier staut und viele auf die B36 ausweichen, die ebenfalls immer dichter wird, und man beginnt, Schleichwege im Schwarzwald zu nutzen, was aber mit enormem Zeit- und Energieverlust verbunden ist. Sagen wir einmal, der Unfall war bei Achern. Dann haben wir den Stau oder die Fülle (Yang) vor und bei Achern. Die Leere (Yin) dagegen zwischen Achern und Freiburg. Denn nun kommen viel weniger Autos durch als üblich und nötig.

Ausdrücke eines Yang-Zustandes im Körper sind Schwellung, Hitze und Röte (Entzündungszeichen). Ausdrücke eines Yin-Zustandes sind Kälte und Blässe, oft auch Einziehungen und Substanzverluste. Das ist allerdings nicht immer so eindeutig, schließlich transportiert der Körper genauso viel Substanz in einen Bereich hinein wie Verbrauchtes heraus. Daher kann eine Leere (Yin) auch bedeuten, dass Abzutransportierendes liegen bleibt, weshalb auch in Yin-Bereichen oft Verquellungen und Verhärtungen zu finden sind. Und – wie das obige Verkehrsbeispiel zeigt – durch die Ausgleichsversuche rings um eine Blockade können gleich mehrere Yang- und Yin-Zustände in verschiedenen Bereichen entstehen.

Fülle (Yang) äußert sich häufig in Form von Schmerzen, Hitze, Rötung, Verspannung, Zittern, Erregung, Entzündung sowie organspezifischen Überfunktionen.

Leere (Yin) äußert sich häufig in Form von Müdigkeit, Funktionsausfällen, Kälte, Bleiche, Schwäche, Taubheitsgefühlen, Lähmungen sowie organspezifischen Unterfunktionen.

Beides ist jedoch nicht absolut zu sehen, sondern nur als möglicher Anhaltspunkt.

Außerdem gehen auch Yin und Yang immer wieder ineinander über: Akut äußern sich Yang-Zustände zum Beispiel als Entzündung, Yin-Zustände als Degeneration. Dabei kann jeder Zustand von längerer Dauer sein Gegenteil hervorrufen. Andauernde Entzündungen führen irgendwann zur Degeneration (aus Yang entsteht Yin), und umgekehrt entstehen in unterversorgten Leere-Bereichen gerne Entzündungen als Ausgleichsversuch (aus Yin entsteht Yang). Letzteres ist zum Beispiel bei Arthrosen zu beobachten, wo das degenerierende Gelenk immer mehr verschlackt, bis es irgendwann zu einer Entzündung als Säuberungsversuch kommt. Oder bei vielen Blasenentzündungen, wo versucht wird, den Kälte-/Leerezustand durch eine Entzündung zu beheben (die Blase reagiert auf den Klimafaktor Kälte besonders empfindlich).

Dass sich jedes Extrem ins Gegenteil verkehren kann, drückt die chinesische Philosophie in der Darstellung des Yin-Yang-Symbols aus: In der stärksten Ausprägung des Yin (schwarz) oder des Yang (weiß) findet sich der Keim für das jeweilige Gegenteil (der jeweils andersfarbige Punkt).

Ziel einer Behandlung ist demzufolge der Ausgleich von Yin und Yang in jedem Bereich, so dass beide Qualitäten in Harmonie sind. Dabei gibt es – energetisch betrachtet – zwei Wege:
1. Das Gegenteil hinzufügen, um unmittelbar auszugleichen (also Yin dort, wo zu viel Yang ist, oder umgekehrt).
2. Dasselbe hinzufügen (Yin zu Yin und Yang zu Yang), damit der existierende Zustand angeregt wird und sich wieder wandeln kann.

Ein klassisches Beispiel für das erste Prinzip wäre der Wadenwickel (Kälte = Yin) bei zu hohem Fieber (Hitze = Yang).

Auf Letzterem gründet sich die Homöopathie mit ihrem Prinzip »Ähnliches heilt Ähnliches«. Tatsächlich gibt es in homöopathischen Behandlungen manchmal zuerst eine Verstärkung des bestehenden Zustandes (Erstverschlimmerung), bevor die Heilung einsetzt und zum Gegenpol führt. Beide Wege sind also möglich.

Die fünf Wandlungsphasen

Die fünf Wandlungsphasen – oft auch als »fünf Elemente« übersetzt – beschreiben grundlegende Phasen einer Entwicklung.

Die Wandlungsphase Holz steht dabei für Neubeginn und Wachstum, die Phase »Feuer« für Entfaltung, die Phase »Erde« für Wandlung, die Phase »Metall« für Reife und die Phase »Wasser« für Rückbildung, Loslassen und Sterben.

Am besten lassen sich diese Qualitäten im Leben einer Pflanze vergegenwärtigen: Das Holz entspricht hier dem Moment, wenn der neue Keimling die Schale des Samens sprengt und zu wachsen beginnt (oder das neue Grün einem zuvor kahlen Baum entspringt). Nach einer Zeit todesähnlicher Ruhe entsteht neues Leben. Nun folgt das Feuer, die Phase, in der die kleine Pflanze mit Macht nach oben strebt (oder neue Triebe sprießen) und sich die Pflanze in ihrer eigenen Art entfaltet und erblüht. In der darauffolgenden Phase Erde vollziehen sich

wundersame Wandlungen: Aus den in ihrer eigenen Schönheit erstrahlenden Blüten bildet die Pflanze Früchte und Samen. Frucht und Same reifen während der Phase Metall heran und alle Lebenskraft der Pflanze strömt in diesen Vorgang. In der letzten Phase Wasser schließlich lässt die Pflanze die Früchte los und stirbt bzw. verliert ihre Blätter und zieht sich in die Wurzeln zurück. In einer todesähnlichen Ruhe verharren Same und Baum schließlich, bis sie das Frühjahr (Holz) zu neuem Leben erweckt.

Natürlich ist dies eine vereinfachte Beschreibung, denn in jedem einzelnen Moment sind Wachstums-, Entfaltungs-, Wandlungs-, Reife- und Abbauprozesse in einer Pflanze aktiv, das heißt alle Elemente bzw. Wandlungsphasen sind ständig am Wirken. Ebenso ist es in unserem Sein, auch hier finden Erneuerung, Belebung, Wandlung, Reife und Loslassen beständig auf allen Ebenen statt. Die Organe, Funktionskreise, Meridiane oder Lebensbereiche, die besonders mit einer dieser Qualitäten verbunden sind, werden daher mit der entsprechenden Wandlungsphase in Beziehung gebracht. So zählen zum Beispiel die Leber als Organ der Erneuerung zum Holz, Herz und Kreislauf als belebende Organe zum Feuer, Magen und Pankreas als Verdauungs- und Wandlungsorgane zur Erde, der Dickdarm mit seinen Reifeprozessen zum Metall sowie Nieren und Blase als Ausscheidungsorgane schließlich zum Wasser.

Im Verständnis der chinesischen Medizin wird mit dem Begriff »Organ« nicht nur das Körperteil, sondern der gesamte Funktionskreis bezeichnet, den ein Organ repräsentiert. So bezieht sich die »Lunge« im chinesischen Sinne nicht nur auf das gleichnamige Organ, sondern auf den gesamten Atemtrakt und sämtliche »Atemvorgänge«, sei es die Zellatmung oder das atemberaubende Erlebnis. Die »Leber« steht entsprechend für alle Erneuerung und Regeneration in Körper, Seele, Verstand und Geist, der »Magen« für die körperliche und geistige Verdauung usw. Nur in diesem Rahmen können wir die fünf Elemente/fünf Wandlungsphasen und ihre Wechselwirkungen tatsächlich verstehen.[31]

Der Aufbau- oder Ernährungszyklus

Den bereits oben genannten Zyklus, in dem ein Element aus dem anderen hervorgeht, nennt die

---

31 Sehr empfehlenswert zum Verständnis der fünf Wandlungsphasen ist das Buch von Dianne M. Connelly, »Traditionelle Akupunktur: Das Gesetz der fünf Elemente«, Verlag Anna-Christa Endrich, Heidelberg 1987.

Holz	Feuer		Erde		Metall	Wasser
Leber	Herz	Kreislauf Sexualität	Milz Pankreas		Lunge	Niere
Gallenblase	Dünndarm	Dreifacher Erwärmer	Magen		Dickdarm	Harnblase

chinesische Medizin den »Aufbau- oder Ernährungszyklus«. Dieser Zyklus beschreibt, wie eine Wandlungsphase die folgende nährt, fördert und unterstützt.

> **Holz ernährt Feuer** (Das lodernde Holzfeuer, ohne Holz kein Feuer)
> **Feuer ernährt Erde** (Die Asche nach dem Feuer; Asche = Erde)
> **Erde ernährt Metall** (Das Metall entsteht in den Adern der Erde)
> **Metall ernährt Wasser** (Geschmolzenes Metall wird flüssig = »Wasser«)
> **Wasser ernährt Holz** (Üppiger Pflanzenwuchs durch Regen)

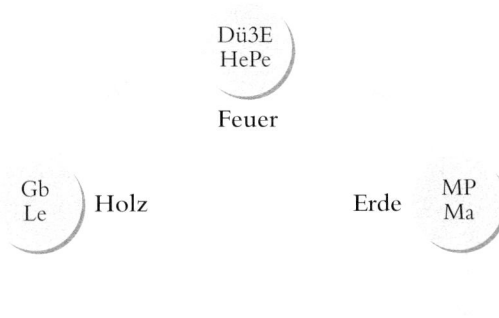

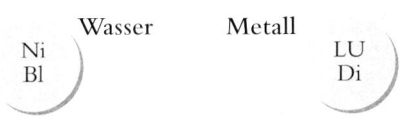

Der Aufbau- oder Ernährungszyklus.

Beispiele: Gesundes Wachstum unserer Vorhaben und Projekte (starkes Holz) erfreut uns (starkes Feuer). Die Freude versüßt uns das Leben und gibt eine feste Basis (starke Erde). Dadurch werden wir offen, Verbindungen zu knüpfen und mit anderen in Kommunikation zu treten (starkes Metall). Auf diese Weise kommen wir in Fluss (starkes Wasser). Dies wiederum regt unser Wachstum an (starkes Holz).
Zu lange anhaltender Kummer (geschwächtes Metall) führt zu Angst vor dem Leben, der Zukunft, neuen Situationen usw. (geschwächtes Wasser). Deshalb verlieren wir die Kontrolle über unser Leben (geschwächtes Holz). Wir werden passiv und können anderen keine Wärme mehr geben (geschwächtes Feuer). Dadurch verlieren wir Sympathie und Mitgefühl (geschwächte Erde). Der Kummer nimmt zu (geschwächtes Metall).

Der Ernährungskreislauf zeichnet das Bild fließender Energie. Solange unsere Lebensenergie frei fließt, ernährt ein Lebensaspekt den anderen, unsere Entwicklung schreitet voran, und wir sind lebendig und dynamisch (Leben = Veränderung). Wird die Lebensenergie jedoch an einem bestimmten Punkt gestoppt, werden nach und nach auch die folgenden Lebensbereiche in Mitleidenschaft gezogen. Schließlich blockiert alles immer mehr, die Lebenskraft versiegt (Stillstand = Tod).

> Die Lösung eines Problems ist immer dort zu suchen, wo die erste Blockade entstand. Wir müssen uns bei der Heilung stets zum »Anfang der Geschichte« durcharbeiten.

Darüber hinaus vermittelt uns der Ernährungszyklus ein neues Verständnis für Störungen, Blockaden und ihre Folgen. Nicht nur lokal im Umfeld einer Störung können übermäßige Yin- und Yang-Zustände auftauchen. Auch »weit entfernt« in jenen Organen, Funktionskreisen oder Lebensaspekten, die einer bestimmten Energiequalität bedürfen, kann eine Blockade weitere Störungen hervorrufen.

Kehren wir noch einmal zurück zu unserem Bild des Staus auf der Autobahn: Nicht nur rings um Achern, im Gebiet des Staus, treten Behinderungen auf. Möglicherweise werden plötzlich auch Betriebe in der Schweiz betroffen, die dringend auf bestimmte Güter warten. Die LKW stecken allerdings auf der A5 fest. Dadurch gerät der Produktionsablauf ins Stocken, und der eigene Liefertermin lässt sich nicht mehr halten. Dies wiederum trifft einen fernen Kunden in Japan, der dadurch bittere Börsenverluste hinnehmen muss. Ein amerikanischer Großanleger geht aus diesem Grund sogar völlig Pleite.
Alle Vorgänge in Natur und Gesellschaft bzw. Zivilisation sind vernetzt. Zwar begreifen wir das mitunter erst, wenn eine andauernde Sommerhitze wie im Jahr 2003 plötzlich die Hightech-Kernkraftwerke lahm zu legen droht, weil ihnen ganz einfach das Kühlwasser ausgeht. Für die »alten Chinesen« hingegen war diese Vernetzung stets eine beobachtbare Tatsache. Sie stellten fest, dass die Wechselwirkungen der Natur, der Gesellschaft und der inneren Organe stets denselben Gesetzmäßigkeiten folgen.

In der Traditionellen Chinesischen Medizin spricht man hier von der »Mutter-Kind-Regel« und stärkt häufig die Mutter, damit sie das Kind

Im energetischen Zusammenspiel nährt daher auch in unserem Körper das Element Holz (Leber/Gallenblase) das Element Feuer (Herz/Dünndarm, Kreislauf-Sexualität/Dreifacher Erwärmer). Dieses nährt wiederum die Erde (Magen/Milz-Pankreas), dieses das Metall (Lunge/Dickdarm), dieses das Wasser (Nieren/Blase) und Letzteres wiederum das Holz (Leber/Gallenblase).

besser ernähren kann. Ich beobachte zum Beispiel sehr oft, dass die Nieren (Mutter) behandelt werden müssen, wenn es Probleme an der Leber (Kind) gibt. Oder dass die Leber (Mutter) schwach ist, wenn sich das Herz (Kind) »beschwert« usw. Eine Erfahrung, die wir durchaus auch aus dem Leben kennen: Geht es der Mutter schlecht, schreit ihr Kind. Manchmal ist es allerdings auch notwendig, das Kind zu behandeln, um damit die Mutter zu stärken (damit das Kind nicht mehr quengelt und der Mutter auf die Nerven geht). Dank des Rutentests können wir in der Individuellen Therapie leicht feststellen, welcher Behandlungsansatz im Einzelfall jeweils erfolgversprechender ist.

Der Kontroll- oder Zerstörungszyklus

Der Kontrollzyklus beschreibt, wie sich die Wandlungsphasen gegenseitig bremsen und regulieren. Durch gegenseitiges »Drosseln« werden Überreaktionen verhindert und die Entwicklung im Gleichgewicht gehalten:

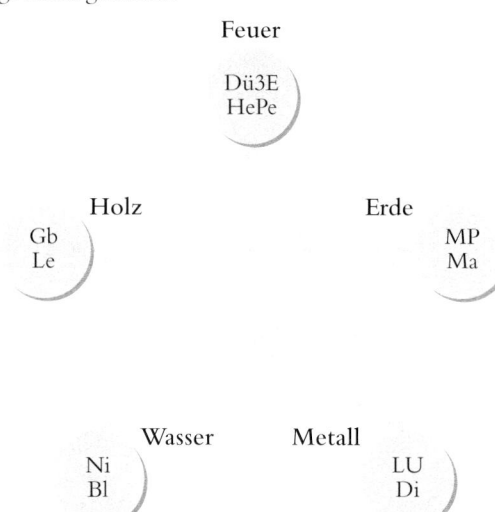

Der Kontroll- oder Zerstörungszyklus.

Beispiele:
Jedes neue Vorhaben und Projekt (Holz) verändert unsere Rhythmen und Gewohnheiten (Erde).

Unsere Gewohnheiten, Vorstellungen und Meinungen (Erde) regulieren den Fluss der Entwicklung (Wasser).
Duschen, Baden und Schwimmen (Wasser) sind der beste Ausgleich bei großer Hitze (Feuer).
Aktivität (Feuer) vertreibt den Kummer (Metall).
Kommunikation (Metall) vermindert Aggression (Holz).

Holz kontrolliert Erde (Wurzeln durchdringen und halten den Boden)
Erde kontrolliert Wasser (Die Erde gibt den Flüssen ihr Bett)
Wasser kontrolliert Feuer (Der Regen löscht das Feuer)
Feuer kontrolliert Metall (Das Feuer schmilzt das Metall)
Metall kontrolliert Holz (Das Metallbeil fällt oder spaltet das Holz)

Der Kontrollzyklus zeichnet das Bild antagonistischer Wechselwirkungen. Diese verwendet die Natur stets, um ein Gleichgewicht zu erhalten. So sind zum Beispiel Calcium und Magnesium Antagonisten im Organismus. Deren gegenseitige Kontrolle bewirkt, dass keines von beiden im Übermaß vorliegt und dadurch schädliche Wirkungen nach sich zieht. Und zugleich braucht eines das andere

Während der Ernährungszyklus für das Stärken und Vorhandensein der Wandlungsphasen verantwortlich ist, ist der Kontrollzyklus zur Reduzierung überschießender Entwicklungen notwendig. Er sichert das rechte Maß der Dinge, denn Aufbau ohne Kontrolle funktioniert nicht. Jedes Spiel braucht Freiheiten und Begrenzungen!

Aufbau ohne Kontrolle wäre eine Zauberlehrlingsgeschichte von maßlosem Wuchern ohne Sinn und Form. Aber auch beim Kontrollzyklus kann es Entgleisungen mit Krankheitsfolge geben. Denn zu viel Kontrolle ist mindestens genauso schädlich wie zu wenig. Dasselbe bezieht sich natürlich auch auf falsche (demotivierende oder unterdrückerische) Kontrolle.

Beispiele:
Ein übereiltes Wachstum unserer Vorhaben und Projekte (Holz) bringt unsere Rhythmen und unsere Gewohnheiten (Erde) durcheinander.
Sehr feste Gewohnheiten, Vorstellungen und Meinungen (Erde) behindern den Fluss der Entwicklung (Wasser).

Zu viel Wasser löscht das Feuer; zu viel Kälte (Wasser) vertreibt die Wärme (Feuer).
Zu viel spontane, unkoordinierte Aktivität (Feuer) belastet die Kommunikation und Verbindung (Metall) in einem Team.
Zu viel Losgelöstheit und Freiheit (Metall) vermindert das Verwurzeltsein in Tradition und Lebenserfahrung (Holz).

Auch im Körper können wir diese Zusammenhänge beobachten. Beispielsweise wird die Erde (Magen/Milz-Pankreas) durch zu viel Holz (Leber/Galle) belastet. So kommt es häufig zu Übelkeit und Erbrechen aufgrund von Leber-Gallen-Störungen. Magen oder Pankreas selbst, denen diese Beschwerden meist zugeschrieben werden, können dabei durchaus in Ordnung sein. Ein anderer Zusammenhang, der sich häufig beobachten lässt, ist die Situation »Dickdarm (Metall) vergiftet Leber (Holz)«, wenn eine entgleiste Darmflora durch Fäulnis und Gärung Giftstoffe produziert, die dann via Pfortader die Leber belasten.

> Positiv können wir den Kontrollzyklus nutzen, um »entgleiste« Elemente wieder zu regulieren. Gerade bei überschießenden Reaktionen (Überfunktion, Übererregung, Selbstzerstörung) kann eine Regulierung mit Hilfe des kontrollierenden Elements wirksamer und verträglicher sein als eine direkte Behandlung des Problembereichs.

So kann zum Beispiel eine verbesserte Ausleitung von Gift- und Schlackenstoffen über die Nieren (Wasser) manche Kreislaufbeschwerden (Feuer) lindern, wenn Kreislaufmittel selbst versagen. In obigem Beispiel wird natürlich eine Darmsanierung notwendig sein, um die Leberprobleme zu lösen.

Die Verspottung

Ist der Kontrolleur einer Wandlungsphase zu schwach, kann sich der Fluss umkehren und es kommt zu einer »Verspottung«. Die normalerweise kontrollierte Wandlungsphase dominiert und »spottet« über die zu schwachen Kontrollversuche der normalerweise kontrollierenden Wandlungsphase. Sie kehrt die Kontrolle um und bremst oder unterdrückt nun ihrerseits ihren bisherigen Kontrolleur. – Natürlich handelt es sich bei der Verspottung nicht um einen regulären Zyklus der Wandlungsphasen. Eine Verspottung tritt meist nur bei einer starken Störung auf.

> **Erde verspottet Holz** (In trockener Erde verdorren die Bäume)
> **Holz verspottet Metall** (Im grünen Holz wird das Metallbeil stumpf)
> **Metall verspottet Feuer** (Von Metall umschlossen erstickt die Flamme)
> **Feuer verspottet Wasser** (Starkes Feuer verdampft alles Wasser)
> **Wasser verspottet Erde** (Starker Regen spült die Erde hinweg)

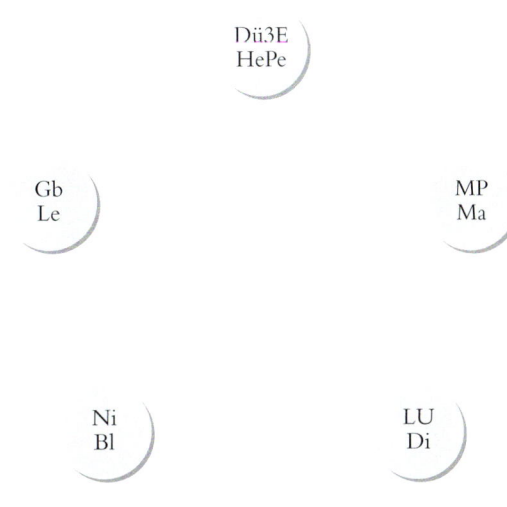

Die Verspottung.

Beispiele:
Verkrustete Gewohnheiten und Regeln (Erde) verhindern neue Initiative (Holz).
Erschreckend viele neue Erfahrungen (Holz) überfordern die Bewusstheit und rauben die Leichtigkeit des Seins (Metall).
Werden Verbindungen und Verpflichtungen zu Zwang und Schuldgefühlen (Metall), stirbt die Lebensfreude (Feuer).
Überschießende Aktivität ohne Maß und Ziel (Feuer) verhindert eine harmonische Entwicklung (Wasser).
Starke, tiefsitzende Angst (Wasser) untergräbt die Selbstsicherheit (Erde).

Im Körper können Verspottungen sich darin äußern, dass zum Beispiel bei Vorschädigungen von Herz oder Perikard (schwaches Feuer) bestimmte Infektionen der Atemwege (Metall) zu Beeinträchtigungen oder Erkrankungen von Herz und Kreislauf führen (Metall verspottet Feuer). Ebenso kann schwer verdauliches Essen (Magen/Pankreas = Erde) zu Gallenbeschwerden führen (Leber/Galle = Holz), wenn bereits eine Schwächung der Gallenblase vorliegt (Erde verspottet Holz).

Bei einer Verspottung gilt es in der Regel, das geschwächte Element zu stärken, um das andere wieder unter Kontrolle zu bringen. Mitunter reicht dies jedoch nicht aus, und das übermächtig gewordene Element muss zumindest zu Beginn der Behandlung etwas gebremst werden.

Werden zum Beispiel Herz oder Perikard in obigem Beispiel gestärkt, sinkt ihre Anfälligkeit bei Atemwegsinfekten. Ebenso kann man viele belastende Dinge wieder essen, wenn Leber und Galle erneut in Ordnung sind.

Die Organuhr

Die Organe und Meridiane unseres Körpers sowie die damit verbundenen seelisch-geistigen Funktionen sind nicht zu jeder Tageszeit in gleichem Maße aktiv. Kein Organ würde es verkraften, ständig »Vollgas« zu fahren. Daher ist ein rhythmischer Wechsel zwischen Aktivität und Ruhe, zwischen Leistung und Regeneration im Grunde eine selbstverständliche Notwendigkeit. Die Aktivitäts- und Ruhephasen der verschiedenen Organe sind dabei so aufeinander abgestimmt, dass sie optimal zu unserem Tagesrhythmus passen[32].

Jedes einzelne Organ hat zu einer bestimmten Tageszeit seinen Energie- und Aktivitätshöhepunkt. Diesem liegt um zwölf Stunden versetzt ein Energie- und Aktivitätstiefpunkt »gegenüber«. Entsprechend steigt und sinkt auch das Energieniveau im zugehörigen Meridian. Daraus ergibt sich eine Art »Flutwelle« der Energie, die in vierundzwanzig Stunden einmal durch die aufeinander folgenden Meridiane strömt (vgl. Abbildungen Seite 80 und 81).

Wenn wir im Tagesablauf immer wieder zu bestimmten Zeiten Schwächen, Auffälligkeiten, Beeinträchtigungen oder Verschlechterungen unseres Befindens feststellen, können diese bestimmte gesundheitliche Störungen anzeigen oder ankündigen. Da entsprechende Befindlichkeiten oft schon Monate vor der eigentlichen körperlichen Erkrankung auftreten, haben wir hier eine gute Chance aktiver Gesundheitsvorsorge. Wenn wir das Signal verstehen, können wir mit Hilfe der Individuellen Therapie rechtzeitig einen heilsamen Ausgleich schaffen. Frühzeitiges Erkennen entstehender Dis-

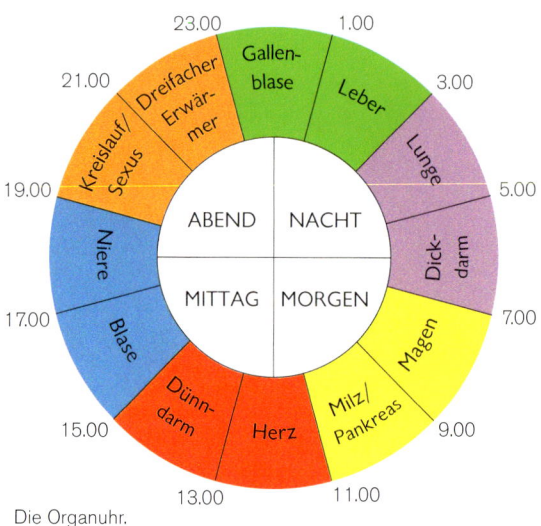

Die Organuhr.

harmonien und frühzeitige Lebenskorrekturen machen Krankheiten im Grunde überflüssig (wenn wir nur immer sofort zu den entsprechenden Korrekturen bereit wären …). Die Organuhr ist auf jeden Fall sowohl ein Instrument der Vorbeugung als auch eine große Hilfe in der Therapie.

Bereits seit viertausend Jahren beobachtet die Traditionelle Chinesische Medizin diese Rhythmen der Organe und Meridiane. In diesem Zusammenhang wurde zur übersichtlichen Darstellung der Organ- und Meridiantätigkeit die Organuhr entwickelt: Nach ihrer jeweiligen Maximalzeit ordnet die TCM die verschiedenen Organe einer Vierundzwanzig-Stunden-Uhr zu. Die angegebenen Zeiträume zeigen dabei immer die Phase der höchsten Organaktivität an, die nicht dargestellte Phase der geringsten Aktivität liegt demzufolge immer gegenüber.

Diese rhythmische Organtätigkeit wird inzwischen auch durch Erkenntnisse der westlichen Schulmedizin bestätigt: Das genaue Studium der im Tageslauf schwankenden Organ-, Hormon- und Stoffwechselaktivitäten unseres Organismus führt zu denselben Zeiträumen, wie sie in der TCM überliefert sind. Ebenso ist längst bestätigt, dass bestimmte Beschwerden typischerweise immer zum selben Zeitpunkt auftreten: Erkältungs- oder Raucherhusten zum Beispiel häufig gegen 4 Uhr (Lunge 3 bis 5 Uhr), Erwachen durch Stuhldrang bei Sonnenaufgang (Dickdarm 5 bis 7 Uhr) oder die sogenannte Morgenübelkeit (Magen 7 bis 9 Uhr) u. v. m.

Auch der deutsche Volksmund kennt Ratschläge, die sich wohl auf ähnliche Erkenntnisse beziehen: »Morgens essen wie ein König (viel, da Magenaktivität), mittags wie ein Edelmann (Ge-

32 Mehr hierzu: Michael Gienger, »Die Edelsteinuhr«, Neue Erde Verlag, Saarbrücken 2001.

kochtes, da Dünndarmaktivität) und abends wie ein Bettler (wenig, da Magentiefpunkt).«

Die Organuhr ist daher eine große Hilfe für alle in der Medizin, Heilkunde oder Therapie tätigen Menschen sowie für alle, die bewusst *mit* dem Tagesrhythmus ihres Körpers leben möchten und nicht gegen ihn. Zwar sind wir frei, zu tun und zu lassen, was wir wollen, doch verläuft unser Leben leichter und Gesundheit ist uns sicherer, wenn wir diesem Rhythmus folgen. Wogegen der Verschleiß größer und Krankheit wahrscheinlicher wird, wenn wir gegen diesen Rhythmus steuern.

Im Grunde ist die Organuhr dank ihrer Übersichtlichkeit gut verständlich und anwendbar. Es sollte allerdings stets in Erinnerung bleiben, dass hier nur die Zeitpunkte höchster Aktivität angezeigt sind. Die einzelnen Organe schalten sich nicht zu Beginn dieses Zeitraums ein und am Ende wieder ab, sondern sind auch schon zuvor und noch danach aktiv. Daher gilt:

1. Zum in der Organuhr angegebenen Zeitpunkt[33] haben das jeweilige Organ und sein Meridian ihren Aktivitätshöhepunkt.
2. Entsprechend liegt der jeweilige Aktivitätstiefpunkt in der Organuhr genau gegenüber (zwölf Stunden früher bzw. später).
3. In der Zeit vor dem angegebenen Höhepunkt steigen die Aktivität des Organs und des Meridians kontinuierlich an.
4. In der Zeit nach dem angegebenen Höhepunkt sinken die Aktivität des Organs und des Meridians kontinuierlich ab.

Dies mag alles selbstverständlich erscheinen, hat jedoch für die Anwendung der Organuhr zur Diagnose und Therapie von Störungen und Erkrankungen entsprechende Konsequenzen.
1. Yang-Zustände (Hitze, Rötung, Verspannung, Zittern, Erregung, Entzündung, organspezifische Überfunktion) treten häufiger am Höhepunkt der Organaktivität auf oder verstärken sich zu dieser Zeit.
2. Yin-Zustände (Müdigkeit, Funktionsausfall, Kälte, Bleiche, Schwäche, Taubheitsgefühl, Lähmung, organspezifische Unterfunktion) treten häufiger am Tiefpunkt der Organaktivität auf oder verstärken sich zu dieser Zeit.

Ausschlaggebend ist also, *was* sich zu welchem Zeitpunkt zeigt. Bei allen zu einer bestimmten Zeit auftauchenden Symptomen sollte sowohl das in der Organuhr angegebene Organ als auch das gegenüberliegende beachtet werden. Deuten die Symptome auf einen Yang-Zustand oder auf einen Yin-Zustand hin? Oder gar beides? Auch dies ist mitunter der Fall.

In der Praxis höre ich beispielsweise häufig: »Ich wache nachts immer auf!« Auf genaue Nachfrage stellt sich heraus, dass das immer so zwischen 2 und 3 Uhr (Leber) oder gegen 4 Uhr (Lunge) ist. Meist sind dann laut Messung diese Meridiane auch besonders belastet. Oder jemand berichtet: »Morgens bin ich immer so um 6 Uhr wach, egal, wie müde ich noch bin« (Dickdarm). Und siehe da: Eine Darmsanierung verhilft hier zu einem besseren Schlafrhythmus.

Ebenso können sich Organe melden, die gerade ihren »Tiefpunkt« haben. So ist zum Beispiel auf den inneren Abteilungen vieler Krankenhäuser längst bekannt, dass Herzkrisen sowohl um die Mittagszeit (Maximalzeit Herz: 11 bis 13 Uhr) als auch um Mitternacht (Tiefpunkt: 23 bis 1 Uhr) vermehrt auftreten. Ebenso kann der nächtliche Harndrang nach 3 Uhr natürlich auf eine Schwäche der Blase zurückgehen, die ihren Tiefpunkt zwischen 3 und 5 Uhr durchschreitet.
Natürlich werden Anzeichen, die sich aus der Organuhr ergeben, in der Individuellen Therapie diagnostisch abgesichert und gegebenenfalls sowohl durch medizinische Untersuchungen als auch mit dem Rutentest abgeklärt. Als Ersthinweis (zum Beispiel schon bei der telefonischen Terminabsprache) ist die Organuhr sehr häufig eine gute Hilfe.
Für die Therapie gilt in der Regel, dass Behandlungen meist in der Zeit wirkungsvoller sind, in der die Organ- und Meridianaktivität zunimmt und dem Höhepunkt entgegenstrebt.

Hier sind Organ und Meridian »wach« und reaktionsbereit, was Veränderungen leichter macht. Wenn in einer Verordnung zum Beispiel Heilsteine nur kurze Zeit auf ein bestimmtes Organ aufgelegt werden sollen, empfiehlt es sich, den genauen Zeitpunkt abzufragen. Sehr oft liegt dieser tatsächlich in der aufsteigenden Phase oder zur Maximalzeit. Entsprechende Anwendungen in der abklingenden Phase oder am Tiefpunkt sind eher selten. Wenn sie

---

33 Die angegebene Zeit bezieht sich stets auf die reale Ortszeit. Über die Differenzen zwischen Uhrzeit und realer Ortszeit informiert das Buch »Die Edelsteinuhr« von Michael Gienger.

vorkommen, handelt es sich meist um unterstützende Maßnahmen bei Yin-Zuständen, um ein »extremes Tief« abzufangen.

Weitere Funktionsbereiche

Bevor wir zum Ausmessen der Meridiane, dem diagnostischen Herzstück der Individuellen Therapie, kommen, sollen weitere Messpunkte erklärt werden, die zur »Standard- oder Grunddiagnose« verwendet werden. Diese sind der Bioelektrischen Funktionsdiagnostik entnommen. Dort kennt man noch viel mehr spezifisch aussagekräftige Messpunkte. Wer diese Kenntnisse vertiefen möchte, kann dies in einer EAV-Ausbildung (Elektroakupunkturmessung nach Dr. Voll) tun. Dr. Voll hat etwa 500 Messpunkte definiert. Diese Kenntnisse lassen sich hervorragend in die Individuelle Therapie integrieren; aufgrund der Möglichkeiten, die später beschrieben werden, sind sie allerdings nicht zwingend erforderlich. In meiner Praxis arbeite ich lediglich mit den bereits erläuterten Meridianen und den im Folgenden beschriebenen Messpunkten der Funktionsbereiche.

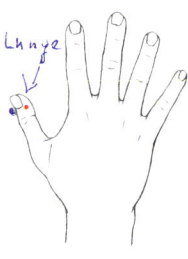

Messpunkt Lymphe.

Lymphe (LY)

Der Messpunkt der Lymphe liegt am ulnaren (dem Zeigefinger zugewandten) Nagelwinkel des Daumens. Die Lymphe ist das »Gewebswasser«. Diese dem Blutplasma (Blutflüssigkeit ohne rote Blutkörperchen) entstammende Substanz bewegt sich durch den Extrazellulärraum, den Bereich außerhalb der Zellwände und Blutgefäße. Hier findet sich auch das Bindegewebe, welches ebenfalls von der Lymphe durchströmt wird.

Bindegewebe und Lymphe werden in der Medizin oft sträflich vernachlässigt. Alles Augenmerk liegt auf Blut und Zellen, die Lymphe dagegen wird als »nicht so wichtig« erachtet. Weit gefehlt! Zu diesem Thema sei wärmstens das Buch »Das System der Grundregulation« von Alfred Pischinger[34] empfohlen (Laien sollten sich gleichzeitig ein medizinisches Lexikon kaufen).

Der Begriff Lymphe stammt von lateinisch *lympha* und bedeutet »klares Wasser, Quellwasser«. Zur Lymphe schreibt der Pschyrembel (Klinisches Wörterbuch)[35]: »Hellgelbe Flüssigkeit; besteht aus Lymphplasma [ähnlich dem Blutplasma] und

34 Alfred Pischinger, »Das System der Grundregulation«, Haug Verlag, Heidelberg 1998.

35 »Pschyrembel«, Klinisches Wörterbuch, Walter de Gruyter Verlag, 259. Auflage, Berlin 2002.

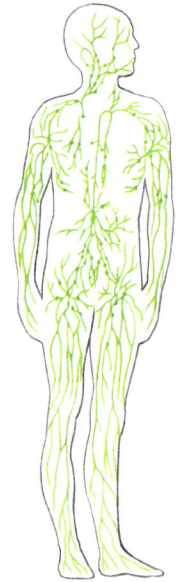

Die Lymphbahnen des Körpers.

Lymphkörperchen, die fast alle kleinen Lymphozyten [spezifischen Abwehrzellen] entsprechen; entsteht durch den Austritt von Blutplasma aus den Kapilla-ren [den feinsten Verästelungen der Blutgefäße] ins Gewebe; fließt in den Gewebsspalten und wird durch besondere Gefäße (Lymphgefäße; anfänglich ohne, später mit Wandung) über die regionären Lymphknoten (wo die Lymphozyten hineingeschwemmt werden) erneut dem Blutkreislauf zugeführt. Die Menge ist abhängig von der Höhe des Blutkapillardrucks und erhöht sich bei der Tätigkeit jedes Organs, besonders der Muskulatur.«

Die Lymphe durchströmt oder besser durchsickert das Bindegewebe und ernährt nicht nur dieses, sondern auch sämtliche anderen Gewebszellen. Außerdem transportiert die Lymphe alle Stoffwechselabfälle der Zellen zurück ins Blut. Die Lymphe ist der Haupttummelplatz der Abwehrzellen, die lymphatischen Organe dienen der Abwehr von Fremdstoffen, Schadstoffen und Krankheitserregern. Zu den lymphatischen Organen gehören die Lymphknoten, sämtliche Mandeln, die Milz, der Thymus, der Blinddarm und die Lymphfollikel (Ansammlungen von lymphatischem Gewebe und Abwehrzellen) zum Beispiel im Dünndarm.

> Hauptfunktionen der Lymphe sind also die Ernährung und Entsorgung aller Zellen sowie die Unterstützung der Immunabwehr. Mit dem Bindegewebe dient die Lymphe darüber hinaus als zentraler Informationsspeicher des Körpers.

Alle Informationen – wie wichtig, belastend oder gefährlich bestimmte Substanzen oder Lebewesen sind – werden hier gespeichert. Diese Informationen werden den Abwehrzellen und sämtlichen sonstigen Körperzellen mitgeteilt. Verschmutzungen der Lymphe beeinträchtigen alle Zellen, da sie von der Lymphe umgeben sind und durch sie ernährt und entsorgt werden.

> Bei der Untersuchung gibt uns eine Störung am Lymphmesspunkt Hinweise auf folgende Umstände:
> • eine mögliche Verschmutzung der Lymphe;
> • eine Störung oder hohe Abwehraktivität des Immunsystems;
> • den Zustand der lymphatischen Organe;
> • eine mögliche Trägheit oder Störung des Lymphflusses.

Die klassischen »Lymphatiker« – besonders im Kindesalter noch weitgehend unverfälscht zu erkennen – leiden zum Beispiel unter Mandelbeschwerden, Dauerschnupfen oder -husten, Ohrenentzündungen, Lymphknotenschwellungen und oft auch Darmbeschwerden. Hier ist es meist nicht allein mit einer Stärkung der Immunabwehr getan. In der Regel ist eine gezielte Steuerung und Entstörung der Abwehr, oft in vielen Schritten, unerlässlich.

Zentrale Probleme sind hier fast immer die Kuhmilchunverträglichkeit sowie die Tuberkulose in der Erblinie. Typische diagnostische Zeichen sind weiße Flecken oder Schlieren in der Iris. Neben der breiten Palette körpereigener und zugeführter Gifte sowie weiterer problematischer Substanzen und deren Schwingungsmustern spielt hier auch der Säure-Basen-Haushalt eine entscheidende Rolle. Wird die Lymphe sauer, wird sie zähflüssig, fast sogar gelartig. Da kann natürlich nicht mehr viel fließen, und alles Gewebe befindet sich in einem Teufelskreis der Verschlackung und Vergiftung. In solch einem Fall ist eine Entsäuerung zu prüfen!

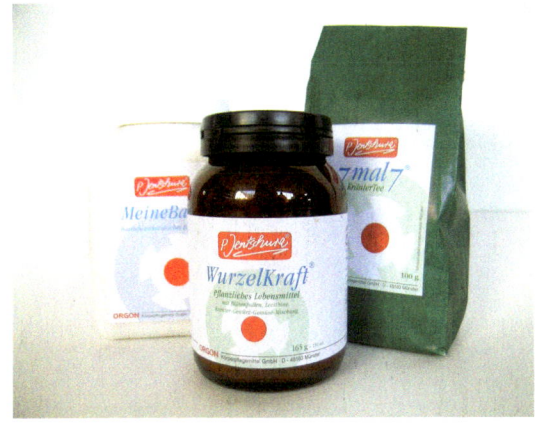
Die Jentschura-Basenkur.

Die vielen basischen Mineralpräparate bieten hier nur bedingt Abhilfe, weil sie meist nicht in der Lage sind, bereits vorhandene Säureschlacken oder ganze durch Schlacken blockierte Lymph- und Bindegewebsbereiche wieder zu lösen. Die Basenkur der Firma Jentschura (früher: Orgon Basenkur) erweist sich unseres Erachtens als sehr effektiv. Diese bietet eine Schlackenspaltung durch einen speziellen Tee, eine basische Mineralsubstitution in organischer Form durch die Wurzelkraft (ein Konzentrat hochwertiger Pflanzenbestandteile) und das allerwichtigste, eine Säureausleitung über die Haut durch basische Vollbäder. Dadurch wird gerade in den Problemzonen der bereits gelartigen Lymphbereiche die Säure nicht über lange Lymphwege transportiert, sondern über die gesamte Körper-

oberfläche ausgeschieden. Säurestaus mit Ödemen und Schmerzen werden auf diese Weise vermieden.

Nervensystem (NS)

Messpunkt des Nervensystems ist der ulnare (dem Mittelfinger zugewandte) Nagelwinkel des Zeigefingers. Das Nervensystem ist unser vom Gehirn ausgehendes Kommunikationssystem, das bedeutend schneller als das Blut in den Blutgefäßen ist. Das Gehirn, gemeinsam mit dem Rückenmark auch »Zentrales Nervensystem« (ZNS) genannt, ist die Schaltzentrale, welche die Impulse des geistigen Wesens in Nervenreize und umgekehrt Meldungen der Sinnesnerven in geistige Signale übersetzt. Da sich hier sozusagen die Schnittstelle zwischen dem geistigen und materiellen Bereich befindet, erleben wir uns als geistige Wesen meist in der Kopfregion lokalisiert.

Vom Gehirn geht ein System von Körperzellen aus, die sehr lange Fortsätze haben und zu elektrochemischer Aktion und Reaktion fähig sind. Die vom Gehirn ausgehenden Bahnen vermitteln Befehle an Muskeln, sich anzuspannen oder zu entspannen. Damit ermöglichen sie dem geistigen Wesen das Bewegen und Wirken in der materiellen Welt. Die zum Gehirn hinführenden Bahnen geben Sinneseindrücke und Lageberichte vom Körper über das Gehirn an das geistige Wesen weiter.

Nicht jeder Vorgang erfordert jedoch eine Teilnahme des geistigen Wesens. Daher gibt es zum Teil auch Umschaltungen, die bereits im Rückenmark vorgenommen werden, was mehr den eigenen Erfordernissen des Körpers entspricht. Tritt man zum Beispiel auf einen Nagel, muss das nicht erst zum geistigen Wesen gemeldet werden, damit dieses entscheidet, was zu tun ist, um dann entsprechende Befehle via Gehirn an den Körper weiterzugeben. Vielmehr wird in diesem Fall möglichst einfach und schnell bereits im Rückenmark die entsprechende Gewichtsübernahme des anderen Beins und das Anheben des verletzten Beins gesteuert. Wir sprechen hier von einem »Reflex«. Reflexe sind also selbstständige Reaktionen des Nervensystems, in denen dieses blitzschnell reagiert.

Ein weiterer selbstständiger Bereich ist das vegetative oder autonome Nervensystem, das mit relativ dünnen und langsam arbeitenden Nervenfasern die Eigensteuerung des Körpers durchführt. Dazu zählen die Regelung der Durchblutung, der Verdauung, des Herzschlags, der Atmung u. v. m.

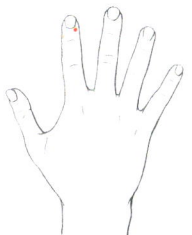
Messpunkt Nervensystem.

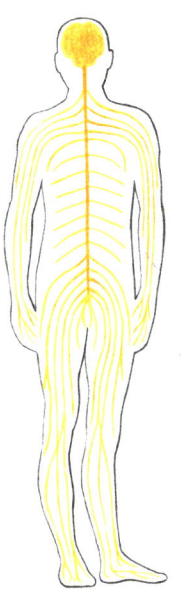
Das Nervensystem.

Hierfür ist eine bewusste Wahrnehmung oder willentliche Steuerung nur in geringem Umfang notwendig und brauchbar. Würden wir als geistige Wesen jeden einzelnen dieser Vorgänge selbst steuern, würde das »Unterhalten eines Körpers« zum Vollzeitjob statt zum nützlichen Werkzeug. Zwei wichtige Komponenten des vegetativen Nervensystems sind Sympathikus (erforderliche Regelung für Flucht und Angriff) und Parasympathikus (erforderliche Regelung für Verdauung, Sexualität und Regeneration)[36].

Am Testpunkt des Nervensystems messen wir den Gesamtzustand des Nervensystems – ungeachtet der möglichen Störungsquelle. Eine Belastung kann hier Verschiedenstes bedeuten:
- Möglicherweise ist man »fertig mit den Nerven« und hat zu viel Stress;
- möglicherweise sind Nervengifte (zum Beispiel Quecksilber), Viren (zum Beispiel Herpes) oder andere Krankheitserreger vorhanden;
- möglicherweise geht das Immunsystem auf die Nerven seines eigenen Körpers los (zum Beispiel bei multipler Sklerose);
- möglicherweise werden die Nerven von ihren feinen Blutgefäßen nicht richtig versorgt (zum Beispiel bei der Polyneuropathie oder der etwas anders gelagerten Cerebralsklerose);
- … und vieles mehr.

Wir können aus unterschiedlichsten Gründen eine Störung am Nervenmesspunkt bekommen. Genaueres müssen wir aus anderen diagnostischen Komponenten ermitteln wie dem Gespräch, unmittelbaren Beobachtungen, Ergebnissen anderer Untersuchungen und Messpunkte, Resonanzmessungen, Reaktionen auf das Austesten bestimmter Medikamente sowie durch Störfeld- und Ursachensuche direkt am Körper oder gegebenenfalls fachärztliche Untersuchungen.

Allergie (ALL)

Der Allergietestpunkt befindet sich am ulnaren (dem Ringfinger zugewandten) Nagelwinkel des Mittelfingers. Hier testen wir die allergische Reaktionsbereitschaft bzw. die Verwirrung des Abwehrsystems. Der Begriff »Allergie« stammt von griechisch *allos*, »fremd, gegensätzlich, anders, verschieden«, und *ergon*, »Tätigkeit, Reaktion«. Der österreichische Mediziner C. Pirquet definierte 1906 die Allergie als »Andersempfindlichkeit«. Die moderne Definition (Pschyrembel, Klinisches Wörterbuch) lautet: »*Angeborene oder erworbene spezifische Änderung der Reaktionsfähigkeit des Immunsystems gegenüber fremden, eigentlich unschädlichen Substanzen, die als Allergen [allergieauslösend] erkannt werden …*« Etwas verständlicher steht es im Brockhaus: »*Die erworbene Überempfindlichkeit gegenüber Stoffen des natürlichen und beruflichen Lebensraumes, die sich nach deren wiederholter Einwirkung entwickelt.*«

Was wird am Allergie-Testpunkt gemessen? Im Grunde eine Verwirrung des Abwehrsystems – in verschiedenster Hinsicht:
- Möglicherweise liegt tatsächlich eine Überempfindlichkeit gegen körperfremde, an sich unschädliche Substanzen vor, wie beim Heuschnupfen oder einem Kontaktekzem;
- möglicherweise gibt es Überreaktionen gegen körpereigene Strukturen wie bei den sogenannten Autoimmunerkrankungen (zum Beispiel Morbus Bechterew, Polyarthritis, Basedow-Krankheit usw);
- möglicherweise liegen Nahrungsmittel-Überempfindlichkeiten vor, wobei – wieder einmal – die Kuhmilch an erster Stelle steht;
- oder es gibt möglicherweise eine Überlastung oder Irritation des Immunsystems im Darm, die je nach individueller Konstitution als Neurodermitis, Asthma usw. ihren Ausdruck findet oder »nur« Symptome wie chronischen Schnupfen, Nebenhöhlenentzündung, Bronchitis, Blähungen, Durchfall, Abgeschlagenheit usw. hervorruft.

Der Messwert am Allergietestpunkt kann also auch dann erheblich erhöht sein, wenn keinerlei Symptom vorliegt, das zu einer dem Allergietypen gehört. Ich hatte sogar schon wiederholt Fälle, wo körperlich auch an den Messwerten anderer Organe nichts Relevantes zu finden war – bis sich schließlich im Gespräch herausstellte, dass eine »Allergie« gegen Kollegen, Arbeitsplatz, Lebenspartner, Nachbarn oder irgendwelche anderen Personen bzw. Lebensumstände vorlag.

Wenn Sie also einen erhöhten Allergiewert messen, ohne dass Ihre Testperson über Heuschnupfen klagt, brauchen Sie nicht gleich zu ver-

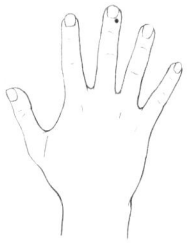

Messpunkt Allergie.

36 Der Sympathikus ist der aktivierende Teil des vegetativen Nervensystems. Er erhöht die Tätigkeit von Herz, Kreislauf, Stoffwechsel, Drüsen usw., wodurch eine innere Spannung entsteht, die zu gesteigerter Aktivität und schnellerer Reaktionsbereitschaft befähigt. Der Parasympathikus ist der beruhigende Teil des vegetativen Nervensystems. Er drosselt die Tätigkeit von Herz, Kreislauf, Stoffwechsel, Drüsen usw., wodurch Entspannung eintritt und Regeneration möglich wird.

zweifeln. Halten Sie einfach zunächst einmal alles für möglich und verwerfen Sie Ihre (geistigen) »Schubladen«. Behalten Sie als Richtung lediglich ein weit gefasstes Konzept im Sinn, etwa: Es gibt irgendwelche Probleme »mit der Abwehr von etwas« oder »durch die Abwehr gegen etwas«. Schauen Sie die betreffende Person genau an, ihre Krankheitsgeschichte, die übrigen Messwerte – und fragen Sie nach! Wie bei allen anderen Problemen kann auch das passende Heilmittel, das Sie ausgetestet haben, wertvolle Rückschlüsse auf das eigentliche Problem geben.

> Sehr oft geht ein erhöhter Allergiewert mit einem erhöhten Milzwert einher. Der Milzwert sagt sehr viel über den Zustand des spezifischen Immunsystems aus, das auch mit der Milzfunktion korrespondiert.

Hierzu ein paar kurze Beispiele möglicher Konstellationen: Bei einer Untersuchung bekam ich die Werte ALL 8 und MP 7. (Ich frage bei Milz-Pankreas stets beide Organe direkt am Körper ab, um zu wissen, beschert mir das eine oder andere diesen Wert – in diesem Fall war's die Milz.) Weitere hohe Werte waren: NI 11 und LY 7. Bei der Überprüfung der Nosoden bekam ich eine Resonanz auf Streptococcus haemolyticus; zudem gab mein Patient häufige Mandelentzündungen an. Hier deutete einiges auf die Autoimmunkrankheit Glomerulonephritis hin.

In einem anderen Fall lagen die Messwerte LU 5, LY 6, DI 10, ALL 6 und BI 11 vor. Der Patient klagte über Heuschnupfen. Es zeigte sich außerdem eine Resonanz auf Quecksilber sowie Unverträglichkeiten von Kuhmilch, Weizen und Zucker. Hier zeichnet sich der sehr häufige Fall von »Darm vergiftet Körper« ab.
Als Drittes schließlich ein kleiner typischer Ausschnitt aus den Werten eines Patienten mit Morbus Bechterew: ALL 8, MP 10, GE 10, NI 11.

Parenchymdegeneration (PD)

Der Messpunkt der Parenchymdegeneration befindet sich am radialen (dem Mittelfinger zugewandten) Nagelwinkel des Ringfingers. Das Parenchym sind die »Funktionszellen« der Organe. Diese definiert der bereits mehrfach zitierte Pschyrembel folgendermaßen: »Parenchym: Die spezifischen Zellen eines Organs, die dessen Funktion bedingen; im Gegensatz zum interstitiellen oder Gerüstgewebe, das aus Bindegewebe mit Gefäßen und Nerven besteht.«

Zur Degeneration heißt es im Pschyrembel: »Entartung; Ersatz vollwertiger Substanz durch minderwertige; Schädigung spezifischer Zelleigenschaften, verschlechterte Fähigkeit zur Entwicklung, Anpassung und Heilung.« Der Duden geht noch ein bisschen weiter: »1. Rückbildung, Verfall von Zellen, Geweben oder Organen (Biologie, Medizin). 2. vom Üblichen abweichende negative Entwicklung, Entartung; körperlicher oder geistiger Verfall oder Abstieg, zum Beispiel durch Zivilisationsschäden.« Dem lässt sich eigentlich nichts Sinnvolles mehr hinzufügen.

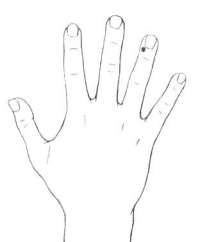

Messpunkt Parenchymdegeneration.

Am Messpunkt der Parenchymdegeneration prüfen wir die Zellalterung, den Zellstoffwechsel mit Versorgung und Entsorgung und die sich daraus ergebende Funktionsfähigkeit. Dieser Wert gibt einen unverbindlichen Hinweis auf die Heilungschancen des Betreffenden; wobei auch eine schlechte Prognose bei entsprechender Bereitschaft von Patientin bzw. Patient und Therapeutin bzw. Therapeut lediglich eine größere Herausforderung bedeuten kann, einen längeren Genesungsweg.

Die Stoffwechselvorgänge in jeder Zelle sind äußerst vielfältig, schnell und komplex. Dies gilt ganz besonders für die Parenchymzellen. Die Ursachen für eine Degeneration können daher das ganze Spektrum der früher vorgestellten Krankheitsursachen umfassen und sowohl in der Zelle selbst als auch in ihrer Versorgung und Entsorgung liegen. Wo nun tatsächlich Schädigungen vorliegen und was sie verursacht hat, müssen wir daher in der Anamnese, anhand der anderen Testwerte oder mit Hilfe weiterer Untersuchungen feststellen.

Gelenke (GE)

Der Messpunkt der Gelenke befindet sich am medialen (der Großzehe zugewandten) Nagelwinkel des 2. Zehs. Die Gelenke sind die beweglichen Verbindungen zwischen den Knochen, die der Pschyrembel sehr ausführlich beschreibt: »Gelenk (Articulatio): Bewegliche Verbindung zwischen zwei oder mehreren Knochen. An jedem Gelenk unterscheidet man: 1. die artikulierenden[37] Gelenkflächen (Facies articulares), die meist mit hyalinem[37] (selten Faser-)Knorpel überzogen sind; 2. die Gelenkkapsel (Capsula articularis), bestehend aus einer äußeren fibrösen[37] Schicht aus straffem kollagenem[37] Bindegewebe (Membrana fibrosa), die sich am Rand der überknorpelten Flächen in das Periost[37] fortsetzt, und aus der Gelenkinnenhaut (Membrana synovialis), welche die Gelenkschmiere (Synovia) absondert; 3. die Gelenkhöhle (Cavum articularis),

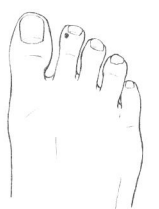

Messpunkt Gelenke.

ein spaltförmiger kapillärer[37] Raum; 4. eine große Zahl von besonderen Einrichtungen: Verstärkungsbänder zur Verstärkung der bindegewebigen Kapsel, zur Führung und Hemmung von Bewegungen; Binnenbänder im Inneren des Gelenkes; Zwischenscheiben (Disci[37] articulares und Menisci[37] articulares) sind verschiebbare Gelenkflächen, die als Puffer wirken und inkongruente[37] Gelenkflächen ausgleichen; Schleimbeutel (Bursae synoviales); faserknorpelige Pfannenlippen dienen der Vergrößerung mancher Gelenkpfannen.«

Gemessen wird am Gelenketestpunkt der Gesundheitszustand der oben beschriebenen Strukturen und ihrer Funktionen. Eine Erhöhung dieses Messwertes geht am häufigsten mit einer Erhöhung der Werte von Niere und Blase (Knochen und Knorpel) und/oder einer Erhöhung von Leber und Galle (Sehnen, Bänder, Muskeln) einher. Je nachdem, welche Meridiane hier mitbeteiligt sind, ergeben sich Hinweise auf die Richtung einer ursächlichen Behandlung. Bei Störungen der Gelenke sind begleitende Maßnahmen wie eine tiefgreifende Entsäuerung (Jentschura-Basenkur), Injektionen mit den passenden Organpräparaten der Fa. Wala, manuelle Therapien (Craniosacrale Therapie, Scribben) sowie Bewegungsübungen sehr hilfreich.

Bindegewebe (BI)

Der Messpunkt des Bindegewebes befindet sich am medialen (dem 2. Zeh zugewandten) Nagelwinkel des mittleren Zehs (3. Zeh). Das Bindegewebe wird vom Pschyrembel wie folgt definiert: »Aus dem mittleren Keimblatt (Mesoderm) hervorgegangenes Gewebe; dient der Umhüllung und Unterteilung der Organe, ihrer Einbettung in der Umgebung und der Zuleitung von Nerven und Gefäßen; Aufbau aus Zellen (Fibroblasten, Fibrozyten[38]) und den von ihnen gebildeten Grund- oder Interzellularsubstanzen[38], die aus Kittsubstanz (Mukopolysaccharide[38]) und eingelagerten Fasern (kollagen[38], argyrophil[38], elastisch) bestehen. Außer den Grundsubstanz bildenden Fibrozyten kommen (besonders im lockeren Bindegewebe) noch freie Zellen vor: Wanderzellen (amöboid[38] bewegliche Zellen, v.a. Leukozyten[38], Monozyten[38] und Zellen des Monozyten-Makrophagen-Systems[38]), Histiozyten[38], eosinophile Zellen[38], Mastzellen[38], Plasmazellen[38], Pigmentzellen[38], Fettzellen.« Neben den Zellen, die das Fasergerüst des Bindegewebes produzieren, haben wir hier also eine große Zahl und Vielfalt von weißen Blutkörperchen, die der Immunabwehr dienen. Außerdem werden praktisch alle Zellen des Körpers über das Bindegewebe versorgt und entsorgt.

> Substanzen, die den Körper stören und von diesem nicht oder nur schwer entsorgt werden können, bleiben zunächst im Bindegewebe (und Fettgewebe) eingelagert, weil sie dort anfangs relativ wenig stören.

Es kann sich dabei um Substanzen verschiedenster Art handeln:
- Giftstoffe, die von außen in den Körper gelangten (synthetische Hormone, Medikamente, Umweltgifte, Lebensmittelzusatzstoffe usw.) oder im Körper selbst entstanden sind (Produkte unsau-

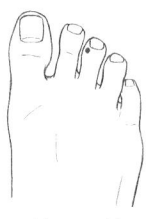

Messpunkt
Bindegewebe.

37 Artikulierend: Hier im Sinne von »beweglich verbindend« (lateinisch *articulus*, »kleines Gelenk«); hyalin = durchscheinend, glasig (griechisch *hyalos*, »Glas«), hier ist der bläulich opaleszierende Knorpel gemeint; fibrös = faserreich, aus derbem Bindegewebe bestehend« (lateinisch *fibrosus*, »faserreich«); kollagen = leimartig (griechisch *kolla*, »Leim«), hier sind besonders zugfeste Bindegewebsfasern gemeint, aus denen Leim gekocht werden kann; Periost = Knochenhaut (griechisch *peri*, »um etwas herum«, *osteon*, »Knochen«); kapillär = haarfein (lateinisch *capillus*, »Haar«); Disci: Mehrzahl von Discus = Zwischenknorpel, Gelenk- oder Bandscheibe (lateinisch *discus*, »Wurfscheibe«); Menisci: Mehrzahl von Meniscus = sichelförmige Knorpelscheibe (griechisch *meniskos*, »mondförmiger Körper«); inkongruent = nicht übereinstimmend, nicht deckungsgleich, nicht passend (lateinisch *congruens*, »übereinstimmend, entsprechend«).

38 Fibroblasten: Bildezellen faserigen Bindegewebes; Fibrozyten: spindelförmige Zellen im faserigen Bindegewebe (lateinisch *fibra*, »Faser«); Interzellularsubstanz: in die Zwischenzellräume eingelagerte Substanz zur Festigung des Stützgewebes; Mukopolysaccharid: langkettige Kohlenwasserstoffverbindung aus Amino- und organischen Säuren; kollagen = leimartig (griechisch *kolla*, »Leim«), hier sind die besonders zugfesten Bindegewebsfasern gemeint, die zum Beispiel in Sehnen und Bändern vorkommen; argyrophil = durch Silberpräparate färbbar (griechisch *argyros*, »Silber«), dadurch werden die Fasern unter dem Mikroskop sichtbar; elastisch = dehnbar, biegbar (griechisch *elastos*), hier sind die elastischen Bindegewebsfasern gemeint, die zum Beispiel in der Haut und den Blutgefäßen vorkommen; amöboid = beweglichen Einzellern (Amöben) ähnlich (griechisch *amoibe*, »Wechsel, Veränderung«); Leukozyten = weiße Blutkörperchen (griechisch *leukos*, »hell, weiß«); Monozyten = größte weiße Blutkörperchen (griechisch *monos*, »allein, einzeln, einzig«); Makrophagen = große Fresszelle (griechisch *makros*, »lang, groß, hoch«, *phagein*, »essen, verzehren, fressen«); Monozyten-Makrophagen-System: Gesamtheit aller Immunzellen, die körperfremde Zellen abtöten oder Fremdstoffe aufnehmen (»fressen«) und beseitigen; Histiozyten: Gewebsmakrophagen, häufig kleineren Blutgefäßen anliegend (griechisch *histion*, »Gewebe«); eosinophile Zellen: kleine Fresszellen, die mit Eosinfarbstoffen gefärbt und dadurch unter dem Mikroskop sichtbar werden; Mastzellen: Leukozyten, die zell- und gewebsschädigende Substanzen ausstoßen können, eigentlich um körperfremde Zellen zu vernichten aus diesem Grund spielen sie jedoch bei der klassischen Allergie eine wichtige Rolle; Plasmazellen: Zellen des spezifischen Abwehrsystems, die Antikörper gegen Krankheitserreger produzieren; Pigmentzellen sind für die Herstellung und Speicherung von Farbstoffen zuständig (lateinisch *pigmentum*, »Farbstoff«).

berer Verdauung, besonders im Darm, oder Rückstände und Ausscheidungsprodukte von Bakterien, Pilzen, Viren und Parasiten).

- Eiweißüberschüsse aus unserer »Wohlstandsernährung«: Wie bereits erläutert, wird vor allem tierisches Eiweiß in den Bindegewebsfasern als Reserve für Mangelzeiten eingebaut. Dadurch wird das Bindegewebe mit der Zeit immer dichter und für die Versorgung und Entsorgung der Zellen immer undurchlässiger.
- Ähnliches gilt für (Säure-)Schlacken, die besonders durch Nahrungsmittel wie Kaffee, Alkohol, Zucker, Kohlensäure, Weißmehl usw. sowie durch Stress entstehen.

> Alle diese Gift- und Schlackenstoffe setzen dem Bindegewebe mit der Zeit zu, so dass die Zellen einerseits Mangel leiden und andererseits im eingelagerten Müll ersticken. Darauf beruhen die meisten chronischen Erkrankungen und sogenannten Zivilisationskrankheiten wie Bluthochdruck, Arteriosklerose, Arthrose usw.

Neben der materiellen Verschlackung ist auch der informative Aspekt wichtig. Denn im Bindegewebe ist das »Gedächtnis des Körpers« lokalisiert. Alfred Pischinger hat in seinem Buch »Das System der Grundregulation« genau untersucht, dass praktisch alle Funktionen der Körperzellen über die materiellen und informativen Inhalte des Bindegewebes beeinflusst werden. Auch in der Praxis muss ich häufig zuerst die »blockierenden Erinnerungen« im Bindegewebe lösen, da hier gespeicherte Informationen von Störungen und Belastungen oft eine schwerwiegende Therapieblockade darstellen. Wenn zu jeder homöopathisch, pflanzlich, steinheilkundlich vermittelten Heilinformation die im Bindegewebe gespeicherten Störinformationen hinzukommen, kann das befriedigende Heilungsergebnisse sehr erschwert werden.

Bevor ich eine individuelle Verordnung erstelle, untersuche ich, welche Störinformationen vorhanden und für mich erreichbar sind. So führt zum Beispiel die Tuberkuloseinformation von den Vorfahren (oder durch Impfung) häufig zu Lymphatismus und chronisch wiederkehrenden Erkältungen; E 210 (die Benzoesäure[39]) bringt über die Ähnlichkeit zum Progesteron[39] den Hormonhaus-

halt durcheinander; Quecksilber (zum Beispiel im Amalgam oder in Impfstoffen) verstärkt das Problem der Kuhmilchunverträglichkeit, fördert Darmpilze und trägt so zur Selbstvergiftung bei usw.

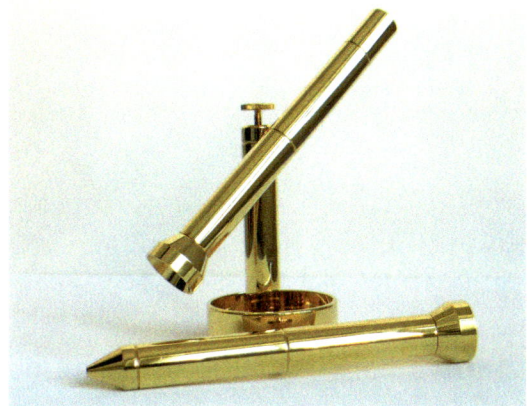

Der Orgon-Photonenstrahler nach Zundl.

Inzwischen stapeln sich Hunderte von Testproben in Form von chemischen Elementen, Nosoden, Hormonen, Allergenen, Umweltgiften, Nahrungsmittelzusätzen usw. in meiner Praxis, die ich auf Resonanz hin prüfen kann. Die Informationen jener Proben, die eine Resonanz und Belastung anzeigen, kann ich mit dem Orgon-Photonenstrahler des Herrn Zundl aus Lörrach entweder invers einstrahlen[40] – und dadurch weitgehend löschen – oder im Sinne des Prinzips »Ähnliches heilt Ähnliches« original einstrahlen, um so die Körperintelligenz auf das Problem aufmerksam zu machen. Die Prüfung wichtiger Messwerte zeigt mir während und nach diesem informativen Korrekturvorgang, was sich wodurch verändert hat und ob ich genug gelöst habe, um effektiv therapieren zu können.

> Als erste Maßnahme bei stark belastetem Bindegewebe ist vielfach eine »informelle Klärung« notwendig, um überhaupt eine »Kooperationsbereitschaft« des Körpers zu gewinnen. Erst danach können weitere Maßnahmen folgen.

Meist ist im folgenden Schritt die stoffliche Reinigung des Bindegewebes angesagt. Häufig passende Mittel sind hier Alcea Coriandrum und/oder Allium ursinum kombiniert mit Mikroalgen wie zum Beispiel Spirulina Hau oder Bio Reu Rella

---

39 »Benzoesäure« ist eine als Konservierungsmittel weitverbreitete aromatische Verbindung. »Progesteron« ist das Gelbkörperhormon, das Schwangerschaftsvorgänge reguliert.

40 Bei einer »Inversbehandlung« wird das Schwingungsmuster einer belastenden Substanz in umgekehrter (inverser) Form mittels geeigneter Geräte (Laser oder Photonenstrahler) »eingestrahlt«. Dadurch wird die gespeicherte Information weitgehend gelöscht.

zur Giftstoffbindung; ebenso MC 1–3 von Vita Bon B.V. in Holland oder die Phönix Reinigungskur[41]. Zusätzlich unterstütze ich den Reinigungsprozess oft mit einem individuell passenden Stein oder homöopathischen Mittel. Bei den Säureschlacken bevorzuge ich die bereits vorgestellte Basenkur der Firma Jentschura in Münster[41]. Abgerundet wird das Ganze durch eine individuelle Diät. Auf diese Weise lässt sich wenigstens ein Teil der akuten Belastungen zeitweilig verringern. Leider lässt sich nicht alles reduzieren …

Haut (HA)

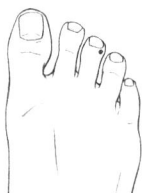

Messpunkt Haut.

Der Messpunkt der Haut befindet sich am lateralen (dem 4. Zeh zugewandten) Nagelwinkel des mittleren Zehs (3. Zeh). Die Haut ist das größte Organ unseres Körpers. Sie dient dem Kontakt mit der Umwelt sowie zum Schutz und zur Abgrenzung. Darin ähnelt sie den mit ihr verbundenen Organen bzw. Meridianen Dickdarm und Lunge. Da Hautprobleme – Eiterpusteln, Bläschen, Mitesser, Ekzeme usw. – oft nur schwer zu verbergen sind, haben wir es häufig sehr eilig, diese Erscheinungen loszuwerden. Auch wenn das Anliegen verständlich ist, sollten wir hier dennoch große Vorsicht walten lassen.

> Einen Ausschlag rasch zum Verschwinden zu bringen drängt das Hautproblem oft nach innen, wo es eher schlimmer wird, und zum Beispiel zu Atemwegserkrankungen, Asthma führt. Dieses Verdrängen klappt nicht nur mit Cortison oder Antibiotika – es funktioniert auch mit naturheilkundlichen Mitteln ganz gut.

Heilung findet grundsätzlich von innen nach außen statt. Das bedeutet, dass der Körper bei vielen Hautbeschwerden eigentlich schon den harmlosesten Lösungsweg gefunden hat. Oft entlastet er wichtigere Bereiche durch die Ausleitung oder Verarbeitung in der Haut. Daher ist es gerade bei Hautproblemen umso zentraler, die tieferliegenden Ursachen zu finden und zu behandeln. Aufschluss darüber geben uns die anderen Messwerte, die Anamnese, gezieltes Nachfragen sowie gegebenenfalls weitere Untersuchungen. Es ist auch möglich, dass der Hautwert erhöht ist, ohne irgendwelche sichtbaren Symptome. Das kann bedeuten, dass zwar Belastungen vorhanden sind, die der Körper jedoch noch »ruhen« lässt, ohne sie zu verarbeiten. Möglicherweise liegen auch – ähnlich wie bei der Allergie beschrieben – seelische Gründe vor, die

41 Siehe Adressen im Anhang.

(noch) nicht zu körperlichen Erscheinungen führen. Denn auch bei seelischen Abgrenzungsschwierigkeiten kann der Hautwert erhöht sein.

> Ein hoher Messwert der Haut kann also verschiedene Möglichkeiten anzeigen:
> - eine tatsächliche Hauterkrankung wie Psoriasis, Neurodermitis usw.;
> - eine Belastung der Haut durch andere, auch vergangene Erkrankungen (siehe sonstige Beschwerden oder die Werte anderer Testpunkte);
> - eine Belastung der Haut durch Ernährung, mangelnde Entschlackung oder äußere Reize (Umweltbelastung, Strahlung);
> - seelische Kontakt- oder Abgrenzungsschwierigkeiten sowie andere seelische Probleme (die Haut als Spiegel inneren Befindens).
>
> Belastungen können dabei mit wahrnehmbaren Symptomen (zum Beispiel Juckreiz) einhergehen oder völlig unbemerkt bleiben.

Beispiele für seelisch bedingte Belastungen der Haut:
Ein junger Mann von 18 Jahren kam mit einer massiven Schuppenflechte in meine Praxis. Die Schuppenflechte trat das erste Mal auf, als er seine erste Freundin hatte. Die zunächst sehr mühsame Therapie in vielen Schritten begann genau dann zu greifen, als er unter kompetenter Anleitung verschiedene seelische Belastungen mit Hilfe des Methodischen Gesprächs auflöste. Die Belastung seiner Haut war offenbar erstrangig seelischer Natur. Inzwischen sind die Beschwerden seit ungefähr drei Jahren bis auf gelegentliche winzige Restchen verschwunden.
Eine heute 17-jährige junge Frau, die ich seit ihrer Geburt kenne, litt unter schwerer, therapieresistenter Neurodermitis. Diese setzte ein, als ihr Vater sie und ihre Mutter in der frühen Kindheit ziemlich brutal ablehnte und verließ. Etwa neun Jahre später heiratete die Mutter einen sehr lieben Mann, mit dem eine geborgene und harmonische Familie entstand. Die Neurodermitis verschwand einfach. – Vergleichen Sie hierzu die Meridianbeschreibungen Lunge und Dickdarm (Seite 82f.): Zu diesen Meridianen zählt sowohl die Haut als auch die Beziehung zum (leiblichen) Vater.

Fettgewebe (FE)

Der Messpunkt des Fettgewebes befindet sich am medialen (dem 3. Zeh zugewandten) Nagelwinkel des 4. Zehs. Das Fettgewebe gehört der biologisch-medizinischen Einteilung entsprechend zum Bindegewebe. Es dient dem Schutz vor Druck, Schlag und Kälte, gleicht Hohlräume aus, trägt (im richtigen Maß) zu einem ästhetischen Aussehen des Körpers bei und dient als Brennstoffreserve.

> Am Messpunkt des Fettgewebes prüfen wir die Sauberkeit und funktionelle Gesundheit dieses Gewebes sowie eine eventuell vorliegende »fettige Degeneration«, wenn Zellen, die eigentlich eine andere Aufgabe haben, sich mit Fett füllen, zu Fettzellen mutieren oder durch solche ersetzt werden.

Wie das Bindegewebe wird auch das Fettgewebe gerne als Zwischenlager unliebsamer Substanzen gebraucht, insbesondere natürlich für fettlösliche oder fettliebende Stoffe. Die Palette des eingelagerten »Mülls« reicht daher von verschiedensten Haushaltschemikalien (Putz- und Lösungsmitteln usw.) über Umweltgifte und Medikamente bis hin zu minderwertigen Fetten oder schlecht

> Ähnlich wie beim Bindegewebe signalisiert ein erhöhter Wert des Fettgewebetestpunkts in der Regel, dass eine informelle und stoffliche Reinigung des Körpers notwendig ist. Auch eine Unterstützung von Leber und Galle zur Regulierung des Fettstoffwechsels kann hilfreich sein, zumal deren Testwerte bei Belastungen des Fettgewebes meist ebenfalls erhöht sind. Natürlich sollte das von einer passenden Diät begleitet werden.
> Besonders wichtig ist dabei, welche Fette man zu sich nimmt. Margarine und viele Öle aus dem Supermarkt sind wertlos und Basis weiterer Belastungen. Sie werden chemisch oder durch Erhitzung gewonnen, oft aus minderwertigen Ausgangspflanzen und dann noch künstlich in die gewünschte Konsistenz (Margarine) gebracht. Ungesättigte Fettsäuren – falls je vorhanden – werden dabei ruiniert. Doch gerade die sind für die Zellgesundheit und Zellfunktion unentbehrlich. Stattdessen wird der Körper mit Ballast vollgestopft, für den es nur eine Verwendung gibt: als Sondermülldeponie. Das wird auch daraus – und die Information dieser »Müllhalde« wird schließlich allgegenwärtig im Körper. Außerdem wird Fett beim heutigen Mangel an körperlicher Betätigung und dem gegenwärtigen Zuckerüberkonsum kaum noch zur Energiegewinnung genutzt. Die Schwimmringe brisanten Inhalts sind also vorprogrammiert …

verstoffwechselten Fettstoffen aus falscher Ernährung (hier ruht das billige Bratenfett aus den Jahren 1958 bis 2003 …). Dieser Fett-Chemie-Cocktail ist mitunter so brisant, dass der Körper ihn auf keinen Fall mehr anrührt, und sollte er noch so hungern. Auch dies ist ein Grund, weshalb manche Pfunde trotz raffiniertester Diäten partout nicht »wegschmelzen« wollen. Ganz im Gegenteil: Viele Patienten nehmen auch ohne Nahrungsreduzierung während einer gezielten Reinigung des Körpers erheblich ab.

Fette sollen kaltgepresst und am besten aus kontrolliert biologischer Erzeugung sein. Auch Butter ist – entgegen unserer sonstigen Beurteilung der Kuhmilch und der schulmedizinischen Meinung über Cholesterin – recht gut verträglich.

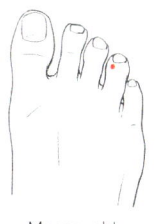

Messpunkt Fettgewebe.

Ausmessen der Meridiane und Funktionskreise

Die Testpunkte der zwölf Hauptmeridiane und der acht weiteren Funktionskreise (vgl. Seite 106) ergeben zusammen zwanzig wesentliche Testpunkte, die sich paarweise an den Nagelwinkeln unserer Finger und Zehen finden. Dort kann der Status jedes einzelnen Meridians bzw. Funktionsbereichs mit der Einhandrute geprüft und anhand des Vektorensystems ausgewertet werden.

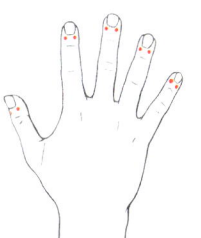

> Die genaue Vorgehensweise beim Austesten der Meridiane und Funktionskreise wird im Folgenden beschrieben. Setzen Sie hierfür Ihre Testperson bequem an einen störungsfreien Platz. Am besten auf einen Stuhl aus gut verträglichem Material. Setzen Sie sich auf die rechte Seite im rechten Winkel (90 Grad) zu Ihrer Testperson.

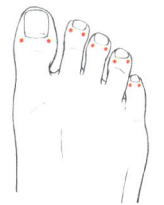

Testpunkte an Hand und Fuß.

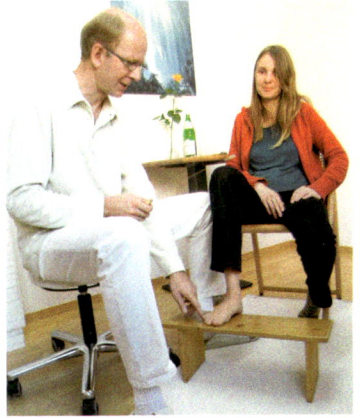
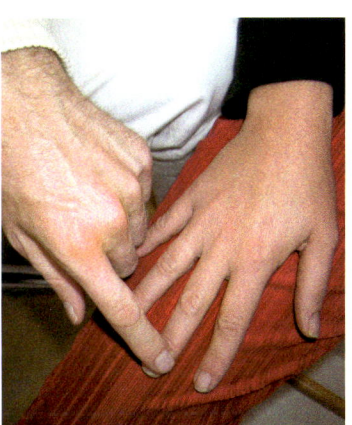

Position beim Austesten.

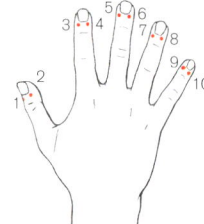

Patient:

Datum					
1 LU					
2 LY					
3 DI					
4 NS					
5 PE					
6 AII					
7 PD					
8 3E					
9 HE					
10 DÜ					
11 MP					
12 LE					
13 GE					
14 MA					
15 BI					
16 HA					
17 FG					
18 GB					
19 NI					
20 BL					

Rp.

Übersichtsplan (Messblatt).

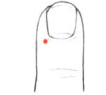

Testpunkte
an der Hand.

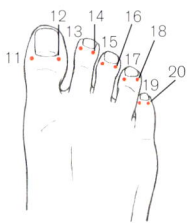

Die genaue Position
der Testpunkte.

Testpunkte am Fuß.

Sollten Verletzungen oder Krankheitssymptome sonstiger Art am Messpunkt vorliegen, gehen Sie so weit Richtung Handgelenk zurück wie nötig, um im gesunden Bereich zu messen. Halten Sie bei der Messung klar im Bewusstsein, was Sie wissen wollen: den Zustand der Lymphe, des Dickdarms, des Herzens oder was immer Sie gerade testen. Da Sie selbst sozusagen das »Messinstrument« sind (und die Einhandrute nur Ihr Zeiger), ist eine solche mentale Unterstützung des Rutentests möglich.

Sobald Sie die Werte der Messpunkte (Hand) im Übersichtsplan eingetragen haben, geht es mit dem Fuß weiter. Legen Sie Ihren linken Zeigefinger auf den ersten Messpunkt (MP) wenige Millimeter vom medialen Nagelwinkel der großen Zehe. Socken können getragen werden, solange Sie die richtigen Punkte am richtigen Zeh noch sicher tasten können.

Beim Milz-Pankreas-Meridian, dem ersten Testpunkt am Fuß, hat es sich bewährt, die beiden Organe zusätzlich einzeln am Körper abzufragen, wenn am Testpunkt eine höhere Belastung angezeigt wird. Im Übersichtsplan empfiehlt es sich, ein »M« über den Wert zu schreiben, wenn die Milz

In den Meridianen finden sich meist die ursächlichen Störungen, während die Funktionsbereiche eher Auskunft über deren Folgen geben. Daher ist in der Regel auch einer der zwölf Hauptmeridiane »König«, das heißt zentraler Schlüssel zur Lösung des Problems.

Um den »König« zu finden, schauen Sie, welcher Meridian den höchsten Belastungswert hat und lassen Sie Ihre Testperson den dazugehörigen Messpunkt mit dem linken Zeigefinger berühren. Prüfen Sie, während die Berührung bestehen leibt, einige der anderen Meridiane mit nennenswerten Belastungen. Wenn Ihre Testperson den Messpunkt des »Königs« berührt, weisen alle anderen Messpunkte den Vektor 1 auf

Wenn nicht, war es nicht der »König«. Gehen Sie zum Meridian mit dem zweithöchsten Vektor über und lassen diesen mit dem linken Zeigefinger berühren, während Sie andere Punkte mit hohen Vektoren überprüfen. Dies wiederholen Sie gegebenenfalls so lange, bis der Meridian ermittelt ist, bei dem die Berührung des Testpunkts durchgehend den Vektor 1 in den anderen Meridianen und Funktionsbereichen erzeugt. Dann haben Sie den »König« gefunden!

Führen Sie die Vortests sowohl bei sich selbst als auch bei Ihrer Testperson durch – einschließlich der Überprüfung, ob der Testplatz störungsfrei ist. Die rechte Hand Ihrer Testperson liegt mit der Handfläche nach unten auf dem rechten Oberschenkel. Berühren Sie mit Ihrem linken Zeigefinger den ersten Testpunkt (LU) am radialen Nagelwinkel des rechten Daumens. Warten Sie dabei, welche Bewegung die Rute in Ihrer rechten Hand vollzieht. Dabei brauchen Sie nichts Besonderes zu tun. Seien Sie lediglich präsent (auch geistig). Vielleicht fokussieren Sie sich darauf, dass Sie den Zustand des Lungenmeridians angezeigt bekommen möchten. Notieren Sie den Vektor der angezeigten Rutenbewegung im Übersichtsplan.

Anschließend berühren Sie mit Ihrem linken Zeigefinger den zweiten Testpunkt (LY) am ulnaren Nagelwinkel des Daumens. Auf diese Weise verfahren Sie der Reihe nach von Testpunkt zu Testpunkt, bis Sie die Vektoren aller zehn Testpunkte der Hand ermittelt haben.

Beachten Sie dabei bitte, dass der genaue Messpunkt wenige Millimeter vom Nagelwinkel entfernt ist.

höher belastet ist, oder ein »P«, wenn eine höhere Belastung der Bauchspeicheldrüse (Pankreas) vorliegt. Ist der Wert für den Milz-Pankreas-Meridian (MP) im Übersichtsplan mit entsprechendem Vermerk eingetragen, geht der Test beim Lebermeridian weiter, also am lateralen Testpunkt der großen Zehe.

Auf diese Weise verfahren Sie auch am Fuß der Reihe nach mit allen zehn Testpunkten, bis Sie alle Vektoren ermittelt und im Übersichtsplan eingetragen haben.

Damit haben Sie in ein paar Minuten eine sehr weitreichende Übersicht über den Gesamtzustand Ihrer Testperson erhalten. Nun gilt es noch festzustellen, welches das Zentralproblem ist – der »König« ist. Es ist jener Schlüsselmeridian, den Sie mit Ihrer Behandlung erreichen müssen, wenn Sie nicht nur Symptome kurieren wollen. Ich akzeptiere als »König« meist nur einen Meridian wie Lunge, Herz, Leber usw. und nicht einen Funktionsbereich wie Lymphe, Nervensystem, Parenchymdegeneration usw.

Das Berühren des Messpunktes ist gleichzusetzen mit der Information »es ist behandelt« (man legt tatsächlich die Hand bzw. den Finger an). Daher ergibt sich der Vektor 1 (= alles okay). Dieses Verfahren wurde der Kinesiologie entlehnt, wo es »Therapielokalisation« genannt wird.

Dasselbe Verfahren lässt sich auch für Störfelder am Körper verwenden. Dabei legt der/die Betreffende die Hand direkt auf das Störfeld, während man den Vektor dieses Felds und/oder die Vektoren der Testpunkte bzw. anderer Störfelder überprüft. Auch hier zeigt sich die größtmögliche Verbesserung in allen Bereichen genau dann, wenn das zentrale bzw. wichtigste Störfeld berührt wird.

Der komplette radiästhetisch-biophysikalische Befund

Fassen wir abschließend den radiästhetisch-biophysikalischen Befund noch einmal zusammen, der in seiner Gesamtheit das »Herzstück« der Individuellen Therapie bildet. Dabei möchten wir betonen, dass dieser Befund nicht schematisch und ausschließlich eingesetzt werden sollte. Am sinnvollsten und nützlichsten ist der radiästhetisch-biophysikalische Befund, wenn er eingebettet ist in eine gute Wahrnehmung und Beobachtungsgabe, aufmerksames Da-Sein und Hinhören im Gespräch sowie weitere Untersuchungen, die sich aus dem jeweiligen Fall ergeben.

Der radiästhetisch-biophysikalische Befund:

1. Vortests:
- Testplatz überprüfen, ggf. anderen Platz einnehmen.
- Switching überprüfen, ggf. Korrekturen durchführen.
- Psychomeridian überprüfen, ggf. Heilmittel finden, dann vorübergehende Korrektur durchführen.
- Wassermangel überprüfen, ggf. trinken lassen.
- Strahlenbelastung überprüfen, ggf. Abhilfe klären.
- Abschließende Kontrolle (»Etwas, das genaue Messung stört?«), ggf. Störungen beseitigen.

2. Testpunkte:
- Testpunkte der Meridiane und Funktionskreise an Händen und Füßen prüfen und Vektoren aufschreiben.
- Bei Belastungen von Bindegewebe und Fettgewebe eventuell störende Informationen »löschen«.
- Den »König« ermitteln und notieren.

3. Störzonen:
- Ergänzend zu den Testpunkten eventuell Störzonen am Körper überprüfen und Vektoren festhalten.
- Auch hier ggf. den »König« ermitteln.

4. Behandlung:
- Unmittelbar notwendige Behandlungen ermitteln und durchführen, ggf. mit Kontrolle durch Resonanztest oder Messwerte der Testpunkte.

5. Heilmittel:
- Die passenden Heilmittel finden (Schwerpunkt »König«), die möglichst alle Testpunkte auf den Vektor 1 bringen.
- Mit Resonanztest die Heilmittel selektieren und die effektivste Kombination ermitteln.
- Dosierungen und Anwendungsrichtlinien ermitteln.
- Vollständigkeit der Verordnung überprüfen (Frage: »Bestmögliche Verordnung?«), ggf. ergänzen (weitere Möglichkeiten – auch außerhalb der eigenen – mental abfragen).

6. Abschluss:
- Nach Ende der Behandlungen sollten alle Testpunkte (mit den verordneten Heilmitteln in der Hand der Testperson) möglichst Vektor 1 aufweisen. Ansonsten ggf. überprüfen, was noch fehlt.

Die obige Darstellung macht deutlich, dass Diagnose und Therapie in der Individuellen Therapie fließend ineinander übergehen. Theoretisch ist der radiästhetisch-biophysikalische Befund mit dem Überprüfen der Testpunkte und dem Ermitteln des »Königs« zunächst abgeschlossen. Doch das bedeutet nicht, dass wir die Einhandrute beiseite legen und keine weiteren Tests oder Überprüfungen mehr durchführen.

Patient: *Heidi Beispiel*

Datum	10.9.03					
LU	2					
LY	6					
DI	5					
NS	1					
PE	1					
AII	2					
PD	1					
3E	3					
HE	1					
DÜ	3					

MP	3					
LE	5					
GE	3					
MA	4					
BI	3					
HA	4					
FG	4					
GB	(6)					
NI	4					
BL	2					

Rp.

Messblatt mit Messwerten.

Ganz im Gegenteil: Die Einhandrute ist auch in der anschließenden Therapie eine beständige Hilfe, insbesondere zur Kontrolle vieler Behandlungen (Ausleiten von Informationen, Auflegen von Heilsteinen, Farbbestrahlungen usw.). Für Situationen, in denen wir keine Einhandrute benutzen können oder wollen, möchten wir an dieser Stelle noch eine weitere Diagnosemethode vorstellen, die ähnlich eingesetzt werden kann wie der radiästhetisch-biophysikalische Befund. Anschließend widmen wir uns der praktischen Durchführung der Therapie – als Hilfsmaßnahme zu Hause ebenso wie als therapeutisches Konzept in der Praxis.

Der kinesiologische Muskeltest

Einer der wichtigsten ergänzenden Tests in meiner Praxis ist der kinesiologische Muskeltest. Dieser ist in vielem dem radiästhetisch-biophysikalischen Befund ähnlich, allerdings ist er wesentlich aufwendiger und daher nicht so effektiv. Andererseits hat der Muskeltest einen unschlagbaren Vorteil: Hier spüren Patientinnen bzw. Patienten selbst, wie sich bestimmte Störungen, Maßnahmen oder Heilmittel auf sie auswirken. Diese Kontrolle durch das eigene Empfinden führt zu einer viel größeren Zustimmung und einer intensiveren Beteiligung am Heilungsgeschehen. Und das ist mitunter sehr viel wert. Darüber hinaus ist die Kenntnis des Muskeltests natürlich hilfreich, wenn irgendwo ein spontaner Einsatz gefordert wird und gerade keine Rute zur Hand ist.

Zum Thema Kinesiologie gibt es umfangreiche Literatur und Kurse beim Institut für Angewandte Kinesiologie in Freiburg (Literaturhinweise/Adresse siehe Anhang). Hier wird nur auf einfache Testmöglichkeiten eingegangen, wie sie zusätzlich zur Einhandrute verwendet werden können. Sie dienen dazu, Patientinnen bzw. Patienten bestimmte Messergebnisse selbst nachvollziehen zu lassen, oder zur Absicherung wichtiger Ergebnisse mit einer zweiten Methode.

> Das Grundprinzip des kinesiologischen Muskeltests besteht darin, dass Muskeln im störungsfreien Zustand bei Beanspruchung sofort, willig und fest »zupacken«. Liegt dagegen eine Störung vor, ist die Reaktion etwas langsamer, unwilliger oder schwächer. Möchte man einfach das Gesamtbefinden kontrollieren, ist es im Prinzip egal, welchen Muskel man als Testmuskel nimmt. Denn erfährt der Körper einen schwächenden Einfluss, so reagieren alle Muskeln langsamer, unwilliger oder schwächer als im gesunden, ausgeglichenen, stabilen Zustand. Wird der Körper dagegen gestärkt, packen im Test alle Muskeln etwas schneller und fester zu.

Je nach Art einer Störung ist die Schwächung bei einem Muskel mehr, bei einem anderen weniger ausgeprägt. Aus diesem Grund werden zum Beispiel im »Touch for Health« (einem Teil der Angewandten Kinesiologie) ganz bestimmte Kennmuskeln gezielt für bestimmte Meridiane getestet. Ist der Kennmuskel schwach, bedeutet dies, dass der mit ihm verbundene Meridian gestört ist. Es gibt verschiedene Möglichkeiten, hauptsächlich auf reflektorischem Wege, Muskel und Meridian zu korrigieren.

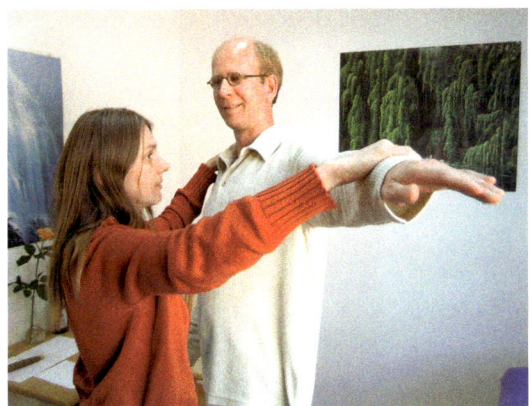

Der Muskeltest.

Die Durchführung des Muskeltests

Den einfachen Muskeltest wende ich mitunter zur Ergänzung oder Bestätigung meines Befunds an. Meist lasse ich dazu den stehenden Patient bzw. Patientin einen Arm – waagerecht nach der Seite – ausstrecken. Dann lege ich meine Hand nahe dem Handgelenk auf seinen bzw. ihren Unterarm, übe aber noch keinen Druck aus, sondern trage das Eigengewicht meines Armes selbst. Bevor ich drücke, gebe ich die Anweisung: »Bitte halten Sie Ihren Arm, wenn ich ›jetzt‹ sage, mit aller Kraft exakt da, wo er im Moment ist. Ich werde nach unten drücken.« Dann sage ich »jetzt« und drücke nach unten. Der Druck schleicht dabei nicht langsam ein, sondern ist sofort in voller Stärke da. Dabei spüre ich (und auch Patient bzw. Patientin), ob der Muskel sofort zugreift und der Arm seine Position behält. Ist dies der Fall, haben wir eine Reaktion, die kräftig, vital, gesund ist oder bei bestimmten Fragen »okay« und »Ja« anzeigt. Reagiert der Muskel dagegen verspätet, langsam, schwach oder gar nicht, signalisiert die Reaktion: geschwächt, gestört, belastet oder bei bestimmten Fragen »nicht okay« bzw. »Nein«.

Ich setze bei diesem Test allerdings nicht meine ganze Kraft ein, sondern dosiere je nach Patient. Dabei entspricht der Druck in der Regel schon mehreren Kilogramm Gewicht. Um das sofortige Zupacken des Muskels zu spüren, bräuchte ich nur einen Bruchteil davon. Aber ich will, dass die Patientinnen, Patienten eindeutig spüren, ob ihr Arm halten kann oder nicht. Angenommen, der Arm hält einwandfrei. Mit diesem Muskel können dann Tests durchgeführt werden. Allerdings nur wenige,

da der Arm bald zu ermüden beginnt, so dass die Tests unzuverlässig werden. Hier liegt ein weiterer Vorteil des Rutentests: Hunderte von Messungen ohne Ermüdung (der Getesteten) in schneller Folge und ohne großen Aufwand sind mit der Einhandrute möglich.

Kurzfassung des kinesiologischen Muskeltests:

- Testperson streckt einen Arm waagerecht zur Seite aus.
- Hand ohne Druck nahe dem Handgelenk am Unterarm auflegen.
- Anweisung: »Bitte halten Sie Ihren Arm, wenn ich ›jetzt‹ sage, mit aller Kraft exakt da, wo er im Moment ist. Ich werde nach unten drücken.«
- »Jetzt« sagen und kräftig nach unten drücken.
- Dabei beobachten, ob der Muskel sofortig, willig und fest »zupackt« oder ob er langsam, unwilliger oder schwächer reagiert.

Störfeld und Heilmittel

Sind die Voraussetzungen für einen zuverlässigen Test gegeben, lasse ich die Patientinnen, Patienten eine Hand oder einen Finger, je nach Größe des zu untersuchenden Störfeldes, auf die Störung legen. Zugleich führe ich mit dem anderen Arm den oben beschriebenen Test durch. Wenn es sich um ein Störfeld handelt, wird der Muskel jetzt nicht mehr spontan und kräftig zupacken, sondern erst nach einer gewissen Abwärtsbewegung allmählich zum Halten kommen. Oft müssen sich Patientinnen, Patienten sehr bemühen, den Arm zu halten; mitunter gelingt es ihnen überhaupt nicht. In gewissem Umfang kann man dabei vom Grad der Schwächung (des Muskels) auf die Stärke der untersuchten Störung schließen.

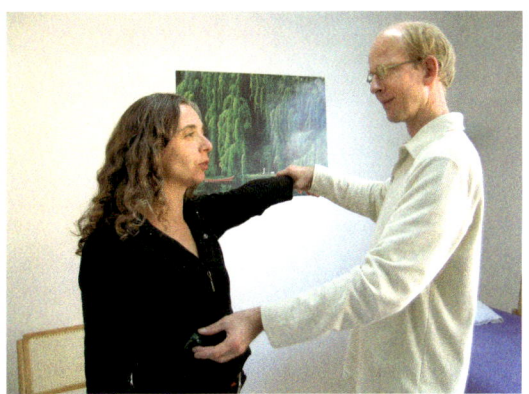

Test von Störfeld und Heilmittel.

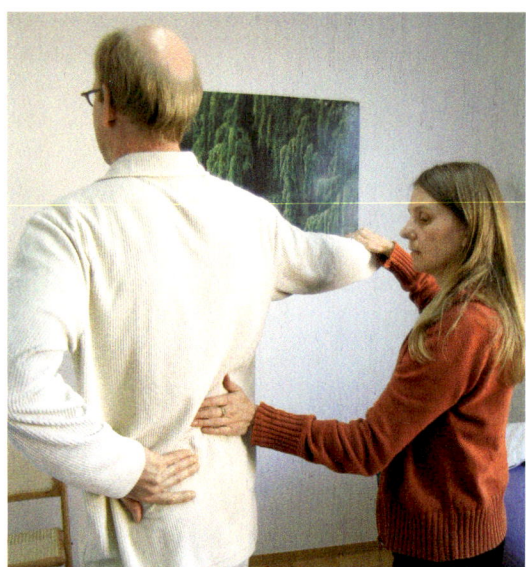

Test von Störfeld und Heilmittel.

Ist eine Störung ermittelt, kann ich der Patientin, dem Patient ein vorher mit der Rute ausgetestetes Heilmittel – egal welcher Art – in die Hand geben oder an einer zuvor ausgemessenen Stelle anbringen und den Muskeltest wiederholen. Habe ich das Heilmittel bzw. die zugewiesene Stelle richtig ermittelt, muss der Muskel gut halten können. Ist das der Fall, bestätigt der Muskeltest sowohl die Lokalisierung der Störung als auch die Heilmittelwahl.

Angenommen, ein Patient kommt mit chronischer Abwehrschwäche und daraus resultierender Infektanfälligkeit. Auf meine entsprechende Frage gibt er an, als Erstes, Schlimmstes und Hartnäckigstes sei seine Stimme betroffen – und gerade die sei für ihn besonders wichtig. Beim Austesten der Meridiane (mit der Rute) zeigt sich zwar eine Belastung auf Lunge und Lymphe, »König« ist jedoch die Milz. Außerdem gibt es noch ein winziges, aber deutliches Störfeld am Kopf. Mit der Rute konnte ich bereits die Hierarchie dieser Störungen ermitteln:

- *Wird das Störfeld am Kopf berührt, zeigen Milz und Kehle Vektor 1.*
- *Wird das Störfeld an der Milz berührt, zeigt nur die Kehle Vektor 1, am Kopf bleibt die Störung.*
- *Wird das Störfeld an der Kehle berührt, ändert sich an Kopf und Milz nichts, hier bleiben die Störungen bestehen.*

Daraus lässt sich schlussfolgern, dass die Störung am Kopf den anderen übergeordnet ist. Als Zweites folgt die Störung der Milz, zuletzt die der Kehle. Das Berühren entspricht hier der Information »es wird behandelt«, worauf im Rutentest sofort die

Folgewirkungen erkennbar sind. Es muss also zuerst das Störfeld am Kopf behandelt werden, wodurch sich die anderen beiden höchstwahrscheinlich ebenfalls verbessern werden.

Damit auch der Patient selbst wahrnehmen kann, welche Behandlungen hier notwendig sind, verwende ich zur Therapiewahl anschließend den Muskeltest. Dabei frage ich die verschiedenen Möglichkeiten ab:

Die beste Therapie für das Störfeld am Kopf:
»Klangtherapie?« – Muskeltest: schwach
»Heilstein?« – Test: schwach
»Farbbestrahlung?« – Test: stark

Nun wird die passende Farbe ermittelt und die Behandlung durchgeführt. Anschließend erfolgt die Kontrolle:
»Behandlung ausreichend?« – Muskeltest: schwach
»Weitere Behandlung?« – Test: stark
»Nadelakupunktur?« – Test: stark

Die Nadelakupunktur ist bei Störfeldern am Kopf oft ausgesprochen wirksam. Gerade hier ist der Armtest mitunter besonders hilfreich, um den Patienten von der Notwendigkeit dieser Maßnahme zu überzeugen.

Im Anschluss an die Farbbestrahlung wird das Störfeld mit Akupunktur behandelt. Es erfolgt eine erneute Kontrolle:
»Behandlung ausreichend?« – Muskeltest: stark
Zur Sicherheit lasse ich den Patienten die Hand auf das Störfeld am Kopf legen und teste erneut. – Ergebnis: stark
Dann die Hand auf die Milz. – Test: stark
Die Hand auf der Kehle. – Test: stark
Der Patient und ich strahlen um die Wette. Wir haben beide definitiv gesehen und gespürt: Was vorher schwach war, ist jetzt stark!

Natürlich geht die Auswahl des passenden Heilmittels mit der Rute schneller und einfacher, daher ziehe ich diese meist vor. Doch die Einsicht, dass tatsächlich ein bestimmtes – eventuell beschwerdefreies – Störfeld behandelt werden muss, ist beim Betroffenen aufgrund des Muskeltests meist größer. Ebenso die Bereitschaft zu einer entsprechenden Behandlung. Aus diesem Grund wähle ich den Muskeltest ab und an zur Absicherung und Demonstration für den Patienten.

Den mitunter doppelten Aufwand eines Rutentests und kinesiologischen Muskeltests gehe ich gerne ein, da mir wichtig ist, dass sowohl die Patientinnen, Patienten als auch ich selbst sicher sein können, dass die bezahlte Behandlungszeit nicht vergeudet wird. Um ehrlich zu sein: In mir tauchen immer wieder Zweifel auf, und ich stelle viele Resultate in Frage. So unangenehm das auch ist, ich halte es dennoch für sehr wichtig. Wer mit etwas derart Zentralem wie der Gesundheit und damit einem existenziellen Aspekt des Lebensglücks von Menschen umgeht, sollte von Größenwahn und Anmaßung so weit entfernt sein wie überhaupt nur möglich. Obwohl ich selbst immer wieder über die Zuverlässigkeit vieler Messungen staune, so weiß ich doch, dass es keine Unfehlbarkeit und absolute Genauigkeit gibt.

Als Bestätigung des Behandlungserfolgs demonstriert der kinesiologische Muskeltest sowohl Patienten wie auch Therapeuten die mit Hilfe der durchgeführten Maßnahmen erzielte Verbesserung.

Folgemaßnahmen

In vielen Fällen sind zusätzlich zur primären Behandlung des zentralen Störfelds weitere Maßnahmen notwendig. Warum ist das so? Zur Verdeutlichung ein Bild.

Angenommen, der Patient kommt, weil seine Zeitung beim Lesen immer so nass ist. (Das wäre in obigem Beispiel das Problem mit der Stimme.) Ich finde heraus, dass das so ist, weil Wasser durch die Decke tropft. (Das wäre die Störung an der Milz.) Darüber hinaus finde ich heraus, dass das Wasser durch die Decke tropft, weil im Bad oben der Wasserhahn nicht zugedreht ist und die Wanne überläuft. (Das wäre das Störfeld am Kopf.) Nun drehe ich den Hahn zu. (Ich behandle das Störfeld am Kopf.) Da mag es trotzdem sinnvoll sein, das Wasser aufzuwischen, die Decke auszutrocknen, zu streichen oder zu tapezieren (die Milz zu behandeln) und die Zeitung auf die Heizung zu legen (die Kehle zu behandeln).

Das bedeutet: Auch wenn sehr ursächlich gearbeitet wurde, ist es dennoch oft der Fall, dass zusätzliche Maßnahmen nötig sind, um wirklich alle Folgewirkungen zu bereinigen.

Voraussetzungen für korrekte Muskeltests

Wenn der Ausgangstest nicht stark war, das heißt, die Testperson konnte gleich zu Beginn – noch vor dem Berühren eines Störfeldes – den Arm nicht waagerecht halten, lässt sich dieser Muskel nicht für weitere Tests einsetzen. Es ist wichtig, zuerst einen Muskel mit starker Ausgangsreaktion zu finden. Versuchen Sie es zunächst mit dem anderen Arm oder mit dem nach vorne ausgestreckten Arm. Möglicherweise ist es besser, den Arm nach oben zu drücken, wenn er nach unten nicht stark ist. Probieren Sie allerlei aus, bis sich ein starker Muskel findet. Gelingt Ihnen das nicht, lassen Sie die Testperson den Thymus aktivieren, das heißt etwa zwanzig Sekunden draufklopfen (Stärkung für das Gesamtsystem), oder unternehmen Sie andere Schritte zur allgemeinen Stärkung. Wenn alles fehlschlägt, müssen Sie es bei den Rutentests belassen.

Wenn ich nur kinesiologisch arbeite, also keine Vortests mit der Rute durchgeführt habe, mache ich die Schnellkorrekturen für Switching und Psychomeridian und lasse vorsichtshalber genügend trinken. Danach führe ich ein paar Überprüfungstests durch:
- Eine Plastiktüte auf den Kopf gelegt (nicht darüber gezogen!) muss schwächen.
- Eine Hand vor (nicht in) der Steckdose muss schwächen.
- Das Aussprechen eines unverfänglich positiven Worts (zum Beispiel »Schönheit«, »gut« oder etwas Ähnliches) muss stärken.
- Schnelles Nach-unten-Streichen vor der Körpermitte (Irritieren des Zentralgefäßes) muss schwächen.
- Anschließendes Nach-oben-Streichen muss wieder stärken (Stärken des Zentralgefäßes)

Wenn alle Überprüfungen so ausgefallen sind, wie sie sollten – und keine anders – kann zuverlässig getestet werden.

Verfeinerte Wahrnehmung

Die Naturheilkunde bietet eine Vielfalt diagnostischer Verfahren, die in vielen Fällen umfassender – da ganzheitlicher – und tiefgreifender als schulmedizinische Methoden sind. Allein die Tatsache, dass viele Naturheilverfahren von der Existenz einer »geistigen Ebene« ausgehen, die das körperliche Leben lenkt oder beeinflusst, erweitert den Horizont und damit die Möglichkeiten beträchtlich. Das beginnt bereits beim Einsatz unserer Sinne. Wenn wir feststellen, dass etwas »süßlich riecht«, macht es einen Unterschied, ob wir dazu auf chemische Kenntnisse zurückgreifen, die Rückschlüsse auf bestimmte Duftstoffe ermöglichen, oder ob wir

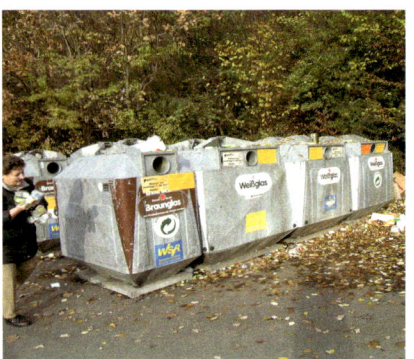
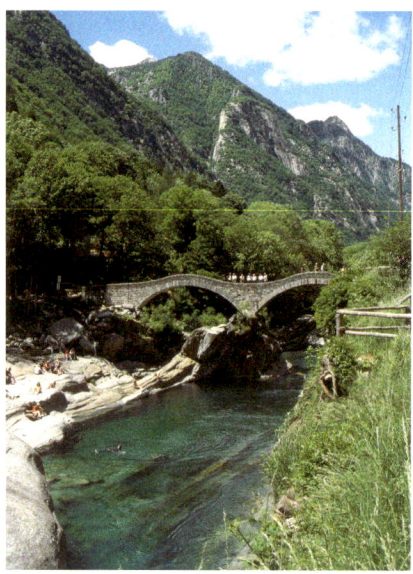
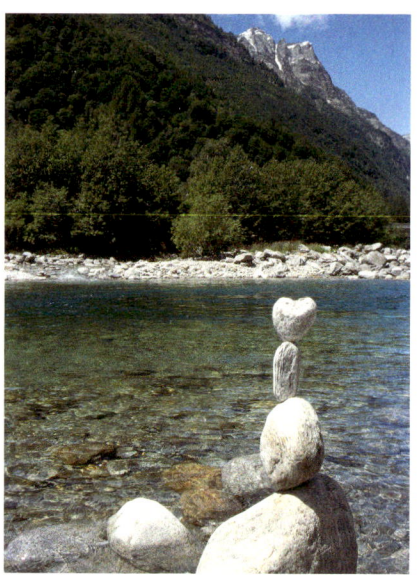

Auch der Sinn für Atmosphären ist eine Wahrnehmung.

über Kenntnisse der Traditionellen Chinesischen Medizin verfügen und diesen Geruch mit dem Element Erde in all seinen Erscheinungsformen in Verbindung bringt. Ohne Zweifel ist es natürlich am besten, wenn wir um beides wissen.

> Unsere innere Einstellung begrenzt den Horizont unserer Wahrnehmung und unserer Erkenntnis. Je mehr Möglichkeiten wir einschließen, desto mehr steht uns offen – je mehr wir ausschließen, desto mehr Möglichkeiten verschließen sich uns!

Wenn wir um die Existenz des Geistes, des Bewusstseins, des Kommunikationsfeldes, der Energielinien und -verbindungen wissen und diese anerkennen, können wir lernen, geistige Präsenz, Aura, Meridiane usw. unmittelbar wahrzunehmen. Zu unseren physischen Sinnen existieren geistige Entsprechungen, die wesentlich feiner, vielseitiger und differenzierter sind. Diese »hellen Sinne« gehören zu unserer Natur und sind im Grunde nichts Außergewöhnliches. Jeder Mensch hat sie und benutzt sie, meist jedoch unbewusst und unbemerkt.

Ohne dass es uns auffällt, reden wir sogar über diese Wahrnehmungen. Wir sprechen von der »Ausstrahlung« anderer (einer Wahrnehmung ihrer Gedanken, Emotionen oder Absichten bzw. ihrer Aura, ihres Kommunikationsfeldes); darüber, ob jemand freund-lich(t) oder feind-lich(t) erscheint, ob ein Ort lieb-lich(t) oder häss-lich(t) ist.

Wir kennen Situationen, in denen wir »keinen Raum« haben oder wo wir uns »riesig« fühlen; wir begegnen anderen, die »auf unserer Wellenlänge«

sind (oder eben nicht), und manchmal »geht uns ein Licht auf« oder es wird »völlig finster«.

Wir könnten Beispiele dieser geistigen Wahrnehmungen endlos fortsetzen: Das spontane Wissen, wer anruft, wenn das Telefon klingelt (ohne Nummerndisplay); das Mitempfinden der Emotion (ohne dass der andere sich äußert); das Wahrnehmen einer Gefahr als »ungutes Gefühl« (auch wenn diese noch nicht da ist); das Miterleben von Erlebnissen vertrauter Menschen, auch wenn diese weit weg sind usw. Jeder kennt diese Wahrnehmungen! Doch wenn wir sie als »Zufall« abtun und nicht anerkennen, »verkümmern« sie, das heißt sie wandern ins Unterbewusstsein und fallen uns nur noch sporadisch auf. Wenn wir unsere geistigen Wahrnehmungen allerdings aufmerksam beobachten und anerkennen, können wir sie immer bewusster einsetzen, bis sie schließlich zur Selbstverständlichkeit und ebenso real wie unsere physischen Sinneseindrücke werden.

Die geistige Wahrnehmung ist freier, weiter und bewusster, wenn wir uns in einer reinen, weiten, freien Atmosphäre befinden, in der Natur, den Bergen oder in der Wüste. Dort lässt sie sich auch umso besser wiederentdecken, fördern und verbessern – insbesondere, wenn wir auch selbst erholt, klar und mit uns im Reinen sind. Im Gewühl der Großstadt, eines Kaufhauses oder einer überfüllten S-Bahn ist es durch den »Druck« der Stimmungen und Spannungen um uns herum und aufgrund der vielen Sinnesreize oft viel schwerer, sich der eigenen Wahrnehmung zu öffnen. Ebenso natürlich, wenn wir selbst unter Stress, Druck und Anspannung stehen oder (geistig) müde und abgestumpft den Wald vor lauter Bäumen nicht mehr sehen.

Wenn Sie jemandem begegnen, der adrett und korrekt angezogen ist, mit gutem Benehmen aufwartet und vielleicht sogar lächelt, bei dem Sie aber spüren: Der ist mir nicht ganz geheuer, irgendwie nicht ehrlich – dann haben Sie Ihre geistige Wahrnehmung eingesetzt, die neben dem äußeren Erscheinungsbild auch das Wesen selbst mit Gedanken, Emotionen und Absichten erkennt. Wenn Sie jemandem begegnen, der weder fein und noch gepflegt daherkommt und vielleicht sogar traurig oder wütend aussieht, bei dem Sie aber spüren, der ist aufrichtig, ehrlich, verlässlich – haben Sie ebenfalls diese Wahrnehmung eingesetzt.

Je mehr wir unseren eigenen geistigen Raum ausdehnen können, desto präziser wird unsere geistige Wahrnehmung. Nur in den seltensten Fällen sehen wir allerdings bunte Erscheinungen, die wir mit Hilfe esoterischer Tabellen interpretieren können. Dazu ist unsere geistige Wahrnehmung viel zu individuell und vielfältig. Zahlreiche Menschen glauben, sie könnten zum Beispiel nicht Aurasehen, weil sie eine ganz bestimmte, durch die Literatur geprägte Vorstellung davon haben. Dabei »sehen« sie die Aura die ganze Zeit. Nur ist es kein Schauen wie mit den Augen, sondern eher ein Sehen-Fühlen-Spüren-Wissen. Einfach ein Wissen, dass etwas »da« ist, und »was« da ist.

So funktioniert geistige Wahrnehmung: das direkte Erkennen dessen, was ist.

Machen Sie sich daher keine unnötigen Gedanken über das Wie und Warum. Sie können sowieso geistig wahrnehmen. Wie viel Anstrengung Sie darauf verwenden, sich davon zu überzeugen, dass es nicht geht, liegt ganz bei Ihnen. Sie können diese Energie auch dafür einsetzen, Ihre geistige Wahrnehmung spielerisch zu erforschen.

Viele gute Ärzte, Heilpraktiker und Therapeuten, denen wirklich am Wohl ihrer Patienten gelegen ist, setzen diese Fähigkeit ein, auch wenn sie das vielleicht nicht so nennen. Gerade der gute alte »Onkel Doktor«, der zu einem kranken Kind kommt, es ansieht und »weiß«: Das sind Ma-

Die verfeinerte Wahrnehmung äußert sich oft durch einen spontanen Impuls, ein plötzliches »Wissen«, das schneller und eindeutiger ist, als gedankliche Überlegungen. Oder wir spüren bei Abwägungen und Entscheidungen einen »Fluss«, der in eine bestimmte Richtung, zu einer bestimmten Möglichkeit hin, leichter und freier ist als in Richtung anderer Optionen. Auch der klassische Einfall, die Inspiration; das richtungsweisende Gefühl, die Intuition; und der spontane Handlungsimpuls, der Instinkt, gehören hierher. Geistige Wahrnehmung ist in erster Linie »geistig« und daher wesentlich vielfältiger als physische Sinneseindrücke. Nur Letztere zu erwarten ist eine Vorstellung, die dem bewussten Erkennen und Anerkennen unserer geistigen Wahrnehmungen meist im Weg steht. Dabei ist es im Grunde ganz einfach: Wir nehmen sowieso ständig geistig wahr!

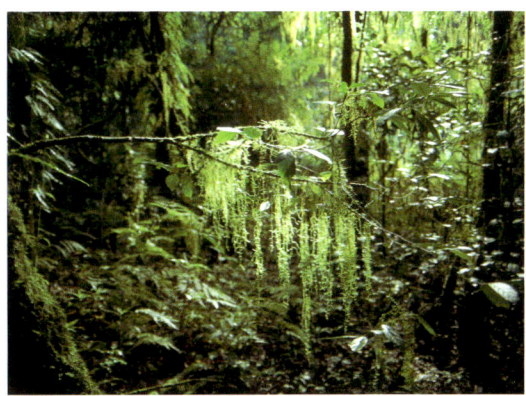

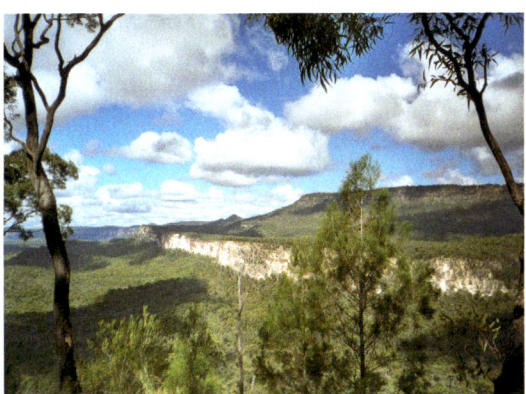

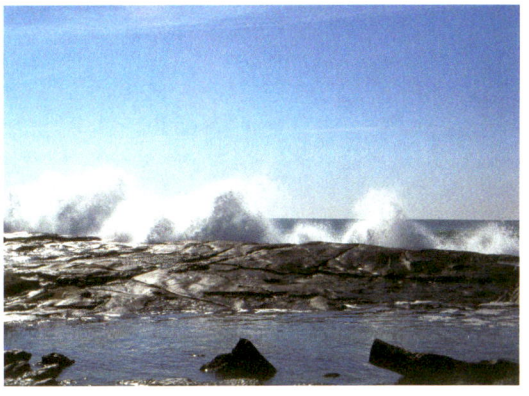

In der Natur wird die Wahrnehmung feiner.

sern, auch wenn noch kein typischer Ausschlag zu sehen ist, setzt diese Fähigkeit ein. Er wird sicherheitshalber seine erlernten diagnostischen Maßnahmen hinzunehmen, aber er weiß es eigentlich schon.

In der Individuellen Therapie haben geistige Wahrnehmungen mindestens denselben Stellenwert wie physische Sinneseindrücke. Ein plötzlicher Impuls wird ebenso aufgenommen und geprüft wie eine augenscheinliche Beobachtung. Viele Lösungen und Behandlungserfolge entspringen dann solchen »Einfällen«. Das Schöne an der Individuellen Therapie ist: Man muss diesen Eingebungen nicht blind vertrauen, sondern kann sie überprüfen – zunächst radiästhetisch, anschließend durch Beobachtung des Behandlungserfolgs. Jeder Erfolg stärkt dabei die Gewissheit eigener geistiger Wahrnehmung, und diese ermöglicht wiederum neue Erfolge. So stärkt sich beides gegenseitig.

Auf diese Weise können Sie die Bewusstheit Ihrer geistigen Wahrnehmung steigern:
- Beginnen Sie, Ihre geistige Wahrnehmung zunächst als Möglichkeit zu akzeptieren.
- Beobachten Sie, wo Sie unwillkürlich solche Wahrnehmungen haben und wo sie sich bestätigen (zum Beispiel das Wissen, wer am Telefon ist usw.).
- Beginnen Sie, Ihre geistigen Wahrnehmungen in Ihre Betrachtungen und Überlegungen bewusst mit einzubeziehen, und setzen Sie Ihre geistigen Impulse bewusst in die Tat um.
- Beobachten Sie die Resultate dieser Überlegungen und Taten, und werten Sie Ihre Erfolge aus.

Mehr ist gar nicht notwendig. Es gibt zwar »beschleunigende Übungen«, doch das Wesentliche sind diese vier Punkte. Vielleicht kommt es Ihnen zu Beginn etwas mühsam vor (so wie die erste Fahrstunde), doch relativ schnell werden Sie entdecken, dass Sie längst in der »Formel 1« unterwegs sind!

Abschließend möchten wir ein hervorragendes Buch über geistige Wahrnehmung und geistige Welten empfehlen: »Menschen, Geist und Geisterwelten« von Silvia Steiner beleuchtet dieses Thema so klar und präzise wie kaum ein anderes Buch. Zugleich ist es anschaulich und einfach zu lesen.[42]

42 Silvia Steiner, »Menschen, Geist und Geisterwelten«, Eigenverlag 2003.

Elektroakupunkturmessung, Pendel und weitere Rutentechniken

Neben dem radiästhetisch-biophysikalischen Befund und der Kinesiologie gibt es eine ganze Reihe ähnlicher Verfahren, die zum Teil Jahrhunderte oder Jahrtausende alt sind (Pendel und Rutentechniken) oder im 20. Jahrhundert entwickelt wurden (Elektroakupunkturmessung usw.).

Ruten verschiedener Art sowie Pendel können prinzipiell alle in der Individuellen Therapie eingesetzt werden. Was in diesem Buch am Beispiel der Einhandrute beschrieben wurde, kann natürlich auch mit anderen Instrumenten nachvollzogen werden. Wichtig ist dabei, dass die nötige Sorgfalt gewahrt wird (störungsfreier Testplatz, Vortests) und dass die spezifischen Anzeigen für Ja bzw. Nein und die Vektoren bekannt sind.

Der einzige Nachteil von Zweihandruten wie der klassischen Wünschelrute oder der hochmodernen Lecherantenne besteht darin, dass beide Hände mit der Bedienung des Testinstruments befasst sind. Daher muss man hier zum Teil andere Vorgehensweisen entwickeln. Bei der Einhandrute (Biotensor) habe ich dagegen eine Hand frei, um Störzonen oder Testpunkte zu berühren. Lediglich für ganz spezifische Tests, wie zum Beispiel zum Ermitteln der Strahlungsart bei einer Strahlenbelastung, greife ich auf spezielle Zweihandruten zurück.

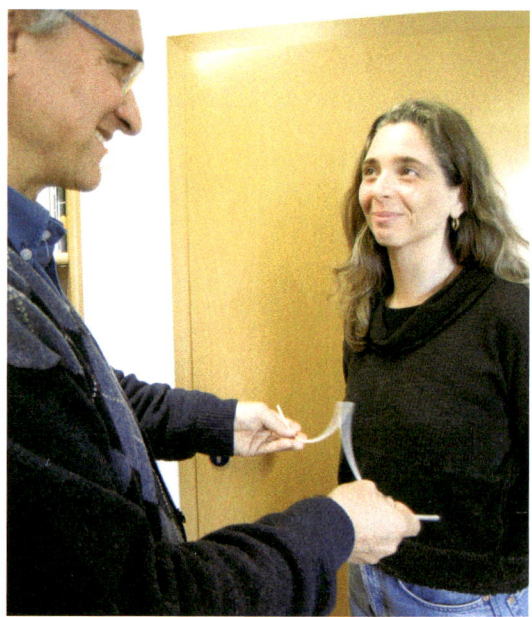

Zweihandrute im Einsatz.

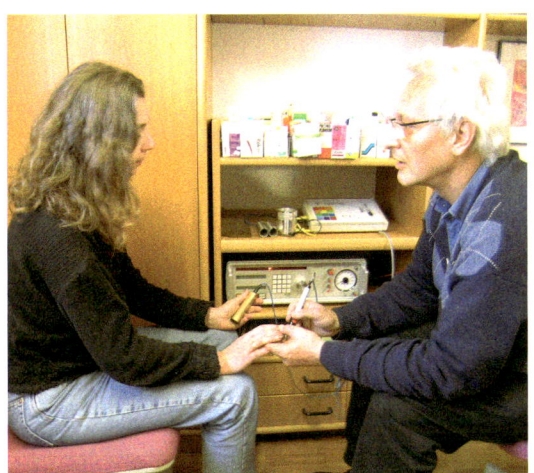
Biophysikalisches Messgerät.

Ein Vorteil der Messgeräte ist dagegen, dass sie viel »objektiver« erscheinen. Viele Menschen trauen Messgeräten eine größere Genauigkeit und eine geringere Beeinflussbarkeit zu. Daher sind sie oft geneigt, Ergebnisse von Apparaten leichter zu akzeptieren und der daraus folgenden Diagnose und Therapie zuzustimmen. Wer also gerne damit arbeitet, kann auch elektrische Diagnose- und Therapieverfahren problemlos in die Individuelle Therapie integrieren.

Individuelle Therapie impliziert, dass jeder Praktizierende seine individuelle Kombination von Diagnose- und Therapieverfahren entwickelt. Die gemeinsame Grundlage ist das hier vorgestellte Konzept; dessen Umsetzung kann jedoch den persönlichen Neigungen, Kenntnissen und Fähigkeiten entsprechend in praktisch jedem Bereich der Heilkunde erfolgen. In der persönlichen Gesundheitsvorsorge ebenso wie in der beruflichen Praxis.

Ähnlich wie der Rutentest kann auch die Elektroakupunkturmessung nach Dr. Voll (EAV) zum Ausmessen der Meridiane und zum Überprüfen passender Heilmittel eingesetzt werden. Ebenso die Bio Funktions Diagnostik (BFD), der Vega-Test und ähnliche Verfahren. Im Grunde besteht der Unterschied zum Rutentest darin, dass hier teure Messgeräte die simple Einhandrute ersetzen.

Bei all diesen Verfahren wird mit Hilfe von Elektroden bei einer geringen Gleichspannung die Leitfähigkeit des Gewebes gemessen. Abweichungen vom als »ideal« oder »harmonisch« definierten Mittelwert zeigen dabei Störungen an. Eine geringere Leitfähigkeit deutet auf energetische Schwäche oder degenerative Vorgänge hin (Yin), eine erhöhte Leitfähigkeit zeigt dagegen Organirritationen oder Entzündungen an (Yang). Mit Punktelektroden können spezifische Testpunkte überprüft werden, zum Beispiel auch die Meridiantestpunkte an Händen und Füßen.

In vielen Bereichen können diese Messgeräte daher genauso wie die Einhandrute eingesetzt werden. Ein Vorteil des Rutentests gegenüber jedem Messgerät besteht darin, dass beim Rutentest der Körper (und zum Teil das geistige Wesen) als Messinstrument dient. Die Rute in der Hand ist nur der Schwingungsverstärker, der die Testreaktionen sichtbar macht.

Für einen anderen Menschen sind wir ein viel besserer »Resonanzkörper« als jedes Gerät. Außerdem können wir beim Rutentest zahlreiche Dinge mental abfragen, die mit Geräten viel aufwendiger zu überprüfen wären.

Therapie

»Reine Methode« oder »Kombi-Therapie«?

Bereits in der Beschreibung des radiästhetisch-biophysikalischen Befunds (vgl. Seite 50) und des kinesiologischen Muskeltests (vgl. Seite 108) dürfte deutlich geworden sein, dass in der Praxis der Individuellen Therapie Diagnose und Behandlung oft fließend ineinander übergehen. Die als notwendig erkannten Schritte werden – sofern möglich – sofort umgesetzt, so dass Diagnose- und Therapieschritte häufig mehrfach abwechseln. Die Trennung ist daher beileibe nicht so deutlich, wie wir sie hier aus Gründen der Übersichtlichkeit darstellen.

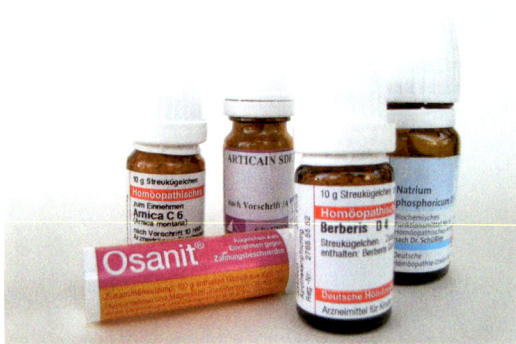

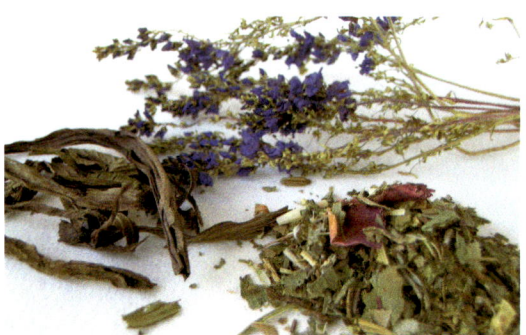

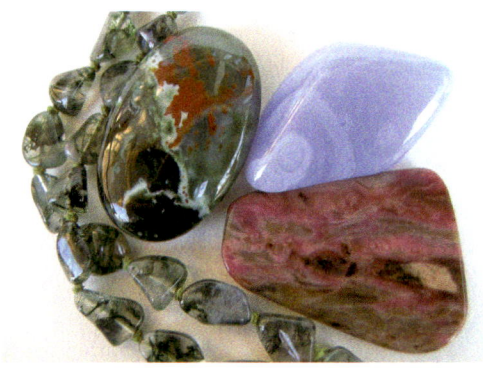

Es gibt viele wirkungsvolle Naturheilverfahren.

Die Vielfalt der Methoden, die heute ihren Platz in der Individuellen Therapie gefunden haben, entwickelte sich nach und nach. Jede Methode wird umso wirksamer und umfassender, je mehr man in die Tiefe geht. Und dazu ist es wichtig, sie einige Zeit intensiv zu praktizieren. Ob Homöopathie, ob Phytotherapie[43], ob Steinheilkunde – mit jeder Methode lässt sich unglaublich viel bewirken, sofern man sie gründlich beherrscht.

Krankheit ist ein vielschichtiger Zustand, der auch einer vielschichtigen Behandlung bedarf. In den seltensten Fällen existiert eine alleinige Ursache, die zu einer Erkrankung führt. Weitaus häufiger fügt sich über geraume Zeit eines zum anderen:

Aufgrund Strahlenbelastung kommt es vielleicht zu unausgewogener Ernährung, dazu jede Menge Stress und Zukunftsängste, und dann wird es auch noch Herbst, schaurig feucht-kalt-neblig und depressiv, und überall lauern Krankheitserreger. Wir gehen aus, trinken ein, zwei Bier über den Durst, rauchen ein bisschen zu viel und haben die Jacke vergessen – und schließlich kommt der Moment, in dem der Körper all die Belastungen plötzlich nicht mehr ohne Krankheitssymptome kompensieren kann. Ab zur Apotheke, und los geht die Jagd auf die »bösen« Krankheitserreger. Als es eher schlimmer wird, bleiben wir sogar drei Tage im Bett, wodurch leider die Strahlenbelastung steigt. Die Ernährung wird auch nicht besser, wir können ja nicht einkaufen gehen. Es verzögert sich alles, bis der nach zwei Wochen konsultierte Heilpraktiker endlich der Strahlenbelastung auf die Schliche kommt. Also wird die Wohnung umgekrempelt, was vielleicht doch ein bisschen zu anstrengend war, und Herbst ist es leider noch immer. Rückfall! Jetzt wird's wirklich stressig, denn zur stapelweise liegen gebliebenen Arbeit machen auch noch Auftraggeber, Bank und Finanzamt gleichzeitig Druck. Als ob man auf den Malediven in der Hängematte liegen würde! Die Erkältung wandelt sich daher trotz allen Bemühungen nach der vierten Woche zur chronischen Bronchitis. Daraufhin nehmen die Zukunftsängste zu und bieten der heranwachsenden Depression beste Nahrung. Sechs Wochen mit reduzierter Arbeitskraft, das ist für jeden Selbstständigen eine enorme Herausforderung …

Ich bin dazu übergegangen, gleichzeitig auf verschiedenen Ebenen zu arbeiten, alle zur Verfügung stehenden und individuell passenden (!)

43 Phytotherapie = Pflanzenheilkunde (griechisch *phyton*, »Pflanze«, und *therapeuein*, »dienen, pflegen, heilen«).

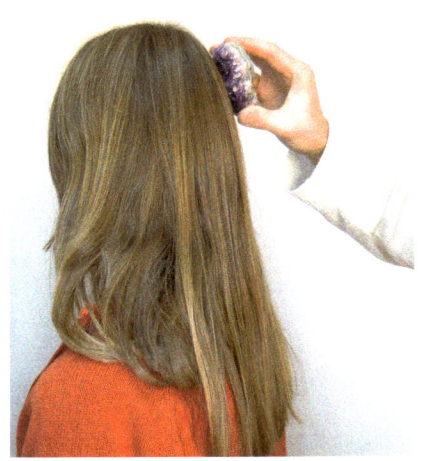
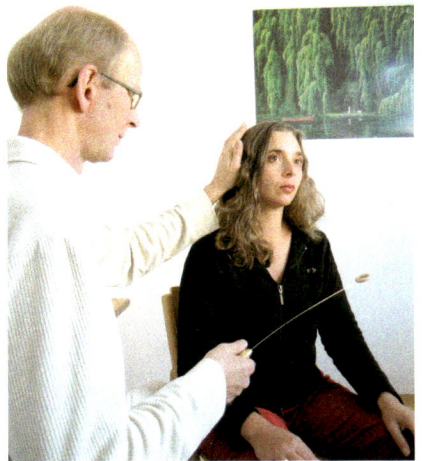
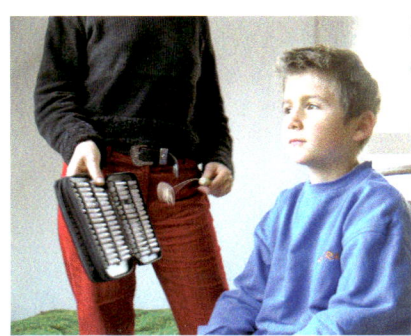

Jeder Behandlungsschritt
wird überprüft.

Die Behandlung eines komplexen Krankheitsgeschehens stellt uns immer vor die Wahl zwischen einer eventuell längerfristigen Therapie mit einer einzigen Methode oder der »Kombi-Therapie« mit mehreren, sich ergänzenden Methoden. Vielleicht ist das langsame Vorgehen, Schritt für Schritt, manchmal sogar der sanftere Weg – doch laufen wir dabei Gefahr, dass der Fortschritt in einem Bereich wieder untergeht, während wir uns um den nächsten kümmern. Oder dass es gar keinen Fortschritt gibt, wenn nicht mehrere Dinge gleichzeitig in Ordnung gebracht werden (wie in obigem Beispiel Stress, Strahlenbelastung, Ernährung usw.). Auch kann es hier sehr lange dauern, bis sich Symptome bessern, ohne dass sie unterdrückt oder verschoben werden.

Methoden zu verknüpfen und in einem Gesamtkonzept anzuwenden. Diese Vorgehensweise hat sich bewährt. In meine Praxis kamen schon viele Patienten, die zuvor erfolgreich mit klassischer Homöopathie, mit Akupunktur oder Osteopathie behandelt wurden. Aber irgendein Rest blieb in der Behandlung »übrig«, so dass es an einem bestimmten Punkt nicht mehr weiterging. Es war notwendig zu überprüfen, mit welcher Methode bzw. welchen Methoden noch weitere Fortschritte möglich sind, und was unmittelbar oder in einer bestimmten Abfolge getan werden kann. Mit Hilfe des Rutentests können wir in der Individuellen Therapie sofort feststellen, welche Methoden oder Anwendungen sich wie und wo auswirken – und wo nicht. Wir sehen also bei jedem Schritt, ob damit alles in Ordnung kommt oder ob noch etwas getan werden muss. Zudem sehen wir sofort, welche Methoden oder Anwendungen zusammenpassen, was sich verträgt oder fördert und was nicht.

Therapiemethoden

In diesem Kapitel finden Sie eine kurze Zusammenfassung jener Methoden, die in der Individuellen Therapie häufig und erfolgreich eingesetzt werden. Natürlich ist noch viel mehr möglich – mit Hilfe der genannten Diagnoseverfahren und insbesondere des Rutentests können praktisch alle Naturheilverfahren in bestimmten Fällen sinnvoll miteinander kombiniert werden. Die folgenden Kurzbeschreibungen repräsentieren mein Repertoire. Ihres wird vielleicht ganz anders sein, denn wir entwickeln natürlich aus Neigungen und Erfahrungen stets unsere eigene Individuelle Therapie. Vielleicht bieten nachstehende Kapitel auch Anreize, einmal neue Wege zu beschreiten.

Die eingesetzten Methoden und Naturheilverfahren werden zunächst einzeln beschrieben. In der Anwendung greifen sie jedoch meist nahtlos ineinander über – ebenso wie Diagnose und Therapie oft fließend ineinander übergehen. Im Anschluss wird die konkrete Vorgehensweise erläutert.

Homöopathie

Das Grundprinzip der Homöopathie[44] lautet: Ähnliches heilt Ähnliches. Das bedeutet, dass bei einem bestimmten Leiden genau jenes Arzneimittel verordnet wird, das beim gesunden Menschen möglichst ähnliche Symptome hervorruft. Die »Arzneimittelbilder«, die Wirkungsbeschreibungen der Homöopathika, werden daher auch durch Arznei-

44 Homöopathie: Heilverfahren, bei dem Erkrankungen mit Mitteln ähnlicher Symptomatik behandelt werden (griechisch *homoios*, »ähnlich, gleichartig, entsprechend«, und *pathos*, »Leiden, Schmerz, Krankheit«).

mitteltests an Gesunden erforscht. Die Homöopathie geht davon aus, dass jedes Medikament eine Art »Kunstkrankheit« verursacht. Versucht man, bei einer Erkrankung mit bestimmten Symptomen ein Medikament mit andersartigen Symptomen zu geben (also zum Beispiel bei Fieber ein Medikament, das kühlend wirkt), läuft man Gefahr, den Patientinnen oder Patienten nur eine zusätzliche »zweite Krankheit« zu bescheren. Deren gegensätzliche Auswirkungen heben zwar zeitweilig die bestehenden Symptome auf, jedoch ist das oft keine Heilung, sondern eine doppelte Belastung. Dieser »Allopathie«[45] genannte Ansatz wird zum Beispiel in der Schulmedizin praktiziert. Die Fülle von Nebenwirkungen vieler schulmedizinischer Medikamente ist gerade das Anzeichen jener zusätzlichen Belastung. Aus diesem Grund wird die Gabe gegensätzlich wirkender Mittel in der Homöopathie abgelehnt.

Samuel Hahnemann, der Begründer der Homöopathie, fand Anfang des 19. Jahrhunderts zu einem anderen Ansatz. Er stellte fest, dass Arzneimittel ähnlicher Art (das heißt mit ähnlichem Symptombild beim Gesunden) Krankheiten wirklich

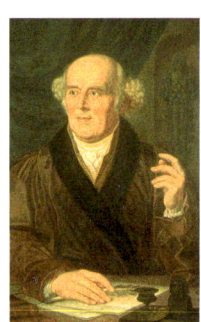

Samuel Hahnemann (1755–1843).

> Das Wirkungsprinzip der Homöopathie lautet: Ähnliches heilt Ähnliches! Der wichtigste Schritt in der homöopathischen Therapie ist somit das Auffinden jenes Arzneimittelbilds, das der Erkrankung bestmöglich ähnelt. Die Anamnese dient daher dazu, die auffallenden, eigentümlichen und möglichst speziellen Symptome zu finden, die ein bestimmtes Arzneimittel charakterisieren. Dieses kann dann in Stichwortverzeichnissen (Repertorien) nachgeschlagen werden.

ausheilen können. Ihre Gabe macht uns und unseren Organismus wieder auf den bestehenden Zustand aufmerksam und aktiviert so die eigenen

Selbstheilungskräfte. Je besser die »Kunstkrankheit« eines Arzneimittels der bestehenden Krankheit entspricht, desto gezielter und wirkungsvoller reagieren unsere eigenen Abwehrkräfte.[46]

Ist das passende Arzneimittel gefunden, stellt sich in der Folge die Frage nach dessen wirkungsvollster Potenz. Unter »Potenzierung« versteht man einen Verarbeitungsprozess, bei dem die Ausgangssubstanz in einem bestimmten Mengenverhältnis verdünnt und dabei durch Verschütteln (mit Wasser oder Alkohol) oder Verreiben (mit Milchzucker) dynamisiert wird. Diese Dynamisierung ist wichtig, denn sie unterscheidet die Potenzierung von der bloßen Verdünnung.

> Die Potenzierung[47] der homöopathischen Arznei bewirkt eine verstärkte Informationsübertragung auf die Trägersubstanz. Bei jedem Potenzierungsschritt wird dadurch Information »frei«. Das bedeutet, die Information bleibt immer weniger (stofflich) an die Ausgangssubstanz gebunden, sondern wird zunehmend (feinstofflich) von der Trägersubstanz aufgenommen. Durch diese »Dynamisierung«[47] wird die Information bei jedem Potenzierungsschritt freier, feinstofflicher und kräftiger (potenter, dynamischer), während der Substanzgehalt nach und nach abnimmt. Bei hohen Potenzen ist das homöopathische Arzneimittel sogar substanzfrei. Auf diese Weise können auch Gifte zu chemisch unschädlichen Arzneien verarbeitet werden.

Homöopathische Potenzen werden je nach Verdünnungsgrad beim einzelnen Potenzierungsschritt in D-, C- und LM- bzw. Q-Potenzen unterschieden. Bei D-Potenzen wird die Ausgangssubstanz in jedem Schritt 1 : 10 verdünnt (lateinisch *decem*, »zehn«), bei C-Potenzen 1 : 100 (lateinisch *centum*, »hundert«), bei LM- bzw. Q-Potenzen in einem aufwendigen Verfahren in mehreren Schritten 1 : 50 000 (»LM« nach den römischen Ziffern L = 50 und M = 1000; oder »Q« nach lateinisch *quinquagintamille*, »fünfzigtausend«).

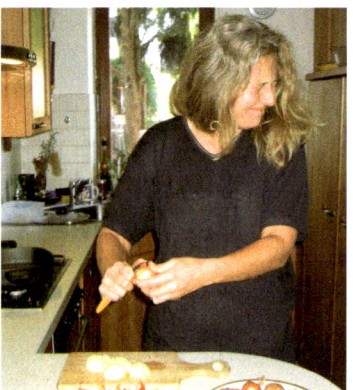

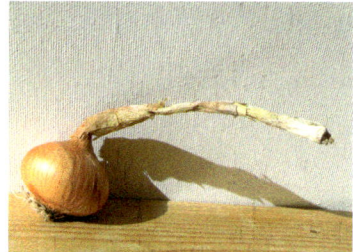

Allium cepa, die Küchenzwiebel, wird homöopathisch unter anderem bei tränenden Augen verabreicht.

45 Allopathie: Heilverfahren, bei dem Erkrankungen mit entgegengesetzt wirkenden Mitteln behandelt werden (griechisch *allos*, »anders, verschieden, fremd, gegensätzlich« und *pathos*, »Leiden, Schmerz, Krankheit«).

46 Als Einführung in die Grundlagen und das Verständnis der Homöopathie sehr zu empfehlen: Georgos Vithoulkas, »Die wissenschaftliche Homöopathie«, Burgdorf Verlag, Göttingen 1986.

47 Potenzierung, Dynamisierung = Verstärkung der Wirksamkeit (von lateinisch *potentia*, »Macht, Vermögen, Fähigkeit« bzw. griechisch *dynamikos*, »wirksam, kräftig«).

In der Individuellen Therapie bestimmen wir sowohl das passende Arzneimittel als auch die optimal wirksame Potenz mit Hilfe des Rutentests. Unser Aufwand ist daher geringer als in der homöopathischen Anamnese und die Wahl der Potenz ebenfalls sehr sicher. In der praktischen Anwendung können wir dazu Testsets mit Proben verschiedener Mittel und Potenzen verwenden oder die passende Potenz durch Abfragen ermitteln.

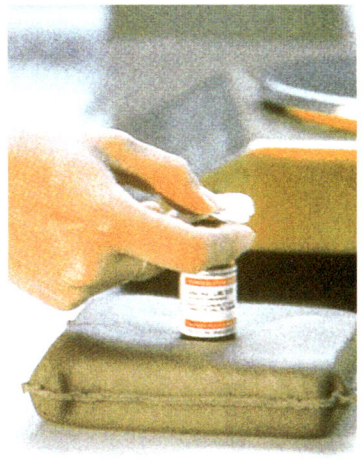

Dynamisierung.

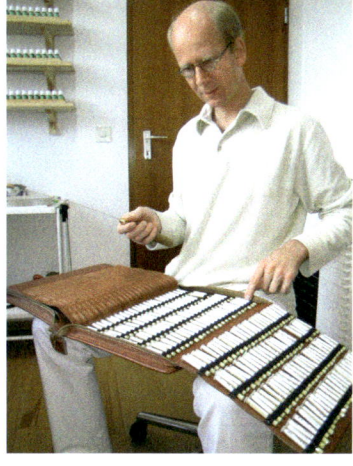

Heilmitteltest mit der Hausapotheke.

Angenommen, wir sind gerade im Urlaub und haben nur eine Hausapotheke mit C-30-Potenzen dabei. Und wie es so kommt, kündigt sich bei unserem Kind am Abend eine leichte Erkältung an, die gegen Mitternacht heftige Ohrenschmerzen nach sich zieht. Hohes Fieber, Husten, Schnupfen, Heiserkeit usw. inklusive.

Nach den üblichen Vortests prüfen wir zunächst das passende homöopathische Arzneimittel. Dazu darf das Kind die Hand auf das geschlossene Etui mit den homöopathischen Mitteln legen. Wir halten in der rechten Hand die Rute und die linke Hand wenige Zentimeter neben die rechte Kopfseite unseres Kindes. Bei der Frage: »Passendes Heilmittel vorhanden?« zeigt die Rute ein klares Ja.

Nun wird das Etui geöffnet, und die Hand liegt auf den Mitteln des ersten Fachs. Rutenanzeige: »Ja« (hier ist also ein passendes Mittel enthalten).
Sicherheitshalber werden die drei folgenden Fächer auch noch gecheckt:
Hand auf dem zweiten Fach: »Nein.«
Hand auf dem dritten Fach: »Nein.«
Hand auf dem letzten Fach: »Jein« (die Rutenbewegung ist unklar kreisend, kein wirkliches Ja und kein Nein).
Auf die Nachfrage: »Bestes der hier vorhandenen Heilmittel?« kommt ein klares Nein.
Also zurück zu Fach 1. Hier liegt die Handkante und ein Teil des Unterarms auf der ersten Reihe der homöopathischen Mittel.
»Passendes Heilmittel?« – »Ja.«
Zweite Reihe: »Nein.«
Nun die erste Reihe in kleineren Einheiten. Mit den Fingern werden jeweils fünf Testproben berührt.
»Passendes Heilmittel bei den ersten fünf?« – »Nein.«
»Bei den zweiten fünf?« – »Nein.«
»Bei den dritten fünf?« – »Nein.«
»Bei den letzten fünf?« – »Ja.«
Nun also die letzten fünf Testproben im Einzelnen. Dazu werden alle fünf Proben der Reihe nach mit einem Finger berührt:

»Passt das erste Mittel?« – »Nein.«
»Das zweite?« – »Nein.«
»Das dritte?« – »Ja.«
»Das vierte?« – »Nein.«
»Das letzte?« – »Nein.«
Also das dritte Mittel unter diesen fünf: Belladonna! (Belladonna ist ein typisches Mittel für Erkältungskrankheiten mit plötzlichem, heftigem Beginn.)
Wir geben das Mittel in die linke Hand, legen das Etui mit den anderen Mitteln beiseite und kontrollieren noch einmal. Die Rute signalisiert ein Ja.
Das passende Heilmittel ist also gefunden. Jetzt folgt die Frage nach der Potenz. Dazu bleibt das Mittel in der linken Hand der kleinen Patientin, und wir fragen mit unserer linken Hand wenige Zentimeter neben der rechten Kopfseite:
»Optimale Potenz?« – »Nein.«
»Höhere Potenz?« – »Nein.«
»Niedrigere Potenz?« – »Ja.«
»C-Potenz?« – »Nein.«
»D-Potenz?« – »Ja.«
»D12?« – »Nein.«
»D6?« – »Ja.«
Zur Kontrolle: »Bestes homöopathisches Einzelmittel Belladonna D6?« – Rutenanzeige: »Ja.«
Schließlich fehlt nur noch die Dosierung:
»Einmal täglich?« – »Nein.«
»Zweimal täglich?« – »Nein.«
»Dreimal täglich?« – »Ja.«
»Dreimal täglich weniger als 5 Globuli?« – »Nein.«
»Dreimal täglich mehr als 5 Globuli?« – »Nein.«
»Dreimal täglich genau 5 Globuli?« – »Ja.«
Damit steht die Verordnung fest: Dreimal täglich 5 Globuli Belladonna D6.

Sollte dieses Mittel nicht zu beschaffen sein (wir sind in obigem Beispiel ja im Urlaub), ist natürlich die Gabe der im Testset vorhandenen Belladonna C30 besser als gar nichts (gegebenenfalls müssen wir die Dosierung neu bestimmen, die beträchtlich niedriger sein wird, wahrscheinlich nur als einmalige, höchstens zweifache Gabe). Aber optimal wäre die D6 in der oben genannten Dosierung.

Um bei der Abfrage schnell und effektiv zu sein, ist es außerdem sinnvoll, die üblichen Potenzen und Dosierungen zu kennen. Außergewöhnliche Potenzen haben oft eine längere, fast zu lange Bezugsdauer in den Apotheken, daher ist es in vielen Fällen ratsam, sich gleich auf die gängigen Potenzen »einzustellen«:

gängige Potenzen	übliche Dosierungen
Ø (Urtinktur[48])	1–5-mal täglich 5–10 Tropfen (meist als Dilution erhältlich)
D2, D3, D4, D6	1–5-mal täglich 5–10 Globuli/ 5–10 Tropfen/1–2 Tabletten
D12, C12	1–3-mal täglich 3–7 Globuli/ 3–7 Tropfen/1 Tablette
C30, C200	meist einmalig 3–7 Globuli/ 3–7 Tropfen/1 Tablette
C1000 und darüber	einmalig 3–5 Globuli
Q1, Q2, Q3	1–3-mal täglich 3–7 Tropfen (meist als Dilution erhältlich)
Q4, Q6	1–3-mal täglich oder 1-mal alle zwei Tage 3–7 Tropfen
Q30, Q200	1-mal täglich oder 1-mal alle zwei bis drei Tage 3–5 Tropfen

Bei höheren Potenzen raten wir generell zur Vorsicht, da mit der Höhe der Potenz auch das Risiko steigt, ein »Informationsschlamassel« anzurichten, wenn man das Mittel nicht optimal trifft oder

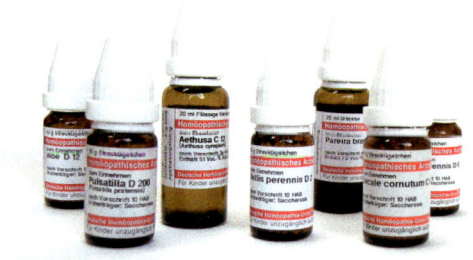

Verschiedene Homöopatica.

dieses allein nicht ausreicht, wodurch etwas angeregt, aber nicht vollständig gelöst wird.

Ein paar Anmerkungen zu dieser Tabelle:

- Säuglinge erhalten in der Regel ein Drittel der oben genannten Erwachsenendosis, Kleinkinder bis zum sechsten Lebensjahr die Hälfte und Kinder zwischen sechs und zwölf Jahren zwei Drittel der Erwachsenendosis.
- Nicht alle homöopathischen Medikamente gibt es in der Urtinktur. Besteht die Ausgangssubstanz aus einem Giftstoff (zum Beispiel Mercurius = Quecksilber), einer Giftpflanze (zum Beispiel Agaricus = Fliegenpilz) oder einem Betäubungsmittel (zum Beispiel Opium), gibt es die entsprechende Arznei meist erst ab einer D4 oder D6.
- Hinsichtlich der Dosierungen enthält obige Tabelle natürlich nur Mittelwerte. Gerade beim individuellen Austesten können die Größenordnungen auch darunter oder darüber liegen. Die obigen Angaben sollen nur Anhaltspunkte bieten, wo man überhaupt mit dem Fragen beginnt.
- Was die »Gängigkeit« betrifft, haben LM- bzw. Q-Potenzen fast immer eine längere Bezugsdauer.
- Über gängige Potenzen einzelner Mittel informiert das »Homöopathische Repetitorium« der DHU (Deutsche Homöopathie-Union, Karlsruhe), das an Therapeutinnen und Therapeuten kostenlos abgegeben wird (Adresse im Anhang).
- Bei der Dosierung kann die Anzahl der Globuli (kleine Streukügelchen aus Rohrzucker) mit der Anzahl der Tropfen bei Dilutionen (flüssigen Lösungen) gleichgesetzt werden. Eine Tablette entspricht etwa 5 Globuli bzw. 5 Tropfen.

In der Regel werden homöopathische Mittel vor dem Essen eingenommen, wobei zwischen Einnahme und Nahrungsaufnahme, jeglichem Trinken von Säften, Zähneputzen und Ähnlichem mindestens zehn Minuten liegen sollten. Dinge, die homöopathische Wirkungen neutralisieren wie Kaffee, starke Aromastoffe (Kampfer, Eukalyptus, Teebaumöl) usw. sollten ganz gemieden werden. Globuli und Tabletten lässt man langsam im Munde zergehen. Tropfen werden in etwas Wasser eingenommen, welches ebenfalls mindestens eine Minute im Mund behalten werden sollte.

Homöopathische Arzneimittel spielen in der Individuellen Therapie eine sehr wichtige Rolle. In den meisten Verordnungen ist das eine oder andere Mittel enthalten. Da die Mittelwahl mit Hilfe der Einhandrute erfolgt, kommen für die Individuelle Therapie sowohl homöopathische Einzelmittel, als auch Komplexmittel als Verordnung in Frage. Die Vorgehensweise ist in jedem Fall dieselbe:

1. Voraussetzung für die sichere Wahl eines homöopathischen Mittels sind abgeschlossene Vortests und ein vorliegender radiästhetisch-biophysikalischer Befund (vgl. Seite 50).
2. Diesem folgt die Auswahl des passenden Heilmittels (Einzelmittel, Komplexmittel oder andere).
3. Liegen mehrere mögliche Heilmittel vor, wird daraufhin mit Hilfe des Resonanztests (vgl. Seite 69) die optimale Kombination ermittelt.
4. Störungen an den Meridianen oder lokale Störfelder sollten verschwinden, wenn die verbliebenen Mittel in die linke Hand gegeben werden.
5. Bei der Wahl homöopathischer Einzelmittel kann zudem die passende Potenz abgefragt werden.
6. Für jedes gewählte Mittel wird schließlich die Dosierung (eventuell mit konkreten Zeitangaben) festgelegt.

Natürlich empfiehlt es sich, die gewählten Mittel nachzuschlagen und ihr Arzneimittelbild mit den vorliegenden Beschwerden abzugleichen.[49] Doch die Erfahrung zeigt, dass manche Heilung auch auf kuriosen Wegen zustande kommt.

Phytotherapie (Pflanzenheilkunde)

Die Phytotherapie, im Volksmund auch blumiger »Kräuterheilkunde« genannt, ist wahrscheinlich die weltweit älteste und verbreitetste Heilkunde, die es gibt. Durch den großen Anteil der Pflanzen in der menschlichen Ernährung waren Wirkungsbeobachtungen im Laufe der Jahrtausende einfach un-

48 Mit »Urtinktur« (O) bezeichnet man die reine, unverdünnte Ausgangssubstanz, die jedoch verschüttelt und damit bereits dynamisiert wurde.

49 Empfehlenswerte homöopathische Arzneimittellehren: Mathias Dorcsi, »Homöopathie Band 5: Arzneimittellehre«, Karl F. Haug Verlag, Heidelberg 1983; William Boericke, »Homöopathische Mittel und ihre Wirkungen«, Verlag Grundlagen und Praxis, Leer 1986.

umgänglich. Aus mancher bitterer Erfahrung und manchem unverhofften Rausch entstand im Laufe der Zeit das wohl am besten ausgearbeitete und an den meisten Probanden geprüfte Naturheilverfahren.

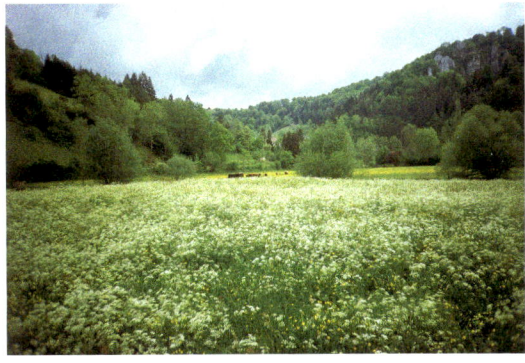

Kräuterheilkunde, die älteste Heilkunde der Erde.

Aus diesem Grund ist auch die Vielfalt der Anwendungsmöglichkeiten in der Phytotherapie größer als in allen anderen Naturheilverfahren. Von der frisch verzehrten oder äußerlich angewandten Pflanze über den getrockneten Kräutertee bis hin zu wässrigen und alkoholischen Auszügen, Pflanzenölen, Heilsalben oder fertig aufbereiteten Medikamenten: Das Spektrum der Mittel und Möglichkeiten ist fast unendlich. Dies führt auch die Individuelle Therapie an Grenzen. In Testsets lassen sich nicht alle denkbaren Varianten speichern. Daher empfiehlt sich für den Rutentest ein Set mit Proben der einzelnen Pflanzen sowie eine Liste möglicher Zubereitungen und Anwendungen, die Sie mental abfragen können.

Doch gerade dabei gilt, was bereits angesprochen wurde: Wirklich zuverlässig testen können Sie nur, wenn Sie über ein entsprechendes Konzept verfügen. Je mehr Pflanzen Sie also live kennen und je mehr Zubereitungsformen Sie selbst erprobt haben, desto mehr Raum wird die Phytotherapie in *Ihrer* Individuellen Therapie einnehmen. Insbesondere für den Hausgebrauch, wenn Sie nicht professionell therapeutisch arbeiten, können Sie sich mit der Pflanzenheilkunde einen segensreichen heilkundlichen Schatz erarbeiten.

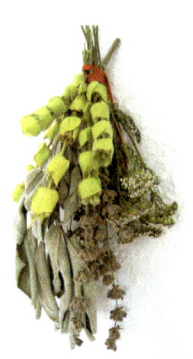

Ein heilkundlicher Schatz.

Angenommen, Sie suchen ein Heilmittel gegen morgendliche Übelkeit. Es wurde bereits schulmedizinisch abgeklärt, dass es eigentlich keine organischen Beschwerden oder drohenden Komplikationen gibt, sondern dass es »nur« funktionelle Magen- oder Gallenstörungen sind. Leider nützt dieser Befund nichts, denn der Betroffenen ist es morgens immer noch schlecht. Daher der Griff zu den ge-

sammelten Kräuterbündeln oder einem (eventuell selbst zusammengestellten[50]) Testset.

Nach den üblichen Vortests und dem abgeschlossenen radiästhetisch-biophysikalischen Befund (Magen Vektor 5, Gallenblase Vektor 7 und Königin) suchen Sie zunächst die passenden Kräuter.

Dazu darf die Betroffene die linke Hand über die ausgebreiteten Kräuterbündel/-packungen halten oder auf das geschlossene Testset legen. Sie halten in der rechten Hand die Rute und die linke Hand wenige Zentimeter neben die rechte Kopfseite der Betroffenen.

Bei der Frage: »Passende Heilpflanze vorhanden?« zeigt die Rute ein klares Ja.

Nun geht die Betroffene mit der Hand über die Kräuter hinweg oder systematisch Schritt für Schritt durch das Testset (vgl. Seite 121). Die Kräuter oder die Testproben, bei denen die Rute ein Ja anzeigt, werden herausgenommen.

Eine positive Anzeige ergibt sich bei Malve, Isländisch Moos, Odermenning und Schwarzer Johannisbeere.

Der anschließende Resonanztest (vgl. Seite 69) ergibt jedoch, dass die Kombination von Isländisch Moos, Odermenning und Schwarzer Johannisbeere genügt. Werden diese drei gemeinsam in die Hand genommen, zeigt sich keine Resonanz zu Malve mehr. Malve wird daher wieder beiseite gelegt.

Isländisch Moos, Odermenning und Schwarze Johannisbeere bleiben in der linken Hand der Betroffenen und wir überprüfen noch einmal:

»Optimale Kombination von Heilpflanzen?« – Rutenanzeige: Ja.«

»Noch irgendetwas dazu?« – »Nein.«

Zur Anwendung:

»Alle drei gemeinsam verwenden?« – Rutenanzeige: »Nein.«

»Alle einzeln verwenden?« – Rutenanzeige: »Nein.«

»Isländisch Moos und Odermenning gemeinsam verwenden?« – »Ja.«

»Schwarze Johannisbeere gesondert verwenden?« – »Ja.«

Daraufhin wenden wir uns zuerst der Schwarzen Johannisbeere zu. Diese bleibt in der linken Hand der Betroffenen und wir fragen weiter:

»Innere Anwendung?« – »Ja.«

»Äußere Anwendung?« – »Nein.«

»Anwendung als Tee (heißer Auszug)?« – »Nein.«

»Als kalter Auszug?« – »Nein.«

Was denn nun? Vielleicht sind es ja gar nicht die Blätter?

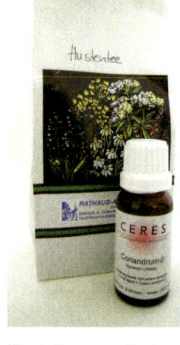

Phytotherapeutische Medikamente.

»Anwendung der Blätter?« – »Nein.« (Aha!)

»Anwendung der Früchte?« – »Ja.«

»Früchte essen?« – »Nein.«

»Als Saft?« – »Ja.«

»Beliebige Menge?« – »Nein.«

»Einmal täglich?« – »Nein.«

»Zweimal täglich?« – »Ja.«

»Dreimal täglich?« – »Nein.«

»Zweimal täglich ein Glas (0,2 l)?« – »Ja.«

»Zweimal täglich ein Glas vor dem Essen?« – »Nein.«

»Zweimal täglich ein Glas beim Essen?« – »Ja.«

»Zweimal täglich ein Glas nach dem Essen?« – »Nein.«

»Je ein Glas beim Mittag- und Abendessen?« – »Ja.«

Also jeweils ein Glas Schwarzer Johannisbeersaft zum Mittag- und Abendessen. Schwarze Johannisbeere wird daraufhin beiseite gelegt und Isländisch Moos und Odermenning in die linke Hand genommen. Frage:

»Innere Anwendung?« – »Ja.«

»Äußere Anwendung?« – »Nein.«

»Anwendung als Tee (heißer Auszug)?« – »Ja.«

»Als kalter Auszug?« – »Nein.«

»Mengenverhältnis Isländisch Moos : Odermenning = 1:1?« – »Nein.«

»Isländisch Moos : Odermenning = 2:1?« – »Nein.«

»1:2?« – »Ja.«

»Beliebige Menge?« – »Nein.«

»Einmal täglich?« – »Nein.«

»Zweimal täglich?« – »Nein.«

»Dreimal täglich?« – »Ja.«

»Dreimal täglich eine große Tasse?« – »Ja.«

»Dreimal täglich eine große Tasse vor dem Essen?« – »Nein.«

»Dreimal täglich eine große Tasse beim Essen?« – »Nein.«

»Dreimal täglich eine große Tasse nach dem Essen?« – »Ja.«

Damit wäre die Verordnung geklärt: Je ein Glas Schwarzer Johannisbeersaft zum Mittag- und Abendessen sowie dreimal täglich eine große Tasse Tee mit Odermenning und Isländisch Moos (2:1) nach dem Essen.

Auf diese Weise kann bei Kräutern und pflanzlichen Heilmitteln die Dosierung und Art der Anwendung genau abgefragt werden. Da es in der Phytotherapie sehr viele Anwendungsmöglichkeiten gibt, können wir entweder intuitiv nach möglichen Anwendungen fragen oder uns ein systematisches Schema erstellen:

---

50 Materialien und Bezugsquellen dazu siehe Anhang.

Natürlich sind hierbei die individuellen Bedingungen der einzelnen Pflanzen zu berücksichtigen. Dazu zählen zum Beispiel die in einzelnen Bestandteilen eventuell unterschiedliche Giftigkeit (denken wir nur an die Kartoffel!), die ebenfalls oft verschiedene Wirksamkeit der Einzelbestandteile, die zum Teil eingeschränkten Möglichkeiten der Anwendung, Aufbewahrung, Zubereitung usw. Auch die Phytotherapie ist eine Kunst, die es zu erlernen gilt.[51]

Vor allem bei selbstgesammelten Kräutern ist sehr wichtig, dass man die richtige Pflanze sicher bestimmt und sie auf die richtige Weise anwendet. Es lohnt sich daher, bei erfahrenen Menschen zu lernen sowie in Zweifelsfällen deren Rat einzuholen oder zumindest in der Fachliteratur nachzuschlagen.

Darüber hinaus stehen der Phytotherapie trotz der Verbotswelle 2002/2003, bei der über 50 000 naturheilkundliche Medikamente von der rotgrünen Regierung verboten wurden, noch eine Menge Fertigpräparate zur Verfügung – mitsamt Indikationen und Hinweisen auf mögliche Nebenwirkungen. Hierüber informiert zum Beispiel das »Handbuch Phytotherapie«[52], welches 410 Arzneipflanzen und 600 Handelspräparate beschreibt. Das Nonplusultra ist jedoch das Computerprogramm »Phytomagister Professional« von Peter Kaufhold aus Waltrop. Uns ist derzeit keine umfassendere und systematischere Quelle für pflanzenheilkundliches Wissen bekannt.[53]

Alles in allem bieten Heilpflanzen eine sehr schöne Verbindung informell-geistiger Wirkung (die Essenz des Lebenskonzepts einer Pflanze) mit stofflich-energetischer Unterstützung. Phytotherapeutische Anwendungen wirken daher sowohl regulierend auf unser Kommunikationssystem und damit auf Körperintelligenz und geistiges Wesen als auch unmittelbar stärkend, wandelnd und ausgleichend auf die Organe und Funktionskreise unseres Körpers.

Steinheilkunde

Heilsteine finden in der Individuellen Therapie recht häufig Verwendung. Sie werden oft schon bei den Vortests zum Ausgleichen des Psychomeridians ermittelt (vgl. Seite 58) und sind Teil vieler Verordnungen. Heilsteine helfen in zahlreichen Fällen, die in den unterschiedlichen Behandlungen erreichten

Frageliste für phytotherapeutische Anwendungen in der Individuellen Therapie		
Heilpflanze?	• Ja oder • Nein	
Welche?	• Auswahl der Heilpflanzen • Optimale Kombination (Resonanztest)	
Was davon?	• Auswahl des wirksamen Bestandteils: Blatt, Blüte, Frucht/Same, Spross, Rinde, Wurzel, ganze Pflanze	
Welche Form?	• Pflanze frisch, Pflanze getrocknet, heißer Auszug, kalter Auszug, Frischpressung, Saft, Ölauszug, Tinktur (alkohol. Auszug), ätherisches Öl, Salbe, Fertigprodukt usw.	
Wie viel?	• Menge/Verhältnis (bei Kombination mehrerer Pflanzen)	
Wo anwenden?	• Innerlich	• Äußerlich
Wie anwenden?	• Einnahme • Tee • Getränk • Essen • Gewürz • Inhalation • Einlauf	• Auflegen • Spülung • Einreibung • Waschung • Bad/Teilbad/Dampfbad • Umschlag/Wickel/Verband • Kräutersäckchen
Dosierung?	• Häufigkeit der Gabe • Menge pro Gabe	• Rhythmus der Anwendung • Dauer der Anwendung
Wann oder wo?	• Zeitpunkt der Anwendung	• Ort der Anwendung (Stelle)
Sonstiges?	• Weitere abzuklärende Dinge	• Weitere abzuklärende Dinge

Verbesserungen zu stabilisieren. Zudem sind sie für viele Patientinnen und Patienten eine Erinnerung und Unterstützung, auch die im Leben notwendigen Veränderungen durchzuführen.

Heilsteine wirken nicht nur auf unseren Körper, sondern auf das ganze Kommunikationsfeld. So

51 Empfehlenswerte Literatur: Susanne Fischer-Rizzi, »Medizin der Erde«, Heyne Verlag, München 1999 (eine schöne Einführung); Dr. Rainer Schunk, »Heilkraft aus Heilpflanzen«, Kaulfuss Verlag, Abtswind (handliche Broschüre, die 180 Arzneikräuter beschreibt); Johann Künzle, »Das große Kräuterheilbuch«, Walter Verlag 1995 (gehaltvolle 616 Seiten eines Kenners).

52 Jänicke/Grünwald/Brendler, »Handbuch Phytotherapie«, Wissenschaftliche Verlagsgesellschaft Stuttgart, ISBN 3-8047-1950-3.

53 Peter Kaufhold, »Phytomagister Professional«, zu beziehen bei Kaufhold Software in Waltrop (Adresse siehe Anhang).

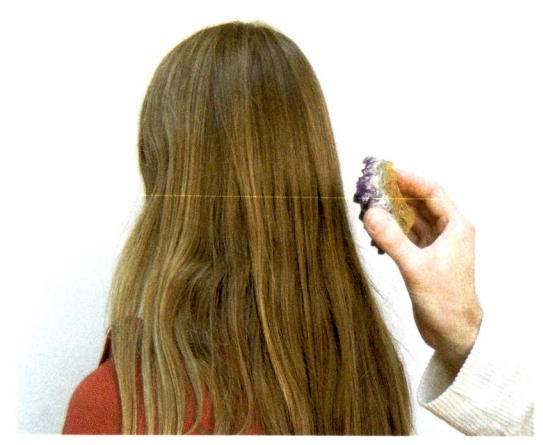

Heilsteine-Behandlung.

lässt sich beobachten, dass Steine nicht erst wirksam werden, wenn sie direkt auf die Haut gelegt werden, sondern vielfach schon im Abstand etlicher Zentimeter bis hin zu Metern. Sie treten also in Resonanz zu unserer Aura, unserem körperumgebenden Energiefeld. Man geht heute davon aus, dass Heilsteine sowohl über messbare elektromagnetische Strahlungsfrequenzen als auch über feine Klangschwingungen auf uns einwirken. Zu beidem liegen wissenschaftliche Untersuchungen und Experimente vor.[54] Dadurch wird verständlich, weshalb äußerlich angewandte Heilsteine immense innere Wirkungen nach sich ziehen.

Die von Heilsteinen verursachten Einflüsse auf unser Kommunikationsfeld können sich praktisch überall auswirken: auf körperlicher, seelischer, mentaler und geistiger Ebene. Sie wirken regulierend auf Stoffwechsel und Organfunktionen, lindern Schmerzen, erleichtern die Bewältigung seelischer Beschwerden, verändern Denkgewohnheiten und viele mentale Muster und berühren sogar unsere tiefsten geistigen Absichten und Ziele, die beim Tragen passender Steine plötzlich aktiviert und neu belebt werden.

Links: Chrysopras.
Rechts: Heilwasser mit Edelsteinen.

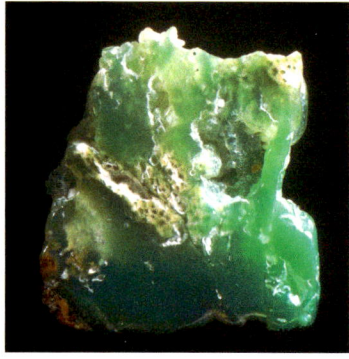
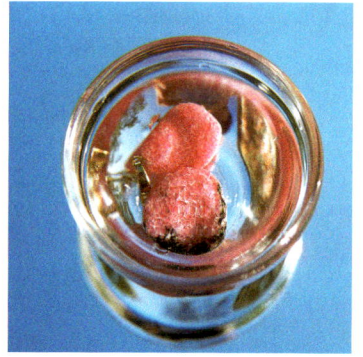

Heilsteine als konkrete Heilmittel haben sich bei vielerlei Beschwerden bewährt. Als Beispiele, die sich auch für den Hausgebrauch oder die Reiseapotheke eignen, sind zu nennen: Rhodonit bei Blutungen und Verletzungen, Diaspor bei Sodbrennen, Prasem bei Sonnenbrand (auch vorbeugend!), Heliotrop bei beginnender Erkältung, Malachit bei Menstruationsbeschwerden, Chrysopras zur Entgiftung oder Aventurin bei schlechtem Schlaf. Und vieles mehr! Sie finden Hunderte solcher Wirkungen in der einschlägigen Literatur.[55]

Dazu zwei Beispiele zum Chrysopras, dem Entgiftungsstein Nr. 1: Eine Patientin Ende vierzig kam mit erheblichen Schulter- und Nackenbeschwerden bei rezedivierenden Bandscheibenvorfällen an der Halswirbelsäule (HWS). Das Problem bestand seit Jahren. Sie kam zu mir, weil sie gehört hatte, dass die manuelle Behandlung schwerer HWS-Probleme eine Spezialität von mir sei. Sie wollte keine umfassende Untersuchung und Therapie der Ursachen, sondern eben nur die manuelle Behandlung. Diese brachte auch einigen Erfolg, aber für meinen Geschmack nicht durchgreifend und dauerhaft genug. Wiederholte Behandlungssequenzen über viele Monate folgten. Ich versuchte immer wieder, im begleitenden Gespräch mögliche Ursachen zu ergründen. Schließlich rückte sie damit heraus, dass sie vor Jahren bis an den Rand einer Vergiftung Antibiotika bekommen hatte, und weiter stellte sich heraus, dass die Bandscheibenproblematik kurz darauf zum ersten Mal aufgetreten war.
Daraufhin konnte ich sie überzeugen, den Chrysopras zu verwenden. Sie sollte ihn jedoch nur abends vor dem Einschlafen für fünfzehn Minuten auf die Leber auflegen. Die Leber ist nicht nur wichtig zur Entgiftung, sondern reguliert auch die Bandscheiben. Als sie eine Woche später wieder in die Praxis kam, fühlte sie sich offensichtlich miserabel. Wie vergiftet. Sie gab an, den Stein »etwas länger« getragen zu haben. Die ganze Nacht! Da wurde so viel an belastenden Stoffen mobilisiert, dass ihre Ausscheidung völlig überfordert war. Sie ließ sich daraufhin überzeugen, den Stein wirklich nur fünfzehn Minuten aufzulegen und die Anwendungsdauer immer

54 Referenz für Studien zur frequenzspezifischen Wirkung von Heilsteinen: Friedrich Pelz, Paul-Gerkens-Ring 12, D-21407 Deutsch-Evern; Referenz zur Wirkung von Klangschwingungen bestimmter Steine und Gesteine. Mozarteum Salzburg, Prof. Dr. Klaus Feßmann, Hohenlehenstr. 40, D-72127 Kusterdingen.

55 Michael Gienger, »Die Heilsteine Hausapotheke« (1999); Michael Gienger, »Die Steinheilkunde« (1995); Michael Gienger, »Lexikon der Heilsteine« (1997/2000); alle erschienen beim Neue Erde Verlag, Saarbrücken.

erst nach vierzehn Tagen um jeweils fünfzehn Minuten zu steigern. Schon bald ging es ihr daraufhin wieder besser – und siehe da: Die Bandscheibenproblematik verschwand ebenfalls – bis heute!
Ein weiteres Beispiel: Eine Patientin erzählte mir beiläufig, dass ihre zehnjährige Tochter demnächst operiert werden müsse. Dabei sollte ein Zahn entfernt werden, der nicht durchbrechen wollte und möglicherweise Probleme verursachen könnte. Auch hier führte die Nachfrage bald auf die Spur einer Antibiotikavergiftung, allerdings bereits im Alter von drei Jahren. Wenig optimistisch wegen der langen Zeit, andererseits ermutigt durch den oben genannten Erfolg, nannte ich ihr den Chrysopras als mögliche Chance. Die Behandlung der Dame war an diesem Tage abgeschlossen, daher hörte ich zunächst nichts mehr von ihr.
Erst eineinhalb Jahre später sah ich sie wieder, als sie eine Freundin zu mir begleitete. Irgendwann fragte sie mich beiläufig, ob ich mich an sie und die Geschichte mit ihrer Tochter und dem Zahn erinnere. Der Zahn sei innerhalb eines Monats gekommen und die Operation habe kurz vor dem Termin abgeblasen werden können.

Ich könnte ein eigenes Buch allein mit Chrysopras-Erfahrungen aus der Praxis füllen. Ebenso mit Berichten über den Chalcedon, der alles ins Fließen bringt (Gedanken, Kommunikation, Lernen, Lymphe, Körperflüssigkeiten, Muttermilch, Hormone, Verdauungssäfte, Urin usw.), den Serpentin als Nierenheilstein oder den Smaragd für den ganzen Bereich der Atemwege (insbesondere Nebenhöhlenentzündungen) und des Darms.

Dass Heilsteine gut in das Konzept und die Anwendung der Individuellen Therapie integrierbar sind, liegt eigentlich auf der Hand. In der Praxis habe ich einen Koffer mit setzkastenähnlichen Schubladen, der mit etwa 150 verschiedenen Heilsteinen gefüllt ist. Diesen verwende ich als Testset. Pro Steinsorte habe ich dabei meist mehrere Steine, da diese in Farbintensität, Form, Zeichnung und

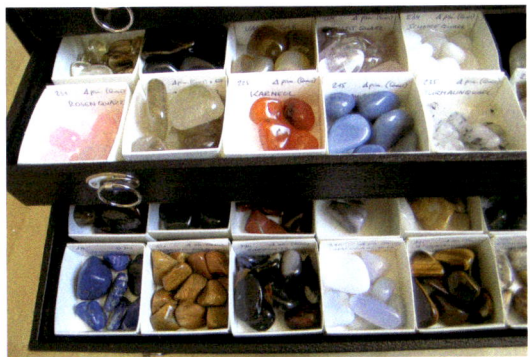

Heilsteine-Testset.

Frageliste für steinheilkundliche Anwendungen in der Individuellen Therapie		
Heilstein?	• Ja oder • Nein	
Welche?	• Auswahl der Heilsteine • Optimale Kombination (Resonanztest)	
Welche Form?	• Rohstein (Rohstück, Kristall, Aggregat usw.) • Geschliffener Stein (Trommelstein, Scheibe, Kugel usw.) • Schmuckstein (Anhänger, Donut, sonstige Formen) • Therapeutische Form (Massagegriffel, Ohr-Olive usw.) • Kette (Barockkette, Splitterkette, Kugelkette usw.) • Präparat (Essenz, Öl, Salbe, Homöopaticum usw.)	
Welche Größe?	• Größe, Gewicht, Dimension	
Welche Farbe?	• Andere Farbe oder Farbnuance als vorliegend?	
Welche Varietät?	• Andere Varietät als vorliegend?	
Wie viel?	• Anzahl der Steine (falls mehrere notwendig)	
Wo anwenden?	• Äußerlich	• Innerlich
Wie anwenden?	• Auflegen/ Aufkleben • In Umgebung aufstellen • Steinkreis • Massage (Stein, Öl, Essenz) • Unwinding mit Stein • Einreiben (Öl, Salbe, Essenz) • Stein und Klangtherapie • Spezielle Behandlung	• Umhängen/Tragen • Edelstein-Wasser • Edelstein-Essenz • Hildegard-Wasser • Hildegard-Wein • Sonstige Hildegard -Rezeptur • In Öl eingelegt • In den Mund nehmen • Sonstige Zubereitung • Schwingungsübertragung
Wann oder wo?	• Ort der Anwendung (Stelle)	• Zeitpunkt der Anwendung
Dosierung?	• Dauer der Anwendung • Rhythmus der Anwendung	• Menge • Rhythmus der Gabe
Sonstiges?	• Weitere abzuklärende Dinge	• Weitere abzuklärende • Dinge

anderen Merkmalen etwas variieren (im Prinzip ist jeder Stein ein Unikat). Ich teste daher auch nicht nur pauschal die Steinsorte aus, sondern überprüfe ganz genau, welcher der vorliegenden Steine der am geeignetste wäre. Auf diese Weise bekomme ich auch Anhaltspunkte, ob in der Verordnung auf besondere Merkmale zu achten ist.

> Mitunter wird im Test auch deutlich, dass zwar die Steinsorte stimmt, aber keiner der konkret vorliegenden Steine wirklich optimal wäre. Dann kann ich mental abfragen, ob der Stein in einer anderen Form, Größe, Farbe (viele Mineralien treten in mehreren Farben auf), Varietät usw. verwendet werden sollte. Ist dies abgeklärt, folgen die üblichen Fragen nach Ort und Art der Anwendung.

Natürlich wird auch hier nicht immer alles abgefragt, sondern nur das, was notwendig ist, um den richtigen Stein zu definieren (außerdem ist hier die Intuition oft schneller). Die Therapie erfolgt dann entweder über das Auflegen der ausgewählten Heilsteine auf oder um den Körper, durch Tragen von Steinen über einen längeren Zeitraum, durch regelmäßiges Verweilen in bestimmten Steinkreisen oder durch die Einnahme von Edelstein-Essenzen.

Äußerlich aufgelegte Steine wirken einerseits lokal an der betreffenden Stelle, darüber hinaus auch gesamtkörperlich bzw. ganzheitlich auf Körper, Seele, Verstand und Geist. Dennoch kann man den lokalen Effekt oft gut nutzen, um zum Beispiel unterschiedliche Störfelder verschieden zu behandeln oder ganz gezielt ein bestimmtes Organ anzusprechen. Auf der anderen Seite gibt es manchmal Situationen, in denen nicht eine bestimmte Stelle im Vordergrund steht, sondern der ganze Organismus betroffen ist, zum Beispiel bei Kreislauf- und

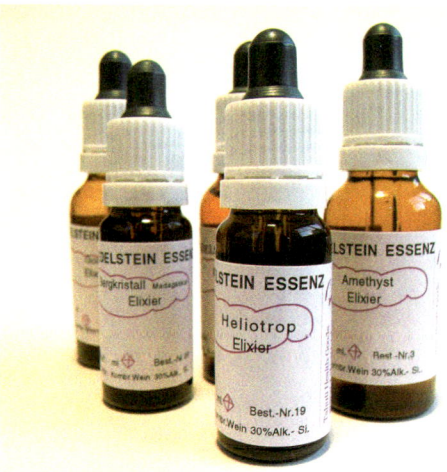

Edelstein-Essenzen.

Nervenbeschwerden, Übersäuerung oder rheumatischen Beschwerden. Hier empfiehlt sich mitunter die innere Einnahme von Edelstein-Essenzen. Edelstein-Essenzen werden durch Einlegen von Heilsteinen in Wasser oder Alkohol sowie durch energetische Informationsübertragung hergestellt. Sie besitzen fast die gleiche Wirkung wie der Stein selbst.

> Die gleichzeitig innerliche Anwendung von Edelstein-Essenzen (sowie Zubereitungen in Wasser oder Wein) mit äußerlich aufgelegten Heilsteinen wirkt gegenseitig verstärkend. Dieser Doppeleinsatz von Essenz und Stein fokussiert auch die innere Wirkung der Essenz bzw. Zubereitung auf einen bestimmten Bereich und wirkt daher sehr stark. Dieses Verfahren kann stets dann angewendet werden, wenn die Wirkung eines Steins schnell und intensiv zum Tragen kommen soll.

Heilsteine eignen sich sowohl zum Einsatz in der therapeutischen Praxis als auch für den Hausgebrauch außerordentlich gut. Die Steinheilkunde ist ein Naturheilverfahren, das der Homöopathie oder Phytotherapie inzwischen durchaus ebenbürtig ist. Weitere Hinweise zu den Möglichkeiten der Steinheilkunde finden Sie in der im Anhang angeführten Steinheilkunde-Literatur.

Biologische Heilmittel

Unter den Begriff »Biologische Heilmittel« fallen hier verschiedene Heilmittel, die zwar von ihrer Art her sehr unterschiedlich sind, in ihrer Wirkungsweise jedoch einen gemeinsamen Nenner haben: Sie regulieren bestimmte Vorgänge im Organismus auf substanzieller Ebene. Daher die Bezeichnung »biologisch«. Ergänzend zu informativ wirkenden Mitteln (Homöopathie, Steinheilkunde usw.) helfen sie dem Körper, notwendige Korrekturen auch auf stofflicher Ebene schneller zu vollziehen. Zu diesen »biologischen Heilmitteln« zählen Vitamine, Mineralstoffe und Spurenelemente, Enzyme[56], Nahrungsergänzungsmittel, Algen zur Giftstoffbindung, Darmbakterien u. v. m.

Darmbakterien

Darmbakterien sind zum Beispiel oft sehr wichtig, um die Darmflora nach der Einwirkung von Medikamenten, Stress und Umweltbelastungen sowie

---

56 Enzyme sind Eiweißverbindungen, die Stoffwechselvorgänge steuern.

bei vorangegangener Fehlernährung wieder in Ordnung zu bringen. Eine dadurch »entgleiste« Darmflora produziert statt Vitaminen und Nährstoffen Abfall- und Fäulnisprodukte, die vom Körper aufgenommen werden und diesen permanent vergiften. Eine Dauerbelastung ist die Folge, die sich nachteilig auf Stoffwechsel, Immunsystem und Organfunktionen auswirkt. Viele Erkrankungen können entstehen, die man zunächst gar nicht mit dem Darm in Verbindung bringt: allgemeine Schwäche, Hautprobleme, Atemwegserkrankungen, depressive Stimmungen u. v. m.

> Verbesserungen der Darmflora können durch eine Reinigung des Darms (mit geeigneten Heilmitteln und/oder mit Hilfe der Colon-Hydro-Therapie) und des ganzen Körpers (Entgiftung, Entschlackung und Ausleitung) sowie eine gesündere Ernährung erreicht werden. Oft ist jedoch auch eine medikamentöse Korrektur mit Hilfe wertvoller Darmbakterien oder deren Bestandteilen (als Zufuhr der regulierenden Information) notwendig.

Da es hier sehr viele Möglichkeiten gibt, ist es sinnvoll, mit Hilfe der Einhandrute die verschiedenen Mittel zu prüfen. Je nach den Ursachen der Darmbelastung, der Konstitution des Betroffenen sowie dem Zustand der Darmflora kommen sehr verschiedene Präparate wie Mutaflor, Symbioflor, Paidoflor u. v. m. in Betracht. Auch die Darmflora ist von Mensch zu Mensch unterschiedlich, daher ist das individuelle Austesten besonders wichtig. Es lohnt sich, den oft sträflich vernachlässigten Darm wieder in Ordnung zu bringen, denn wie das Sprichwort sagt: »Ist der Darm gesund, ist der Mensch gesund!«

Entgiftung und Giftstoffbindung

Eine dauerhafte Entlastung des Darms wie auch aller anderen Organe ist oft nur durch umfassende Entgiftungsmaßnahmen möglich. Um Schadstoffe wie Umweltgifte, Schwermetalle und Nahrungsgifte oder körpereigene Schlacken und Abbauprodukte auszuscheiden, stehen dem Organismus drei Wege offen: Wasserlösliches wird von der Leber über Niere und Blase ausgeschieden, Fettlösliches über Galle und Darm. Zudem gibt es noch die »Notausgänge« über Haut und Schleimhäute. Ein chinesisches Sprichwort sagt dazu:

»Was die Nieren nicht ausscheiden, scheidet der Darm aus.

Was der Darm nicht ausscheidet, scheidet die Haut aus.

Und was die Haut nicht ausscheidet, bringt uns um.«

Hart, aber wahr: Was keinen Ausgang findet, wird von unserem Körper im Binde- und Fettgewebe abgelagert, da es dort zunächst den geringsten Schaden anrichtet. Je mehr das Gewebe »zugemüllt« wird, desto mehr leiden die Zellen, deren Sauerstoff- und Nährstoffversorgung ebenso wie die Entsorgung der Abfallstoffe allmählich zusammenbricht. Viele Krankheiten können die Folge sein. Regelmäßige Entgiftung ist daher gerade bei unserer modernen Mehrfachbelastung unbedingt notwendig.

> Einem gesunden Organismus in einer gesunden Umgebung fällt es leicht, die im Stoffwechsel anfallenden Gift- und Schlackenstoffe zu verarbeiten und auszuscheiden. Doch ist die Gesundheit (des Organismus wie auch der Umgebung) erst einmal belastet und eingeschränkt, entsteht oft ein Teufelskreis, der sich zunehmend abwärts dreht. Insbesondere Schwermetalle, viele Chemikalien und eine anhaltende Fehlverdauung können dazu führen, dass unser Körper der vielen schädigenden Stoffe nicht mehr Herr wird.

Die häufigsten Medikamente, die ich zur Entgiftung einsetze, sind Pflanzenauszüge aus frischen Korianderblättern oder Bärlauch, oft kombiniert mit dem Heilstein Chrysopras. Diese helfen dem Körper selbst die schwerwiegendsten Probleme, wie zum Beispiel Quecksilber in den Nerven, nachhaltig zu lösen. Sie führen zu einer Mobilisierung der eingelagerten Giftstoffe und leiten die Ausscheidung ein. Dadurch ergibt sich jedoch eine erhöhte Konzentration der entsprechenden Substanzen im Darm. Wenn wir hier nicht vorbeugen,

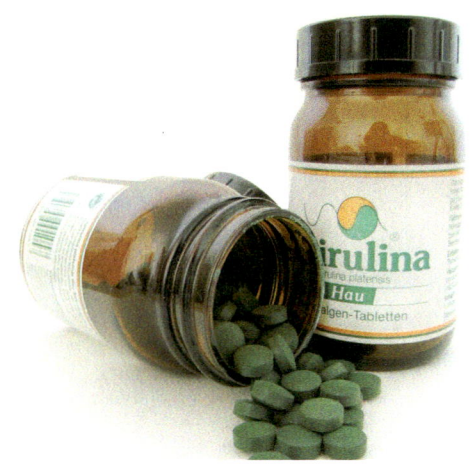

Spirulina-Produkte.

127

wird ein Teil gleich wieder durch die Darmwand aufgenommen, oder der Körper wird motiviert, Pilze im Darm anzusiedeln, die zwar Schadstoffe binden, aber ihrerseits belastend wirken. Daher sollten während einer Entgiftung spezielle Giftstoffbinder gegeben werden. Hier eignen sich bestimmte Algenpräparate, wie zum Beispiel Spirulina Hau oder Bio Reu Rella oder manchmal auch Heilerde. Die Algen versorgen den Körper außerdem mit hochwertigen Mineralstoffen, Spurenelementen und Aminosäuren.

Sowohl für die Mittel Coriandrum (Koriander) und Allium ursinum (Bärlauch) als auch für die Algen gilt aber keineswegs das Motto: Mehr hilft mehr. Überdosierungen können erhebliche Probleme mit sich bringen. Die Dosis für Coriandrum Urtinktur (ich verwende meist die Firma Alcea) liegt in der Regel zwischen 1 und 15 Tropfen täglich und wird mit der Einhandrute ermittelt. Die Dosierung von Allium ursinum ist meist ähnlich. Die Anzahl der Algentabletten liegt zwischen 2-mal 2 und 3-mal 5 täglich. Als Faustregel kann ungefähr gelten: 1 Algentablette pro Tropfen Coriandrum bzw. Allium ursinum.

> Entgiftungsmittel sollten immer mit passenden Giftstoffbindern in der richtigen Menge kombiniert werden, um Belastungen des Darms oder eine Rückvergiftung zu vermeiden. In der Individuellen Therapie werden die richtigen Mittel, die richtige Kombination und die richtige Dosierung für jeden Einzelfall sorgfältig ausgetestet.

Mittel zur Entsäuerung

Ein spezielles Problem unserer Wohlstandsgesellschaft ist die Übersäuerung. Säurebildende Faktoren sind zum Beispiel Zucker, Kaffee, Alkohol, Nikotin, Wurst und Fleisch sowie Stress und Ärger (»der ist aber sauer …«) usw. Im Blut ist Säure allerdings völlig unerwünscht.

> Damit die vielen lebensnotwendigen Funktionen des Blutes nicht beeinträchtigt werden, muss dieses immer leicht basisch sein. Der pH-Wert darf dabei nur zwischen 7,37 und 7,43 schwanken.[57] Das ist eine minimale Toleranz von 0,06.

Weicht der pH-Wert auch nur ein klein wenig ins Saure ab, schnappt sich der Körper die nächstbesten puffernden Mineralsalze[58], notfalls Calciumverbindungen, die eigentlich für Knochen, Haare

oder Ähnliches bestimmt waren, um die Säure zu binden. Die dabei entstehenden Verbindungen sind im Körper oft schwer zu transportieren und nutzlos. Sie werden daher zu einem erheblichen Teil nicht ausgeschieden, sondern im Bindegewebe abgelagert. Die sogenannten Schlacken sind entstanden.

> Übersäuerung ist ein Faktor, der im Organismus einerseits zu Mineralstoffmangel und andererseits zu Verschlackung führt. Die zur Säurebindung notwendigen Mineralstoffe fehlen dort, wo sie eigentlich gebraucht werden, und aus der Verbindung Mineralstoffe-Säure entstehen schwerlösliche Schlacken, die den Stoffwechsel behindern.

Heutzutage werden daher viele Nahrungsergänzungsmittel angeboten, die basische Mineralstoffe zuführen. Es gibt auch Medikamente zur Regulierung des pH-Wertes. Was aber nicht oder nur ungenügend geschieht, ist der Abbau bereits vorhandener Schlacken. Hier ist die Jentschura-Basenkur das beste, was ich bisher entdeckt habe (Bestelladresse siehe Anhang). Diese besteht aus drei Komponenten: Einer Kräuterteemischung, die so ausgeklügelt ist, dass praktisch alle Arten von Schlacken aufgespalten werden. Dazu die Wurzelkraft als Zufuhr pflanzlicher Mineralstoffe, Spurenelemente usw. mit deutlich basischem Charakter. Und das Wichtigste: Das basische Bad, das über die Haut Säuren entzieht. Denn je verschlackter das Bindegewebe ist, umso schwerer fällt der Abtransport der Säuren und Schlacken über den langen Weg von Lymphe, Blut, Leber, Nieren und Blase bzw. Galle und Darm. Beim basischen Bad der Jentschura-Basenkur wird nun der »Notausgang«, die große Oberfläche der Haut, zur Ausleitung genutzt. Gebadet wird zwei- bis dreimal pro Woche für etwa eine Stunde. Dabei wird die Haut zunächst ähnlich schrumpelig, wie man das von längeren Bädern kennt, fettet aber schnell nach. Auch dieses saure Nachfetten ist Teil der Entsäue-

57 Der pH-Wert gibt an, wie stark oder schwach eine Säure oder Base ist. Neutrale Flüssigkeiten (zum Beispiel reines Wasser) haben den pH-Wert 7, da sie dann genau 10^{-7} Säureanteile (H^+) und 10^{-7} Basenanteile (OH^-) pro Liter besitzen ($10^{-7} = 0,000\,000\,1$). Der pH-Wert gibt immer den Säureanteil an. Je saurer eine Flüssigkeit ist, desto kleiner ist daher der pH-Wert. Der Magensaft zum Beispiel mit pH 2 enthält $10^{-2} = 0,01$ Anteile Säure. Je basischer dagegen eine Flüssigkeit ist, desto höher ist der pH-Wert. Die Dünndarmsekrete mit pH 8 enthalten nur $10^{-8} = 0,000\,000\,01$ Anteile Säure.

58 Puffer sind Substanzen, die sowohl Säuren als auch Basen binden können. Dazu zählen zum Beispiel Phosphate oder das Calciumsalz $Ca(HCO_3)_2$ [Calciumhydrogencarbonat].

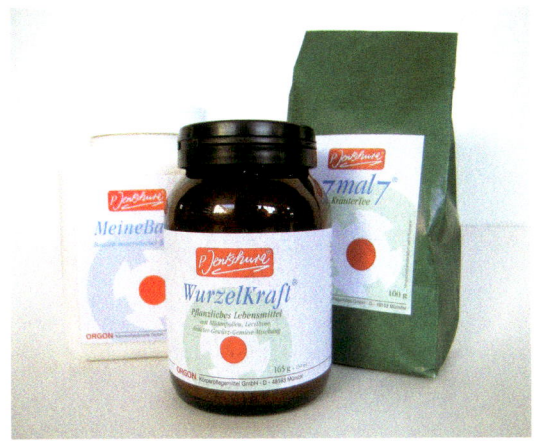

Die Jentschura-Basenkur.

rung und sollte nicht durch eincremen gestoppt werden. Das Ganze wird je nach Ausgangszustand fünf Wochen bis drei Monate lang durchgeführt.

Das Bad wird selbst von Neurodermitis- oder Schuppenflechtepatienten gern angenommen und sogar als deutlich lindernd empfunden (sofern man die Hauterscheinungen dabei noch nicht im Griff hat). Probleme gab es bei der Jentschura-Basenkur bisher nur, wenn zwar der entsäuernde Tee getrunken, dazu jedoch nicht oder zu wenig gebadet wurde. Dann führten die mobilisierten Säuren bei mangelnder Ausleitung zu Haut- und Darmproblemen, Kopfschmerzen, Kreislaufbeschwerden und Schwächezuständen. Die Jentschura-Basenkur ist also nur sinnvoll, wenn sie korrekt mit allen drei Komponenten (Tee, Bad und Wurzelkraft) durchgeführt wird.

> Um weiterer Übersäuerung vorzubeugen, ist natürlich eine basischere Ernährung sinnvoll. Neben dem Vermeiden oder Reduzieren der stärksten säuernden Faktoren (Zucker, Kaffee, Alkohol, Nikotin, Wurst, Fleisch, Stress und Ärger) sollten basische Lebensmittel in der persönlichen Kost mehr Gewicht bekommen. Dazu zählen praktisch alle Gemüse (Spitzenreiter sind Rettich und Gurke), fast alles Obst (besonders Zitronen) sowie Soja und andere Hülsenfrüchte. Denn Vorbeugen ist besser als Heilen.

Neben einer basischen Diät und der Jentschura-Basenkur setze ich auch Mittel wie »Sanuvis« von der Firma Sanum-Kehlbeck, »Rechtsregulat« von der Firma Dr. Niedermaier Pharma und »Lactopurum« von Pflüger zur Entsäuerung ein. Hier nicht genannte Mittel brauchen keineswegs schlechter zu sein.

Vitamine, Mineralstoffe und Spurenelemente

Vitamine, Mineralstoffe und Spurenelemente sind Stoffe, die der Körper benötigt, aber nicht selbst herstellen kann. Sie müssen daher, ebenso wie essenzielle Fettsäuren, mit der Nahrung aufgenommen werden. Durch Fehlernährung oder durch erhöhten Verbrauch (starke körperliche Aktivität, Schwitzen, Stress, Erkrankungen usw.) kann es zu einem Mangel an diesen lebensnotwendigen Substanzen kommen. Da Vitamine, Mineralstoffe und Spurenelemente im Organismus wichtige Schlüsselfunktionen innehaben, kann sich ein solcher Mangel – je nachdem, was genau fehlt – praktisch in allen Organen und Funktionsbereichen auswirken. Auch eine Beteiligung an schweren Erkrankungen ist oft gegeben.[59]

Aus diesem Grund gibt es heutzutage eine Fülle von Medikamenten, naturheilkundlichen Präparaten und Nahrungsergänzungsmitteln ver-

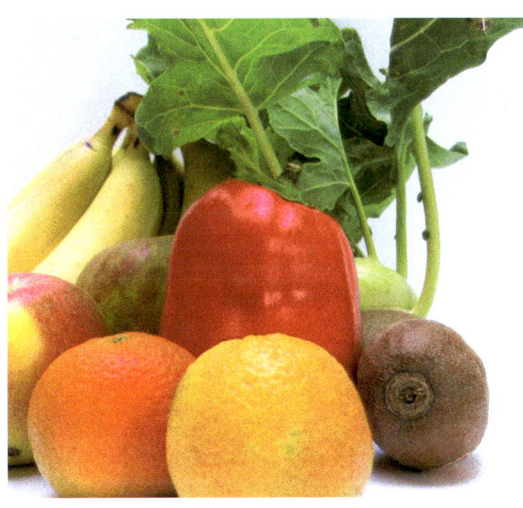

Vitamine in Hülle und Fülle.

schiedenster Zusammensetzung, um fehlende Substanzen zu ersetzen. Es gibt entsprechende Testsätze dazu; die Verschreibung dieser Mittel kommt dennoch relativ selten vor. Der Grund dafür ist eigentlich simpel:

> Bei guter Ernährung und durch eine gute Behandlung mit anderen Methoden (Homöopathie, Steinheilkunde usw.) ist der Körper meist in der Lage, genügend Vitamine, Mineralstoffe und Spurenelemente aus der Nahrung aufzunehmen.

59 Es gibt zum Thema Vitamine, Mineralstoffe und Spurenelemente Literatur in einer solchen Fülle, dass wir an dieser Stelle nur auf ein außergewöhnliches Werk verweisen wollen, das viele Dinge in diesem Zusammenhang von einer ganz anderen Seite beleuchtet: Rudolf Hauschka, »Substanzlehre«, Vittorio Klostermann Verlag, Frankfurt 1950.

Vitamine sind reichhaltig vorhanden, insbesondere wenn man sich vorwiegend biologisch-vollwertig ernährt. Zur Verordnung kommt es daher meist dann, wenn bei schweren Erkrankungen ein massives Defizit entstanden ist. Aber auch hier ist die Gabe oft nur vorübergehend. Sind die Depots im Organismus wieder gefüllt, ist es wichtiger, ihn dazu zu befähigen, sich die benötigten Substanzen selbst aus der Nahrung zu erschließen. Nur wenn meine Messungen auch nach Abschluss der ansonsten vollständigen Verordnung noch einen spezifischen Bedarf einzelner solcher Substanzen ergeben, verordne ich diese. Wo immer möglich, ziehe ich es vor, dies nicht separiert zu tun, sondern Vitamine, Mineralstoffe usw. in ihrer natürlichsten Form als Pflanze oder Nahrungsmittel zu geben.

Enzyme

Enzyme sind spezielle Eiweiße, die Stoffwechselvorgänge steuern. Benannt sind sie nach den im Sauerteig wirkenden Fermenten (griechisch *en*, »in«, und *zyme*, »Sauerteig«). Jedes Enzym ist im Organismus ganz spezifisch für nur eine bestimmte Aufgabe geschaffen. Es kann also nur spezielle Stoffwechselvorgänge auslösen oder beschleunigen. Enzyme sind keine ursächlich wirkenden Heilmittel. Aber wenn Sie an das Beispiel mit der nassen Zeitung denken (vgl. Seite 111), ist es oft notwendig, auf verschiedenen Ebenen anzusetzen, um ein Problem gründlich in Ordnung zu bringen.

> Mit einer gezielten Enzymgabe geben wir dem Körper Hilfestellung, etwas in Ordnung zu bringen, was ihm Freiräume verschafft, selbst aufzuräumen und zu regenerieren.

Dies ist im Grunde ähnlich wie bei einem Computer, dessen Programme nicht mehr richtig funktionieren. Hier nützen die besten Eingaben nichts, solange die Festplatte randvoll ist oder bestimmte Funktionen nicht geprüft und in Ordnung gebracht sind. Sie sehen, dass auch das Entgiften eine wichtige Funktion erfüllt. Entgiftung und Enzymgaben sind aber ganz unterschiedliche Maßnahmen, die einander zwar fördern, aber oft nicht ersetzen können. Um beim Computerbeispiel zu bleiben: Die Entgiftung entspricht dem Löschen überflüssiger Dateien, die Enzymgabe dagegen einem kleinen Reparatur-Tool, das defekte Programmabschnitte wieder in Ordnung bringt.

In meiner Praxis besitze ich bestimmte Testkästen, mit deren Hilfe ich die individuell benötigten Enzyme ermitteln kann. Das Austesten folgt wiederum den gewohnten Regeln. Die am häufigsten verordneten Enzympräparate sind »Wobenzym« (Schwerpunkt Entzündungen), »Phlogenzym« (Schwerpunkt Krampfadern, Neigung zu Blutgerinnseln, Entzündungen der Gelenke), »Mucozym« (Schwerpunkt Schwellungen und Entzündungen nach Operationen und Verletzungen) und Enzym Wied (Schwerpunkt degenerative Erkrankungen). Darüber hinaus finden auch Verdauungsenzyme wie »Unexym« oder »Enzym Komplex« der Firma Tech Med Labor in Salzburg Verwendung. Diese entlasten die Bauchspeicheldrüse und erleichtern und verbessern die Verdauung. Dadurch werden Kräfte für die ursächliche Therapie und die Regeneration frei.

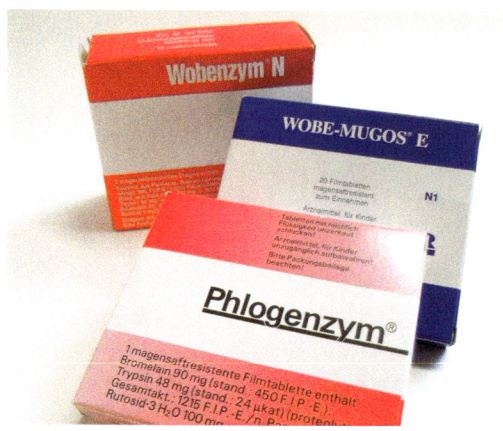

Enzym-Produkte.

Weiterhin bewährt sich das Präparat »Wobe Mugos E« als wertvoller Therapiebaustein bei Tumorerkrankungen oder manchen schweren Virusinfektionen. Bei Letzteren verordne ich außerdem sehr oft »Zell Oxygen«, am liebsten mit dem Zusatz von Gelee Royal. Die in diesem Präparat enthaltenen Enzymhefezellen stärken die Abwehrkräfte, fördern die Regeneration und verbessern den Sauerstoffumsatz der Körperzellen. Das größte Spektrum verschiedener Enzyme bietet das »Rechtsregulat« der Dr. Niedermayer Pharma. Rechtsregulat wird in mehrschrittigen Fermentationsverfahren auf natürlichem Weg aus ökologisch angebauten Früchten hergestellt. Mit diesem hervorragenden Mittel hatte ich unter anderem schon gute Erfolge bei Zahnherden, Kieferostitis, chemisch-toxisch bedingten Lähmungen, Herz- und Kreislaufbeschwerden, verschiedenen Hauterkrankungen und vielem mehr.

Ein Beispiel aus der Praxis: Eine Patientin, geboren 1953, leidet unter anderem seit langem an einem weitgehenden Ausfall der Schilddrüse mit Gewebszerstörung. Aus diesem Grund nimmt sie auch seit langer Zeit Schilddrüsenhormone ein. Hinzu kommt eine sehr schwere chronische Akne, vor allem im Gesicht. Sie vermutet schon seit langem, dass diese Akne als Nebenwirkung der Hormone auftritt, was auch durchaus wahrscheinlich ist. Weder in meinen Behandlungen noch bei wirklich guten und erfahrenen Kollegen glückte es, die Schilddrüsenleistung wieder so weit zu verbessern, dass die Hormongabe reduziert werden konnte. Ebenso wenig gelang es irgend jemandem, die Akne zu verbessern. Erst als ich ihr Rechtsregulat innerlich und äußerlich verordnete, begann sich die Haut stetig und zunehmend zu verbessern.

Zusammenfassend lässt sich sagen, dass die Verordnung von Enzymen nicht als ursächliche Maßnahme zu betrachten ist und auch nicht als Allheilmittel. Sie ist jedoch oft hervorragend geeignet, Freiräume zu schaffen, welche Verbesserungen, Regenerations- und Gesundungsprozesse erleichtern oder überhaupt erst möglich machen.

Fazit

Biologische Heilmittel sind unseres Erachtens in erster Linie die »Hilfs- und Putztrupps«, die im Organismus den Umstellungsprozess erleichtern, der durch ursächlich wirkende Maßnahmen der Homöopathie, Steinheilkunde, Akupunktur oder auch der folgenden Farb-, Klang- und Informationsverfahren ausgelöst wird. Sie machen Veränderungen leichter und damit den kommenden Erfolg schneller und besser spürbar.

Farbtherapie

Jemand sieht rot, macht mal blau, ist anderen nicht grün oder trifft ins Schwarze. Schon in der Umgangssprache finden sich viele Hinweise auf Farbcharakteristika. Diese Sprüche bringen manche Farbeigenschaft recht gut auf den Punkt, ähnlich wie es die Formulierungen »sauer sein«, »an die Nieren gehen«, »auf den Magen schlagen« im symptomatischen Bereich tun. Das »Rotlichtviertel« hat seine spezielle Wirkung ebenso wie ein Spaziergang »im Grünen«. Stellen Sie sich einmal vor, der Wald wäre blau. Das wäre etwas ganz anderes als die grüne Farbwirkung. Ja selbst im Winter (wenig Grün) oder im Herbst (mehr Gelb und Rot) hat ein Waldspaziergang einen anderen Charakter. Nicht nur der Stil der Kleidung hat seinen Ausdruck, sondern auch die Farbe. Eigentlich selbst-

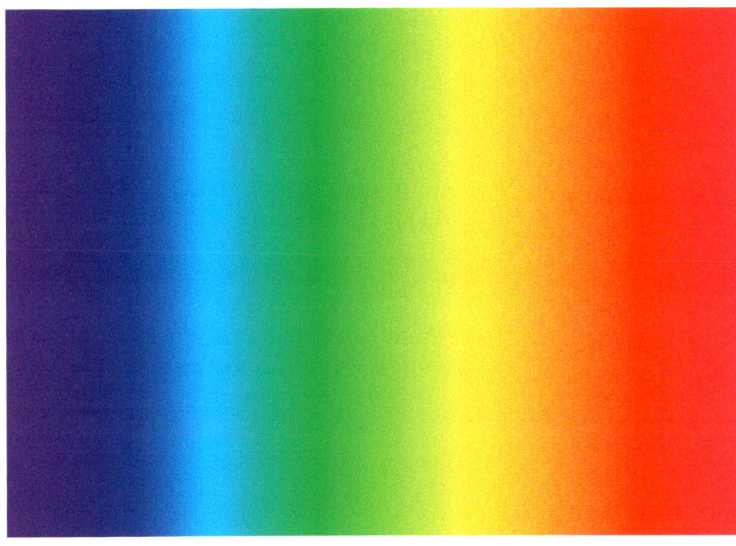

Das Farbspektrum.

verständlich. Und die Kleiderfarbe wirkt sich nicht nur auf den Betrachter, sondern auch auf den Träger aus.

Licht hat sein eigenes Frequenzspektrum, auf dessen bewusste Wahrnehmung die Augen unseres Körpers eingerichtet sind, so wie die Ohren auf einen anderen Frequenzbereich, eben den des Schalls. Die Farbe Rot liegt dabei am langwelligen Rand des optischen Spektrums, die Farbe Violett am kurzwelligen. Dazwischen liegen die anderen Farben in der Abfolge des Regenbogens. Jenseits des optischen Spektrums, also für das Auge nicht mehr sichtbar, finden wir langwelliger als Rot die Wärmestrahlung, auch Infrarot genannt, sowie kurzwelliger als Violett das UV-Licht (Ultraviolett).

So wie das Frequenzmuster eines homöopathischen Mittels, eines Minerals oder eines Menschen eine charakteristische Information vermittelt, geschieht dies auch durch die Frequenz einer Farbe oder eines Tons. Passend eingesetzt sind diese Frequenzen in der Lage, im Kommunikationsfeld eines Menschen eine spezifische Veränderung zu bewirken.

Auch Farben besitzen daher ähnlich wie Heilsteine eine enge Beziehung zum ganzen Menschen. Praktisch alle Körperfunktionen sowie seelische Vorgänge, mentale Prozesse und sogar bestimmte geistige Ideen und Absichten können durch Farben stimuliert oder reguliert werden. Eine einfache Orientierung hierzu bieten die Beobachtungen der chinesischen Medizin, die jedes Meridianpaar mit den zugehörigen Organen in Bezug zu einer bestimmten Farbe bringen:

Rot:	Herz, Dünndarm
Rot bis Orange:	Kreislauf-Sexus (Perikard), Dreifacher Erwärmer
Gelb:	Magen, Milz-Pankreas
Grün:	Leber, Gallenblase
Blau bis Schwarz:	Nieren, Blase
Weiß bis Violett:	Lunge, Dickdarm

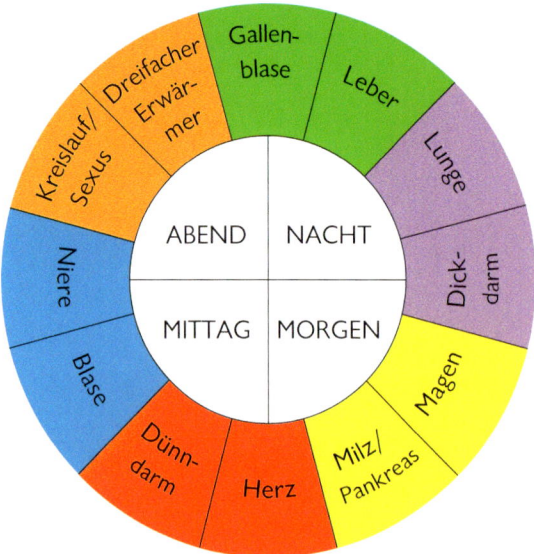

Farben und Organe.

Für die Praxis ergeben sich zwei grundsätzlich verschiedene Möglichkeiten, Farben heilkundlich einzusetzen: die Verwendung einzelner, möglichst reiner Farben und die Kombination mehrerer Farben. Einzelne Farben bieten eine klare, einfache und gerade daher oft eindringliche Informationswirkung. Farbkombinationen vermitteln dagegen komplexere Konzepte mit fast unendlichen Variationsmöglichkeiten.

Einzelne Farben

Eine reine Farbe bringt ebenso wie ein reiner Ton eine klare, zielgerichtete, aber in sich freie Ausrichtung in unser Bewusstsein. Beide geben kein bestimmtes Bild oder keine bestimmte Wirkung vor, sondern schaffen Raum für verschiedene Bilder und Wirkungen. Natürlich schafft Rot einen ganz anderen Raum als Grün oder Gelb einen anderen als Violett, daher spricht jede reine Farbe spezifische Bereiche in uns an und wird dort wirksam. Aber was eine Farbe im jeweiligen Bereich auslöst, bleibt weitgehend frei und hängt von uns selbst ab.

So fördert die Farbe Grün in Verbindung mit Leber und Galle Entgiftungsprozesse sowohl körperlicher als auch seelischer Natur. Was dabei zum Vorschein kommt an körperlichen Reaktionen wie auch an seelischen Bildern (die manchmal ebenfalls einer »Entgiftung« bedürfen), liegt jedoch an uns und kann täglich anders sein. Ein und dasselbe Grün löst möglicherweise in einem Fall auf sanfte Weise rheumatische Beschwerden, führt in einem anderen dagegen zu Unruhe und Hauterscheinungen und im dritten Fall zu intensiven Träumen.

Für diese Behandlungen verwende ich häufig Farbstrahler wie zum Beispiel das System von Darius Dinshah[60], bei dem transparente Farbscheiben auf einen kräftigen akkubetriebenen Strahler aufgesetzt werden. Dinshah arbeitet mit zwölf speziellen Farben, die wir in der Individuellen Therapie wiederum mit der Einhandrute austesten und dann im abgedunkelten Raum auf die ebenfalls ausgetesteten Körperbereiche aufstrahlen. Mit Hilfe des Resonanztests wird dabei auch die Dauer der Bestrahlung kontrolliert. So lange die Rute Resonanz anzeigt, wird die Bestrahlung fortgesetzt. Sobald keine Resonanz mehr vorhanden ist, wird sie beendet. Anschließend wird geprüft, ob weitere Farben gegebenenfalls an unterschiedlichen Stellen notwendig sind. Das kann durchaus der Fall sein. Mit-

Bitte berücksichtigen Sie bei diesen Zuordnungen, dass zu den Meridianen auch Sinnesorgane, Emotionen, geistige Aspekte usw. gehören (vgl. Seite 82). Dadurch werden diese einfachen Betrachtungen wesentlich umfassender und ganzheitlicher. Dennoch darf auch diese Zuordnung keinesfalls als absolut betrachtet werden. Nicht in jeder Situation braucht der betreffende Meridian oder das Organ immer nur diese Farbe. Ob ein Organ in seinen Funktionen gestärkt, besser versorgt, beruhigt, entgiftet oder regeneriert werden soll, kann sehr verschiedene »Farbanforderungen« nach sich ziehen.

Wir würden nicht von Individueller Therapie reden, würden nicht beide Vorgehensweisen Verwendung finden. Den Unterschied beider Ansätze können wir uns am besten vorstellen, wenn wir das Beispiel »Klang« zu Hilfe nehmen: Die reine Farbe entspricht einem reinen Ton, die Farbkombination dagegen einer Melodie oder einem Lied. Beides hat recht unterschiedliche Wirkungen.

---

60 Dinshah-Farbstrahler sind zu beziehen über Lichtservice Schäfer in Weissensberg (Adresse siehe Anhang).

unter muss die Komplementärfarbe der vorangegangenen gegeben werden, wobei diese meist nur kurze Momente benötigt wird.

Reine Farben geben Richtungen vor, in die sich eine Wirkung entwickelt. Eine Richtung, die bei Rot zum Beispiel »Aktivität«, bei Orange »Lebendigkeit«, bei Gelb »Verarbeitung«, bei Grün »Entgiftung«, bei Blau »Loslassen« und bei Violett »Frieden« heißen könnte. Grundlegende Konzepte also, die äußerst viel berühren und daher sehr viel bewirken können. Das ist in der Praxis auch tatsächlich so: Farbbehandlungen mit reinen Farben sind oft in Sekunden- oder Minutenschnelle nachhaltig wirksam.

Eine Alternative zum mit Licht arbeitenden Farbstrahler ist der Orgon-Photonenstrahler von Zundl, der an späterer Stelle noch besprochen wird. Auch mit diesem können Farben ein- und ausgeleitet werden, wobei hier eine Veränderung der Farbinformation hinzukommt, die sinngemäß der Dynamisierung eines homöopathischen Arzneimittels entspricht. Die Farben werden also »hochpotenter«.

Neben Akkufarbstrahlern oder Photonenstrahlern gibt es viele Möglichkeiten zur Farbtherapie. Mit aufgelegten Gläsern und Folien, mit farbigen Lampen oder farbigen Kleidungsstücken erzielen wir durchaus vergleichbare Wirkungen. Eine sehr schöne Methode ist das Auflegen farbiger Seiden- oder Baumwolltücher auf den zumindest im Behandlungsbereich unbekleideten Körper.

Farbkombinationen

Durch die Kombination mehrerer Farben wird die gewünschte Wirkung konkretisiert, ähnlich wie in einem Gemälde, das je nach Abstraktion oder naturalistischer Darstellung die eigene Vorstellung immer mehr begrenzt und auf den Punkt bringt. Farbkombinationen können sehr spezifische Konzepte vermitteln und sowohl die körperliche wie auch die geistige Aufmerksamkeit auf ein ganz bestimmtes Thema lenken.

Einfühlsame Künstlerinnen oder Künstler können daher durchaus heilsame Bilder malen – für einen bestimmten Menschen, einen bestimmten Ort oder eine bestimmte Zeit. Ein keineswegs neuer Aspekt der Malerei, der eigentlich zu allen Zeiten gepflegt wurde, in der modernen Kunst al-

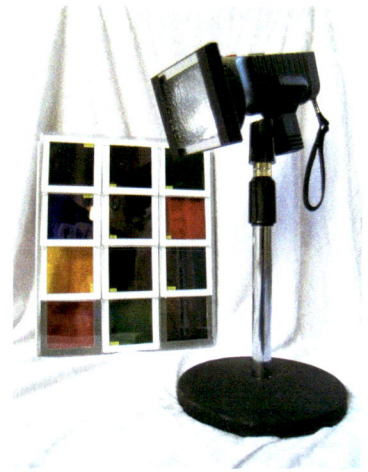
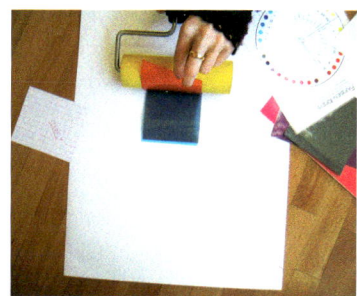

Links: Dinshah-Farbstrahler.
Unten: Farbfolien nach Verana und Magenta.

lerdings kaum noch anzutreffen ist. Nicht Heilung, sondern Destruktivität und Verfall scheinen derzeit in zu sein. Entsprechend sind auch die Resultate.

In der Praxis verwende ich für heilsame Farbkombinationen Folien, die übereinander geklebt werden und so ein bestimmtes Wirkungsbild ergeben. Ein Bild, das zwar nicht sichtbar ist, jedoch durch die Abwechslung und den Rhythmus der verschiedenen Farbfolien eine sehr spezifische Information ergibt. Vielleicht runzeln Sie an dieser Stelle skeptisch die Stirn, wenn Sie das lesen. Dafür habe ich vollstes Verständnis, mir erging es genauso. Aber schon der erste, fast entschuldigend zaghafte Versuch in meiner Praxis zeigte beeindruckenden Erfolg. Die Patientin rief nach zwei Tagen an, um mir zu sagen: »Ihre Farbfolie ist super!« Solche Rückmeldungen habe ich inzwischen unzählige Male gehört.

In der Farbfolientherapie nach Verana und Magenta stehen rund 35 verschiedenfarbige Kunststofffolien zur Verfügung, wie sie als selbstklebende Schutzeinbände von Büchern oder Heften verwendet werden. Diese Folien können im Format 10 mal 13 Zentimeter oder 6,5 mal 10 Zentimeter beliebig aufeinander geklebt werden, wodurch aus der Überlagerung der Einzelfrequenzen ein sehr spezifisches Informationsfeld entsteht. Die Auswahl und Reihenfolge der Folien wird im Hinblick auf ein bestimmtes Ziel mit der Einhandrute oder dem Pendel ermittelt.

Dieses Ziel kann »bewegliche Gelenke«, »gesunde Milz« oder »Liebesglück« heißen, was immer Sie wollen. Mit der betreffenden Absicht im Sinn wird eine Farbfolie nach der anderen ausgetestet, bis die Reihe komplett ist, das heißt Rute oder Pendel keine weitere Anzeige mehr haben. Anschließend werden diese Folien in der ausgetesteten Reihenfolge übereinander geklebt. Manchmal sind es nur drei Folien übereinander, manchmal auch fünfzehn. Manchmal werden insgesamt nur eine oder zwei Farben verwendet, manchmal ist jede einzelne Folie andersfarbig. Wir nehmen das ermittelte Muster einfach so, wie es kommt.

Es gibt auch fertige Rezepte, die von sorgfältigen Anwendern kreiert wurden. Hier sind zum Beispiel spezifische Informationen für viele Organe des menschlichen Körpers in Folienkombinationen umgesetzt. Da gibt es die »Nieren-« oder die »Bauchspeicheldrüsenfolie«, die »Milz-« und die »Leberfolie« und viele andere. Diese stärken, regenerieren und fördern die betreffenden Organe in geradezu beeindruckender Weise.

Mein geschätzter Autorenkollege Michael Gienger erhielt von mir einmal die Milzfolie verordnet. Er hielt die Folie auf den Milzbereich an der linken Körperseite, wo sie sich richtiggehend »festsaugte«. Ohne festgeklebt zu werden, hielt sie dort fast zwei Tage, selbst in der Nacht beim Schlafen löste sie sich nicht. Als sie dann ebenso plötzlich von alleine abfiel, waren die Beschwerden verschwunden.

Außer den menschlichen oder sagen wir besser Säugetier-Organen (ich habe diese Organfolien auch schon sehr erfolgreich bei Hunden, Katzen und Pferden eingesetzt) gibt es noch viele weitere Rezepte, zum Beispiel die Elemente Feuer, Wasser, Luft und Erde, die »Amalgamanpassung«, »Heilung von Pilzinfektionen«, »Orgon« (Energieverstärkung des Vorhandenen), »Heilung der Gefühle«, »Bakteriensäuberung« u. v. m. Diese Rezepte können bei den Ausbildungsseminaren der Farbfolientherapie erworben werden. Folienkombinationen können ebenso selbst kreiert werden – mit der Rute, individuell zu den Patienten, ihren Beschwerden und ihrer Lebenssituation passend.

Sowohl die Farbbestrahlung mit einzelnen reinen Farben als auch die Farbfolientherapie mit der Kombination mehrerer Farben zählen zu den häufigeren Anwendungen in der Individuellen Therapie. Die gute Verträglichkeit der Farbtherapie einerseits und ihre immensen Möglichkeiten andererseits machen sie zu einer sehr hilfreichen Therapie. Noch dazu ist die Farbtherapie sehr leicht zu erlernen, wodurch sie sich auch für den Hausgebrauch eignet.

Klangtherapie

Eine ähnlich wirkungsvolle Methode wie die Farbtherapie ist die Klangtherapie. Hier machen wir uns wiederum die Tatsache zunutze, dass unser Kommunikationsfeld nicht nur *im* physischen Körper ist, sondern auch um ihn herum – eine Aura umgibt uns. Störungen aller Art, von Sorgen und emotionalen Verstimmungen über energetische Blockaden, leichte Funktionsstörungen bis hin zu substanziellen Veränderungen und Beschwerden, all dies verändert unser Kommunikationsfeld, unsere Aura. Dass es sich dabei nicht um ein esoterisches Hirngespinst, sondern um physikalische Realität handelt, können wir mit Klängen wahrnehmbar machen.

Wenn wir Stimmgabeln in kurzer Distanz über den Körper führen, lassen sich in bestimmten Bereichen Klangveränderungen wahrnehmen. Diese Veränderungen geben Aufschluss darüber, wo Störungen vorliegen und welcher Art diese sind. In Yin-Bereichen verlieren sich die Klänge oftmals oder verschwinden ganz (wie in einem Vakuum), in Yang-Bereichen werden sie oft dumpfer oder schwerer (als müssten sie etwas durchdringen).

Darüber hinaus gibt es natürlich vielerlei Klangvariationen: schriller, verzerrter, hallender, wabernder usw. Überall, wo sich der freie, reine, anhaltende Klang verändert oder gar abstirbt, ist »etwas«, das sich jedoch mit wiederholtem »Durchklingen« oft schon lösen lässt. Daher haben die Klänge eine tiefgreifend reinigende und befreiende Wirkung. In der Praxis der Individuellen Therapie setzen wir zur Klangtherapie meist Stimmgabeln ein, die sehr reine Töne in ganz bestimmten Tonhöhen hervorbringen. Diese werden ebenfalls durch die Aura geführt oder an bestimmten Punkten auf den Körper aufgesetzt, so dass der Klang spürbar in die Tiefe geht. Mit diesen reinen einzelnen Tönen können wir sehr gezielt arbeiten.

Auch hierbei wird entweder mit der Rute geprüft, welche Tonhöhe (Frequenz) wo zum Einsatz kommt, oder es wird die Klangtherapie nach Peter Goldman[61] eingesetzt. Das Prinzip ist stets dasselbe: Die Veränderungen der Klänge zeigen Ort und Art

61 Peter Goldman ist Direktor des Centre of New Directions, White Lodge in Tunbridge Wells, England, und arbeitet seit 25 Jahren als Osteopath, Psycho- und Körpertherapeut. Klangtherapie ist eines der zentralen Elemente seiner internationalen Lehrtätigkeit.

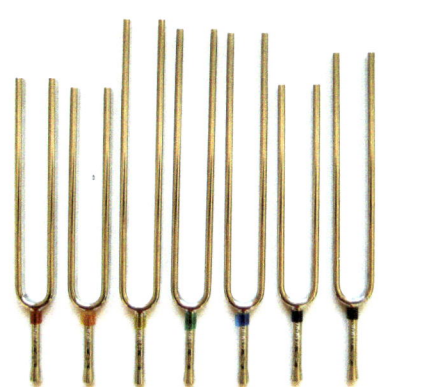

Therapeutische Stimmgabeln.

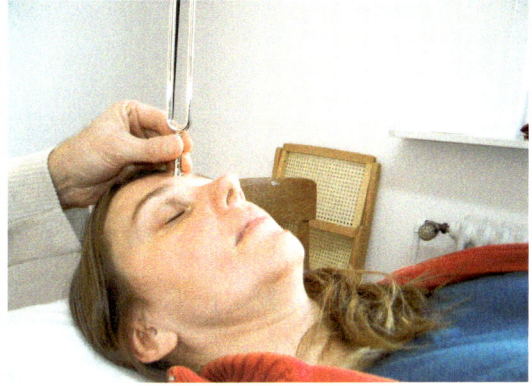

Klangtherapie mit Stimmgabeln.

bestehender Störungen an, die mit Hilfe der richtigen Frequenzen aufgelöst werden können.

Weitere Möglichkeiten sind das Lösen von Wirbeln mit aufgesetzten Stimmgabeln, das Harmonisieren der Chakren mit Stimmgabeln, die nach Planetenrhythmen gestimmt sind, die Verstärkung von Heilsteinwirkungen durch aufgesetzte Stimmgabeln – und vieles mehr! Auch die Klangtherapie ist eine Methode, die natürlich am besten durch praktische Anwendung erlernt wird.[62]

Orgon-Photonenstrahler

In der biophysikalischen Medizin wurden viele Verfahren entwickelt, um Informationen auf energetischem Weg zu übertragen. Dass Energie auch Informationsträger sein kann, erleben wir tagtäglich mit Telefon, Radio, Fernsehen usw. In der biophysikalischen Medizin geht es darum, Informationen in den Körper bzw. in unser Kommuni-

62 Seminare hierzu halten Rainer Strebel bei den Cairn Elen Lebensschulen sowie Gisela Müller in Oberglatt/Schweiz (Adressen siehe Anhang).

kationsfeld zu übertragen, die dort regulierend und heilsam wirken. Elektroakupunktur, Lasertherapie, Orgonstrahler, Radionik und viele andere Verfahren zählen hierzu, deren physikalischer Hintergrund mal einfacher, mal schwieriger und manchmal gar nicht erklärt werden kann.

Allen biophysikalischen Verfahren gemeinsam ist, dass sich »Information«, ob als »Essenz« einer Substanz, ob als »Energiemuster« eines Bildes oder als »Schwingung« eines geistigen Konzepts, stets in bestimmten Frequenzen ausdrückt. Diese Frequenzen werden durch die genannten Verfahren aufgenommen, verstärkt und weitergegeben. Dadurch wird die in das Kommunikationsfeld eingebrachte Information sofort wirksam. Auch eine Wirkung bestimmter Substanzen kann so erzielt werden, ohne dass die betreffende Substanz im Körper vorhanden ist. Das hat den Vorteil, dass chemisch-biologische Nebenwirkungen vermieden werden, ähnlich wie bei Heilsteinen oder homöopathischen Hochpotenzen.

Ein weiterer Vorteil besteht darin, dass mit diesen Verfahren auch störende oder blockierende Informationen in unserem Organismus (vgl. Kapitel »Lymphe« und »Bindegewebe«, Seite 98 und 102) zumindest teilweise gelöscht werden können, in-

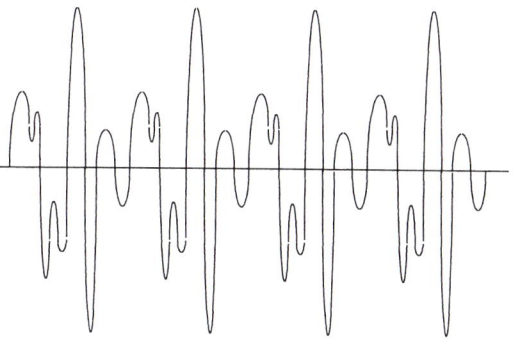

Schwingungsmuster einer Substanz, zum Beispiel eines Medikaments.

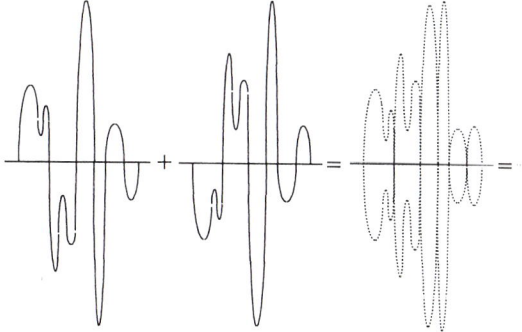

Auslöschen einer Schwingung mit der Umkehrschwingung.

dem man das Frequenzmuster dieser Informationen »invers«[63], das heißt »umgekehrt« einstrahlt. Wie bereits erläutert, löschen sich eine Schwingung und deren exakte Umkehrschwingung gegenseitig aus, wenn sich die beiden überlagern. Eine Umkehrschwingung zu einer bestimmten aufgenommenen Frequenz zu erzeugen ist physikalisch jedoch relativ einfach.

Eine vollständige Auslöschung findet dabei in der Praxis nicht statt, denn dazu müsste nicht nur das Schwingungsmuster, sondern auch dessen Intensität in allen Bereichen exakt gleich sein. Doch die vollständige Auslöschung entspricht auch nicht dem Therapieziel und wäre im Grunde auch nicht zu verantworten.

> Informationen, die mit einer »Inversbehandlung« gelöscht werden, sind an sich auch weiterhin verfügbar (als »Lernerfahrung« des Körpers oder des Wesens), es wird ihnen nur eine möglicherweise überwältigende Stärke genommen. Im rechten Maß gibt es nichts Schädliches, lediglich bei Mangel und im Übermaß.

Zum Ausgleichen solcher Mängel oder Überschüsse verwende ich in meiner Praxis den Orgon-Photonenstrahler nach Zundl. Dieser enthält feine Lichtleiter, in denen aufgenommenes Licht nicht nur weitergeleitet, sondern zugleich auch in der Frequenz erhöht und beschleunigt wird. Dadurch entsteht eine Art »Sog«, der auch das »Orgon«[64], die überall vorhandene Lebensenergie mitzieht und konzentriert. Auf diese Weise entsteht eine äußerst wirkungsvolle Kombination von physikalischer Lichtenergie (Photonen) und Lebensenergie (Orgon).

Auf diesen im Orgon-Photonenstrahler erzeugten Energiestrom können Informationen aufgebracht werden. Dazu werden zum Beispiel Testproben mit bestimmten Substanzen auf einen kleinen Metallteller am Fuß des Gerätes angebracht. Das Gerät geht damit in Resonanz, und schon ist die entsprechende Information auf den Orgon-Photonenstrahl aufmoduliert. Das System von Herrn Zundl bietet dazu zwei Wechselstrahler

63 Lateinisch *inversus*, »umgekehrt«.
64 Der Begriff »Orgon« stammt von Wilhelm Reich (1897–1957), Psychoanalytiker und Forscher auf dem Gebiet der kosmischen Lebensenergie. Wilhelm Reich konstruierte als Erster ein Gerät aus abwechselnd organischen und anorganischen Schichten, in dem sich Lebensenergie (von ihm »Orgon« genannt) anreichern ließ. Seine Arbeiten wurden in den USA als Quacksalberei verboten, er selbst kam ins Gefängnis, wo er verstarb. Heute ist die Wirksamkeit seiner Entwicklungen in vielen Bereichen nachgewiesen.

an, von denen der eine exakt die aufgenommene Information weitergibt (Information wird also »eingeleitet«) und der andere die entsprechende Umkehrschwingung erzeugt (mit diesem wird Information gelöscht oder »ausgeleitet«).

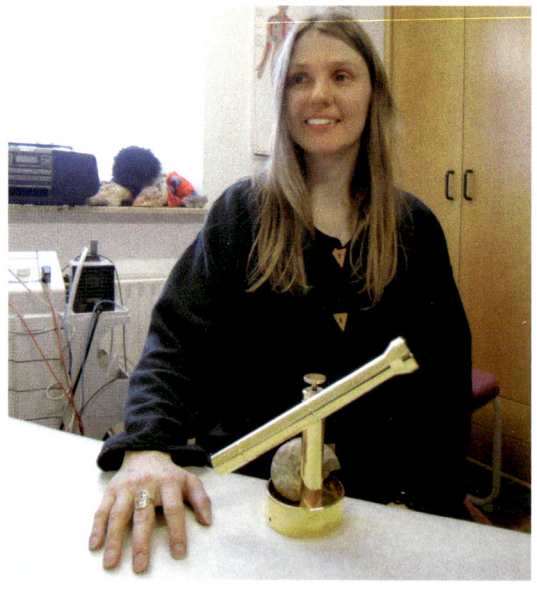

Orgon-Photonenstrahler nach Zundl.

Auch wenn das Ganze zugegebenermaßen noch sehr nach Science-Fiction klingt, sind die Resultate dieses kleinen Geräts doch phänomenal. Wie bereits angesprochen, stehen wir in der Heilkunde heutzutage oft vor dem Problem, dass sich im Bindegewebe oder im Kommunikationsfeld eingespeicherte Informationen als Therapieblockade erweisen. Normalerweise wirksame Anwendungen sind erfolglos, solange die betreffende Information in ihrer Intensität bestehen bleibt. Inversbehandlungen mit dem Orgon-Photonenstrahler konnten hier wahre Wunder bewirken und monate-, ja sogar jahrelange Therapieblockaden auflösen!

> Um einen Informationsmangel auszugleichen (dem Körper fehlt zum Beispiel das Konzept, um etwas Bestimmtes bewerkstelligen zu können), kann man mit dem Orgon-Photonenstrahler nach Zundl die betreffende Schwingung einstrahlen. Um andererseits einen Informationsüberschuss auszugleichen (der Körper ist durch die massive Konfrontation mit einer bestimmten Information blockiert oder auf diese fixiert), kann man diese Schwingung invers einstrahlen, wodurch das Informationsübermaß gelöscht wird.

Welche Informationen eingeleitet oder ausgeleitet werden müssen, bestimme ich ebenfalls mit dem Rutentest anhand verschiedener Testsets. Diese enthalten zum Beispiel die einzelnen chemischen Elemente, Nosoden (das heißt bestimmte Krankheitserreger), Umweltgifte, Nahrungsgifte, Medikamente u. v. m. Gerade wenn Belastungen durch Antibiotika, Cortison, Narkosemittel oder andere Medikamente, Gifte oder Allergene vorliegen, ist es oft hilfreich, wenn diese direkt ausgeleitet werden können. Zum Teil arbeite ich hier auch mit patienteneigenen Informationen, die entweder aus Blut, Speichel und Urin stammen oder mit Hilfe einer Handelektrode direkt abgeleitet werden.

Ich möchte diese Möglichkeit in meiner Praxis nicht missen, habe ich doch mit dem Zundl-Strahler schon viele Therapieblockaden oder Störungen beheben können, die mir eine sinnvolle Behandlung manchmal sogar unmöglich gemacht hätten (allein schon, wenn ich an die häufigen Blockaden durch Antibiotika denke).

Akupunktur

»Akupunktur« könnten wir als »Heilweise mit dem Nadelstich« übersetzen (lateinisch *acus,* »Nadel«, und *punctura,* »Stich«). Die Akupunktur ist seit Jahrtausenden fest in der Traditionellen Chinesischen Medizin verwurzelt. In diesem äußerst wirkungsvollen Heilverfahren werden bestimmte Punkte auf den bereits besprochenen Meridianen (vgl. Seite 80) mit Nadeln gestochen. Dadurch kann die Energie im betreffenden Meridian angeregt (tonisiert) oder beruhigt (sediert) werden, so dass sich Energiemängel und -überschüsse ausgleichen lassen. Alternativ zum Nadelstich werden die Akupunkturpunkte auch durch Fingerdruck (Akupressur, Shiatsu[65]) oder durch das Abbrennen von Beifußwolle (Moxibustion[66]) stimuliert.

Im Grunde kümmert uns der Erklärungsnotstand auch nicht, den die Wissenschaft hier hat. Beweist das doch ein weiteres Mal, dass der Grundsatz der modernen Medizin: »Es wird nur das als wirksam anerkannt, dessen Wirkungsmechanismus erklärbar ist« höchst verfänglich ist. Glücklicherweise kamen die Menschen früher auch nicht auf die

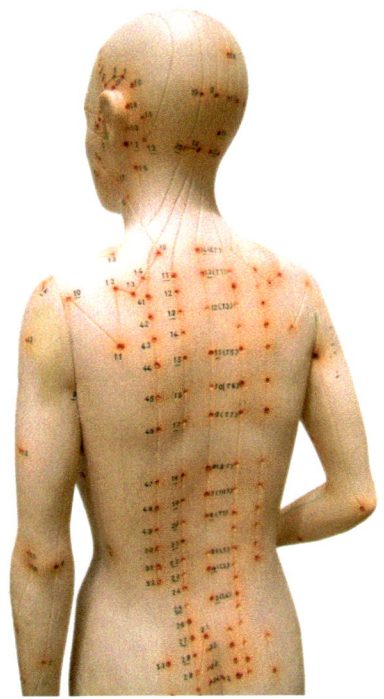

Meridiane und Akupunkturpunkte.

Idee, die Wirkung eines Blitzes anzuzweifeln, als sie die Elektrizität und damit den Wirkungsmechanismus des Blitzes noch nicht erklären konnten. Der Erklärungsnotstand für die Wirkung der Akupunktur und anderer Naturheilverfahren zeigt den Handlungsbedarf der Wissenschaft, nicht der Naturheilkunde. Die Praxis funktioniert, nur an der Theorie muss noch geforscht werden. Auch hier gilt: Wer heilt, hat Recht!

> Durch das unmittelbare energetische Regulieren der Meridiane ist die Akupunktur eine sehr wirkungsvolle Behandlungsweise. Selbst als Alternative zur Narkose wird sie oft verwendet. Obwohl man die Wirkungsweise dieser Nadelstiche noch nicht in wissenschaftlichem Sinne erklären kann, ist dieser Wirkungsnachweis – die Schmerzlinderung selbst bei Operationen – doch eindeutig genug, dass die Akupunktur zumindest in dieser Hinsicht anerkannt und von vielen Privatkassen bezahlt wird.

In der Individuellen Therapie setzen wir die Akupunktur neben den klassischen Anwendungen in einer sehr speziellen Weise ein. Wie bereits in einem vorangegangenen Beispiel geschildert, gibt es oft bestimmte Störfelder am Kopf, die sich als tiefere Ursache hinter vielen sonstigen Beschwerden zeigen. Werden diese Störfelder beseitigt, verschwinden sofort die zuvor gemessenen Belastun-

65 Japanisch *Shiatsu,* »Druck mit den Fingern«; bei »Akupressur« steht *aku* für den »Akupunkturpunkt«, *pressur* stammt von lateinisch *pressura,* »Druck«.

66 Neulateinisch *moxa* bezeichnet das Brennkraut Beifußwolle (von japanisch *moguso*), gemeinsam mit lateinisch *comburere,* »verbrennen, versengen«, ergibt sich die Bezeichnung »Moxibustion« für diese Hitzebehandlung der Akupunkturpunkte.

gen in den Meridianen sowie (manchmal mit gewisser Verzögerung) auch die körperlichen Symptome.

Wenn ein solches Störfeld vorliegt, frage ich als Erstes die passende Behandlungsweise ab. Mitunter ist eine Farb- oder Klangtherapie notwendig; sehr häufig ist hier jedoch die Akupunktur angezeigt. Um auch meine Patientinnen und Patienten davon zu überzeugen, dass das »Nadelsetzen« tatsächlich das beste ist, teste ich meist noch kinesiologisch nach. Wird die Akupunktur auch damit bestätigt, teste ich mit der Rute die Stichrichtung aus und setze die Nadel. Darüber hinaus prüfe ich, ob die Nadel stimuliert werden muss (gedreht oder leicht gerüttelt), bzw. wann sie wieder gezogen werden sollte. Auch zeitgleiche zusätzliche Behandlungen (weitere Nadeln, Farbtherapie, Klangtherapie usw.) kann ich so ermitteln und durchführen. Gerade hier entsteht oft eine sehr wirkungsvolle und tiefgreifende individuelle Therapie, deren Durchführung richtig Spaß macht und deren Resultate mich häufig selbst überraschen.

Natürlich sollten zum Durchführen dieser Behandlungen bereits praktische Erfahrungen mit der Akupunktur vorliegen – und natürlich auch nur feine, sterile Akupunkturnadeln verwendet werden. Das präzise Austesten des Störfelds und der Stichrichtung hat hierbei den großen Vorteil, dass das Stechen in den meisten Fällen praktisch schmerzfrei ist. Diesen Vorteil bietet die Individuelle Therapie generell bei Akupunkturbehandlungen: Indem wir – die Nadel in der einen Hand und die Rute in der anderen – vor dem Stechen jeden Punkt ganz exakt bestimmen, sind Schmerzen eine absolute Ausnahme. Auch kommen wir durch das Austesten oft nur mit einer einzigen bzw. relativ wenigen Nadeln aus. Hier gilt ebenso der Grundsatz: »minimaler Aufwand – maximaler Erfolg« bzw. »weniger ist mehr«!

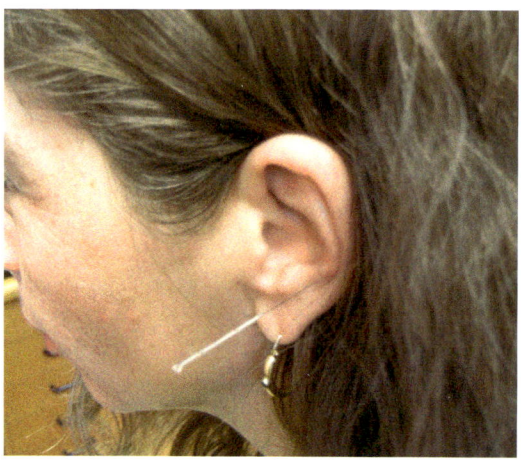

Akupunktur am Ohr.

Reflexzonentherapie

Unser Organismus besteht nicht aus vielen unverbundenen Einzelteilen, sondern ist ein großes Ganzes. Eine Einheit, in der viele Verbindungen existieren, sei es über den Stoffwechsel, die Nerven, die Meridiane oder aus der gemeinsamen embryonalen Bildung bestimmter Organe heraus. Das Ganze spiegelt sich in einzelnen Körperbereichen wider. Wir finden den ganzen Körper als Abbildung in den Füßen, im Ohr, in den Händen, auf dem Bauch, im Gesicht u. v. m.

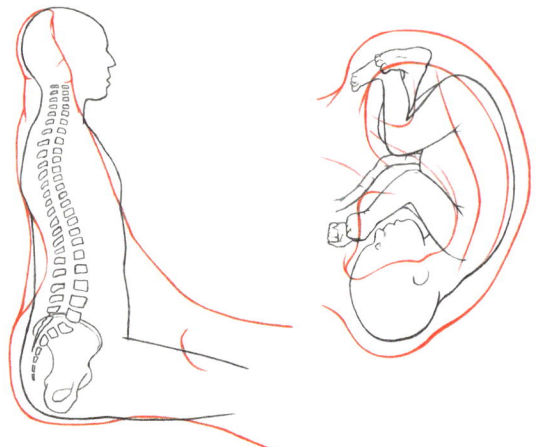

Reflexzonen – Widerspiegelungen des Ganzen im Detail.

Für jedes Organ und jeden Körperbereich gibt es mehrere sogenannte Reflexzonen auf der Körperoberfläche, deren Behandlung sich unmittelbar auf das verbundene Organ bzw. den verbundenen Körperbereich auswirkt. Für die Lokalisierung der einzelnen Zonen gibt es etliche empfehlenswerte Literatur.[67]

> Die Behandlung der Reflexzonen reicht von verschiedenen Massagetechniken über Wärme- und Kältebehandlungen (Salzsäckchen, Kirschkernsäckchen) bis hin zur Farbbestrahlung oder zum Aufbringen von homöopathischen Mitteln, ätherischen Ölen, pflanzlichen Substanzen (Salben, Säfte, Auszüge), Heilsteinen usw. Das Spektrum der Möglichkeiten ist auch hier praktisch unendlich.

67 Literatur zur Reflexzonentherapie: Hanne Marquardt, »Reflexzonenarbeit am Fuß«, Haug Verlag, Heidelberg 1975; Jochen M. Gleditsch, »Reflexzonen und Somatotopien«, WBV Biologisch-Medizinische Verlagsgesellschaft, Schorndorf 1983; Ewald Kliegel, »Reflexzonen – Landkarten der Gesundheit (Skriptbuch)«, Selbstverlag (Adresse siehe Anhang); Ewald Kliegel, »Reflexzonenmassage an der Hand«, Haug Verlag, Heidelberg 2001; Ewald Kliegel, Kompendium der Reflexzonen auf CD-ROM, Selbstverlag.

In der Individuellen Therapie machen wir uns Reflexzonen zunutze. Das Auffinden von Störzonen ist oftmals nichts anderes als das Ermitteln jenes reflektorischen Bereichs, in dem sich eine Störung ausdrückt und über den sie behandelt werden kann. Dass die Behandlung einer solchen Reflexzone unmittelbar auch Organe an ganz anderen Orten betrifft, erleben wir in der Individuellen Therapie täglich.

Konkret bedeutet dies, dass wir mit der Störfeldbehandlung in der Individuellen Therapie auch Reflexzonenbehandlungen durchführen, selbst wenn wir diese »Landkarten des Organismus« nicht auswendig kennen. Das individuelle Testen mit der Einhandrute führt uns immer wieder in diese Zusammenhänge hinein. Demnach erweist sich die Kenntnis der Reflexzonen als große Hilfe, da wir Zusammenhänge viel schneller wahrnehmen können. Das erleichtert die Therapie und ermöglicht auch den Patientinnen und Patienten, die Vorgänge in sich selbst besser zu verstehen.

Körpertherapien

Körpertherapien nehmen in der Individuellen Therapie einen großen Raum ein. Erspart doch die Arbeit an und mit dem Körper manches Medikament – so meine Erfahrung. Nicht nur die schulmedizinischen Schmerzmittel, die man ohnehin – falls möglich – vermeiden sollte, ebenso jedes naturheilkundliche Arzneimittel stellt einen Einfluss dar, der nicht notwendig ist, wenn der Körper selbst die vorliegende Störung regulieren kann.

Zu den Körpertherapien zählen hier alle Massagen und manuellen Therapien, von der Klassischen Massage, Bindegewebsmassage, Lymphdrainage und physiotherapeutischen Übungen über Rolfing, Skribben, Shiatsu und die Feine Fingerheilkunde bis hin zur Osteopathie und Craniosacralen Therapie[68]. Dass diese Therapien sich nicht nur auf den Körper beschränken, sondern auch ganzheitlich auf Seele, Verstand und Geist einwirken, dürfte selbstverständlich sein.

68 Klassische Massage: Lösen von Muskelspannungen; Bindegewebsmassage: Lösen von Verhärtungen im Bindegewebe; Lymphdrainage: Fördern des Lymphflusses; Physiotherapie = Krankengymnastik; Rolfing: Tiefenmassage zur Verbesserung der Körperintegration; Skribben: spezielle Sehnenbehandlung; Shiatsu: japanische Form der Akupressur; Feine Fingerheilkunde: auch körperlich intensiv wirkende Behandlung durch sanftes Berühren; Osteopathie: umfassende Mobilisation des gesamten Bewegungsapparates; Craniosacrale Therapie: Ganzheitliche, sehr sanfte Körpertherapie, die Blockaden verschiedenster Art nachhaltig lösen kann.

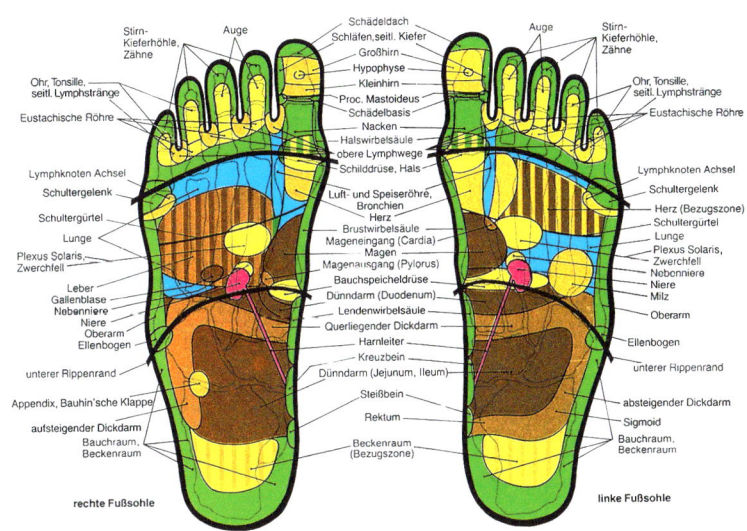

Reflexzonen am Fuß.

Körpertherapien sind etwas durch und durch Praktisches und daher am besten auf praktische Weise zu erlernen. Theoretische Beschreibungen können zwar als Anregungen oder zur Erinnerung des Gelernten dienen, doch ohne praktische Erfahrung vermitteln sie relativ wenig. Daher verzichten wir im Rahmen dieses Buches zugunsten anderer Themen auf die explizite Schilderung von Körpertherapien.

Jede Körpertherapie, die wir kennen, lässt sich problemlos in die Individuelle Therapie mit einbeziehen. Bei der Wahl des passenden Heilmittels mit der Einhandrute können wir statt den vorliegenden Medikamenten oder Testsets auch Körpertherapien bzw. sogar die konkrete einzelne Maßnahme mental abfragen.

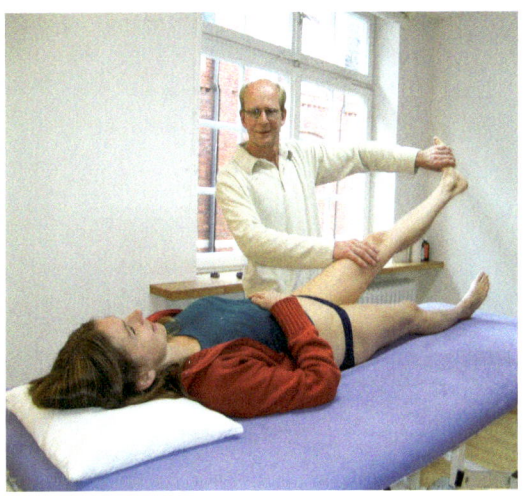

Körpertherapie.

*Bei Schmerzen an der oberen Wirbelsäule könnte
sich beispielsweise folgende Abfrage ergeben:*
»Medikamentöse Behandlung?« – »Nein.«
»Farbbehandlung?« – »Nein.«
»Klangtherapie?« – »Nein.«
»Körpertherapie?« – »Ja.«
»Klassische Massage?« – »Nein.«
»Skribben?« – »Nein.«
»Shiatsu?« – »Nein.«
»Craniosacrale Therapie?« – »Ja.«
»Lösen eines Wirbels?« – »Nein.«
»Lösen mehrerer Wirbel?« – »Nein.«
»Lösen der Diaphragmen[69]?« – »Ja.«

Selbstredend macht es keinen Sinn, Dinge abzufragen, die wir nicht kennen, von denen wir also kein wirkliches Konzept haben. Jede Körpertherapie, die wir beherrschen, ist zugleich ein Zugewinn für das Spektrum unserer eigenen *Individuellen* Therapie.

Diät

Die richtige Diät zählt zu den Königswegen der Heilung, schließlich beeinflusst uns unsere Ernährung täglich auf ganz unmittelbare Weise. Ernährungskonzepte gibt es viele, und jedes davon hat seine Vor- und Nachteile. Genauer gesagt: Jedes Ernährungskonzept ist bei bestimmten Menschen in bestimmten Situationen hilfreich – und bei anderen Menschen in anderen Situationen nicht. Folglich stellt sich auch hier die Frage nach der für jeden einzelnen Menschen individuell passenden Diät.

Um die individuelle Diät zu ermitteln, können wir folgende vereinfachenden Schritte gehen (schließlich lässt sich in der Praxis nicht jedes einzelne in unserer Umgebung angebotene Lebensmittel testen):

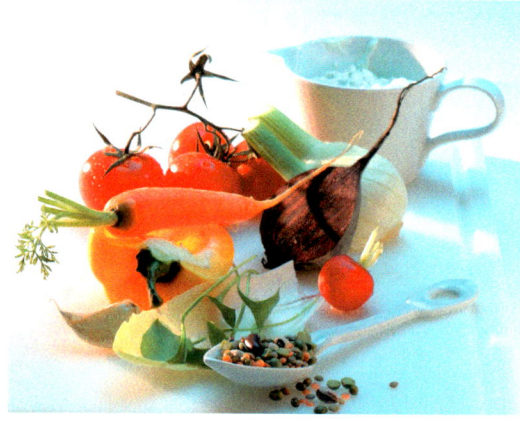

Diät kann schmecken!

1. **Ausgewogenheit:** Die Ernährung sollte aus vollwertigen Lebensmitteln bestehen, die alle notwendigen Nahrungsbestandteile auf natürlicher Basis bieten.

2. **Lebenskraft:** Pflanzen aus kontrolliert biologischem Anbau und tierische Produkte aus artgerechter Tierhaltung sind zu bevorzugen. Nicht nur um Pestizide und Nahrungsgifte zu vermeiden. Vielmehr gewinnen wir aus diesen nicht nur sättigende »Nahrungsmittel«, sondern Leben spendende »Lebensmittel«.

3. **Unverträglichkeiten:** Solange Unverträglichkeiten bestimmter Nahrungsmittel bestehen, sollten diese gemieden werden. Nahrungsmittelunverträglichkeiten werden in der Praxis mit Hilfe bestimmter Testsets oder auch mental ermittelt. Zu Hause können wir mit der Einhandrute einfach unsere Kühl- und Vorratsschränke durchprüfen.

4. **Stärkende Lebensmittel:** Ähnlich wie die Unverträglichkeiten können wir mit der Einhandrute auch überprüfen, welche Lebensmittel uns momentan besonders stärken. Gerade wenn wir uns geschwächt fühlen, kann das richtige Menü ebenso hilfreich sein wie ein Medikament.

Dieses Vorgehen ist einfacher, oft weniger anstrengend und meist viel hilfreicher als feststehende Ernährungskonzepte. Wir werden damit den sich immer wieder wandelnden individuellen Bedürfnissen am besten gerecht. Außerdem zeigt sich durch das individuelle Testen, dass uns manche Leckerei durchaus nicht schadet (ganz im Gegenteil, wenn wir den seelischen Genuss mit einbeziehen!). In der Individuellen Therapie besteht kein Interesse an gesundheitsapostolischen Dogmen, sondern an einem erfüllten, glücklichen Leben. Daher ist der Rutentest hier ein echter Segen, der es uns erleichtert, Möglichkeiten und Grenzen selbst zu erkennen und zu bestimmen.

Eine gewisse Strenge ist oft nur während der Therapie allergischer Erkrankungen geboten, da diese unter anderem auf Nahrungsmittelunverträglichkeiten basieren; oder häufig zu Beginn einer Individuellen Therapie, solange die »Sünden«

---

69 Mit Diaphragmen sind hier die Quergewebe des Körpers wie Zwerchfell, Beckenboden usw. gemeint.

früherer Fehlernährung noch aufgearbeitet und beseitigt werden müssen. Ziel der Individuellen Therapie ist jedoch keineswegs das beständige Einschränken, sondern das Stärken der Fähigkeit, die aufgenommene Nahrung zu verarbeiten und zu vertragen.

Sonstiges

An dieser Stelle könnten zahlreiche weitere Naturheilverfahren und Anwendungsweisen folgen. Wir sind uns durchaus bewusst, dass in den vorangegangenen Kapiteln viele wertvolle Verfahren wie die Aromatherapie, die Bachblütentherapie, die Schüsslersalze, die Schröpfmassage usw. sowie noch etliche gute Hausmittel und -rezepturen fehlen.

> Das Schöne an der Individuellen Therapie ist, dass sich aus ein und demselben Konzept viele verschiedene Individuelle Therapien entwickeln lassen, je nach unseren speziellen Fähigkeiten und Möglichkeiten. Ob wir die Individuelle Therapie zu Hause mit einer homöopathischen Hausapotheke und einer Hand voll Heilsteine praktizieren, oder ob wir als Therapeutin, Therapeut in einer Praxis mit Schränken voller Testsets und Medikamenten stehen, ist eigentlich sekundär. Viel wichtiger ist, aus der vorgegebenen Situation stets das Beste machen zu können!

Eines der wichtigsten Anliegen dieses Buches ist die Schilderung eines Konzepts, mit dem wir – als Laien oder Therapeutinnen und Therapeuten – im Rahmen unserer Möglichkeiten die bestmögliche *individuelle* Therapie zum Wohl unserer Angehörigen oder Patientinnen und Patienten finden können. Um den Erwerb einer Einhandrute (liegt in der Preislage dieses Buches) und eventuell um den Besuch eines Wochenendkurses kommen wir dabei nicht herum. Dieser relativ geringe Aufwand genügt bereits, um unsere heilkundlichen Möglichkeiten beträchtlich zu optimieren.

Damit dieses Konzept der Individuellen Therapie nach dieser Fülle an Informationen nicht abhanden kommt, möchten wir in den folgenden Kapiteln noch einmal zusammenfassend darstellen, wie die Anwendung der Individuellen Therapie zu Hause (vgl. rechts) oder in einer Naturheilpraxis (vgl. Seite 143) aussehen könnte.

Die Individuelle Therapie zu Hause

Die wichtigste Grundlage für die Anwendung der Individuellen Therapie sowohl zu Hause als auch in der Praxis ist der radiästhetisch-biophysikalische Befund. Der Rutentest samt Vortests, Störfeldmessung, Resonanztest, Vektorensystem und Meridiantest sollte geläufig sein. Das erscheint vielleicht sehr viel, ist aber tatsächlich in zwei Tagen zu lernen, wie wir es in unseren Rutenkursen seit Jahren praktizieren. Möglicherweise klingt dies anmaßend im Vergleich zu anderen Diagnosesystemen, die Studien über viele Jahre benötigen. Aber es ist nun einmal so. Nicht umsonst gibt es das Sprichwort: »In der Einfachheit liegt die Wahrheit.«

Zur Kenntnis des Rutentests benötigen wir weiterhin Testsets oder Proben bestimmter Heilmittel (möglichst mit zugehöriger Literatur) und/oder Kenntnisse verschiedener Behandlungsmethoden. Dies ist das Repertoire, mit dem wir arbeiten, und – wie gesagt – es ist im Grunde sekundär, wie groß oder klein dieses Repertoire ist.

> **Die Hausapotheke als Testset**
> Für den Hausgebrauch empfehlen sich Testsets, die zugleich auch »Hausapotheken« sind, das heißt deren Mittel sofort angewendet werden können. Als eine Art Grundsortiment empfehlen wir Folgendes (was Sie natürlich nach Ihren Wünschen und Möglichkeiten entsprechend kürzen oder erweitern können):
> - eine homöopathische Hausapotheke (Potenzen zwischen D6 und C30)
> - ein Set wichtiger Kräuter oder Teemischungen
> - ein Set wichtiger Heilsteine, zum Teil zumindest in tragbarer Form
> - eine Reihe biologischer Heilmittel und bewährter homöopathischer Komplexmittel, wie zum Beispiel Esberitox (bei Erkältungen), Wobenzym (immunstärkende Enzyme), Traumeel (Heilsalbe bei Verletzungen), Rechtsregulat (ein Allround-Heilmittel), Schüsslersalze, Kristallsalz usw. – einfach nach Ihren Kenntnissen und Erfahrungen
> - ein Set Bachblütenessenzen (gerade im Hausgebrauch einfach anzuwenden und oft sehr hilfreich)
> - weitere heilkundliche Hilfsmittel nach Ihren Möglichkeiten: Farbtücher, Klangkugeln und -schalen, selbst Ihre Lieblings-CD mit harmonischer Musik können Sie hinzufügen.
> *(Bezugsquellen hierzu finden Sie im Anhang.)*

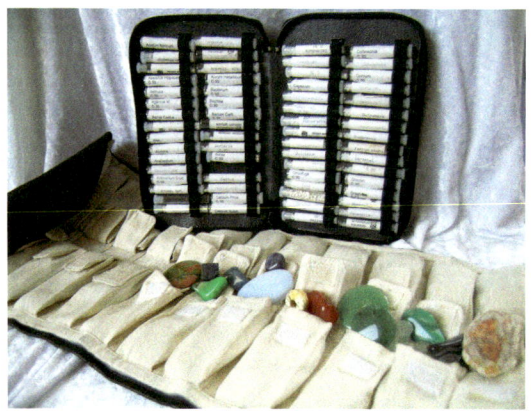

Hausapotheken als Testsets.

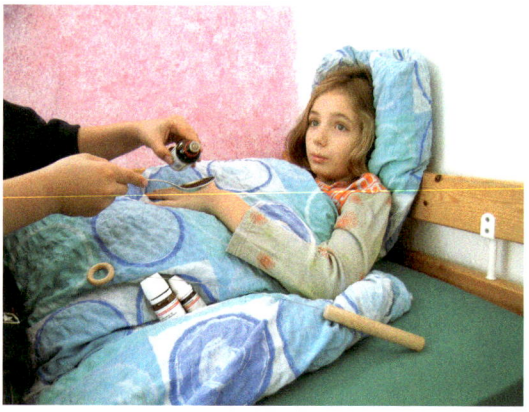

Etwas tun zu können ist ein Segen!

Das praktische Vorgehen

Legen Sie sich Ihr Grundsortiment an Naturheilmitteln an einem störungsfreien Testplatz bereit. Fügen Sie eventuell noch Lebensmittel aus Ihrer Vorratskammer hinzu, die Sie im Verdacht haben, dass sie Ihrer Testperson abträglich sind (oft ahnen wir schon, was uns gut tut oder nicht – ob es uns gefällt oder nicht).

Lassen Sie Ihre Testperson Platz nehmen, und führen Sie die Vortests durch (vgl. Seite 54). Im konkreten Fall kann es auch besser sein, Sie behandeln Ihr krankes Kind zum Beispiel im Bett – aber stellen Sie sicher, dass Sie dann an einem störungsfreien Testplatz sind.

Stellen Sie fest, ob Störfelder am Körper vorhanden sind (vgl. Seite 66) und/oder messen Sie die Meridiane durch und ermitteln Sie den »König«.

Testen Sie anschließend die passenden Heilmittel aus – entweder indem Ihre Testperson die Hand darüber hält oder indem Sie es in der festen Absicht tun, das bestmögliche Mittel für Ihre Testperson zu finden. Die gefundenen Mittel sollten die Störungen beseitigen und/oder die Meridiane alle auf Vektor 1 bringen (vgl. Seite 66ff. und 105ff.). Beziehen Sie bei Bedarf in die Abfrage der Möglichkeiten mental weitere Mittel und Anwendungen ein, die Sie kennen.

Reduzieren Sie gegebenenfalls mit dem Resonanztest (vgl. Seite 69) die ausgetesteten Mittel und Anwendungen auf die optimale Kombination. Oft wird ein Teil der Mittel in der Kombination mehrerer überflüssig.

Ermitteln Sie für jedes der verbliebenen Mittel Ort und Art der Anwendung sowie Dosis, Rhythmus und Dauer. Damit schließen Sie die Verordnung ab. An dieser Stelle können Sie Ihre Mittelwahl und Verordnung sicherheitshalber auch noch einmal mit Hilfe der zugehörigen Literatur überprüfen. Hinsichtlich der Dosierung empfiehlt es

sich für den Hausgebrauch, die Herstellerangaben nicht zu überschreiten.

Bei Bedarf können Sie die zur Verfügung stehenden Nahrungsmittel testen, um mögliche Unverträglichkeiten zu überprüfen. Unverträglich testende Nahrungsmittel sollten in der nächsten Zeit gemieden werden.

Zuletzt können Sie die ausgetesteten und überprüften Mittel verabreichen oder die entsprechenden Behandlungen durchführen. Wenn Sie unmittelbar behandeln, empfiehlt es sich, den Erfolg anschließend mit der Rute zu überprüfen, um festzustellen, ob noch etwas Ergänzendes notwendig ist.

Auf diese Weise können Sie viele einfache Beschwerden bei sich oder Ihrer Familie behandeln. Das ist gerade dann eine große Hilfe, wenn sich zum Beispiel die Ohrenschmerzen Ihres Kindes – wie vielfach üblich – mitten in der Nacht oder am Wochenende einstellen. Etwas konkret tun zu können ist hier für die ganze Familie ein Segen.

Bitte beachten Sie, dass es in vielen Fällen dennoch wichtig ist, sich durch den Besuch bei einer Heilpraktikerin oder einem Arzt abzusichern, dass keine Komplikationen auftreten. Dank der Gesundheitsreform und den begrenzten Budgets sind viele Ärzte heute sogar dankbar, wenn man ihnen sagt: »Wir wollten nur sichergehen, was los ist, um nichts Notwendiges zu versäumen. Sie brauchen uns hierfür nichts zu verschreiben. Wenn es sich nur um eine Magen-Darm-Grippe oder eine Erkältung handelt, bekommen wir das mit Tees usw. schon selbst hin.« Gehen Sie im Zweifelsfall lieber einmal zu viel zu einer Fachkraft als einmal zu wenig!

Ein mögliches Beispiel – die nächtlichen Ohrenschmerzen: Die Kinder sind seit zwei Stunden im Bett, die Hausarbeit und die Vorbereitungen für den nächsten Tag sind erledigt. Sie haben sich soeben hingesetzt, um den Feierabend zu genießen –

da beginnt im Kinderzimmer das große Heulen: Ohrenweh der übelsten Sorte!

Schnell die homöopathische Hausapotheke, die Heilsteine und ein paar Kräutertees zusammenraffen und ab ins Kinderzimmer. Vortests durchführen, so gut es geht, eventuell Fieber messen: Schon 39,8 Grad! Ruhig bleiben, so gut es geht, und vor allem durch Da-Sein und überlegtes Handeln (nicht durch viele Worte!) signalisieren: Wir tun etwas! Für langwierige Meridiantests ist jetzt keine Zeit, und das Störfeld im Ohr macht sich schon von alleine bemerkbar. Also geht's gleich an die Heilmittel: Die homöopathischen Mittel zeigen an – und siehe da, es ist Aconitum (der »Sturmhut«, ein typisches Mittel, wenn es so stürmisch losgeht). Bei den Heilsteinen kommt Heliotrop, dazu noch ein Erkältungstee. Auch der spontane Einfall »Schmalzwickel« wird überprüft und zeigt positiv an. Im Resonanztest scheidet keines der Mittel aus. Aconitum ist in der Hausapotheke nur als C 30 vorhanden, also stellt sich die Frage nach einmaliger oder zweimaliger Gabe. Einmalig 5 Globuli wird bestätigt und gleich gegeben. Dazu soll das Kind den Heliotrop auf das Ohr halten. Dann hinunter in die Küche, Wasser aufsetzen und das Schmalz erwärmen. Während der Tee noch zieht, sind die Wickel schon fertig. Vorsichtig, damit es nicht zu heiß wird, werden sie auf die Ohren gebunden. Anschließend kommt der Tee, der zwar nicht schmeckt, aber dennoch verabreicht wird.

Dank den Wickeln lässt der Schmerz etwas nach und ein klein wenig Entspannung tritt ein. Nun liegt nur noch der Heliotrop da. Wird er noch gebraucht? Ja. Auf den Ohren? Nein. Auf dem Thymus (eine Frage, die sich stellt, da er bei beginnenden Erkältungen oftmals dort aufgelegt werden soll)? Ja. Die ganze Nacht? Ja. Mit dem Leukosilk den Stein fixieren. Ruhe. Mit der Rute wird noch einmal alles nachgetestet: »Gibt es noch etwas zu tun?« – »Nein.«

Nach einiger Zeit des Abwartens und Da-Seins – wobei die Schmerzen glücklicherweise etwas nachlassen (aber immer noch stark sind) – kommen die inzwischen abgekühlten Wickel weg. Während wir uns noch innerlich mit der Frage »Schmerzmittel oder nicht?« herumschlagen, schläft das Kind endlich ein.

Am nächsten Morgen sind die Schmerzen zwar besser, aber immer noch da. »Vorsicht!« lehrt die Erfahrung, denn morgens ist es oftmals besser, und die nächste Nacht kommt bestimmt. Also wird der Heilpraktiker genötigt, einen zusätzlichen Termin in seinen Kalender zu quetschen. In der Zwischenzeit testen wir nochmals nach. Ergebnis: kein

weiteres homöopathisches Mittel mehr! Der Heliotrop soll bleiben, die Wickel können wiederholt werden, ebenso der Tee. Dazu kommt ein orangefarbenes Tuch über die Ohren, ebenfalls ein spontaner Einfall, der mit der Rute bestätigt wird. Gut. Am Nachmittag beim Heilpraktiker ist das Schlimmste bereits vorüber.

Die Individuelle Therapie in der Naturheilpraxis

Die »Standard-Erstkonsultation« in meiner Praxis könnte wie folgt aussehen: Schon bei der Anmeldung wird dem neuen Patienten mitgeteilt, dass er mindestens zwei Stunden Zeit mitbringen soll. Dazu alle Medikamente, die derzeit genommen werden und, soweit noch verfügbar, die bisher genommen wurden. Kommt er in die Praxis, wird er persönlich begrüßt und erhält – auch wenn ich schon verfügbar bin – ein paar Minuten Zeit zum Ankommen. Dabei unterhalten wir uns über die Fahrt, bis etwas Entspannung eintritt und die anfängliche Scheu genommen ist. Dies mag vielleicht banal klingen, dennoch ist es wichtig, um das Da-Sein und den Kontakt zu erleichtern. Der anfängliche Stress für den Patienten, einem Fremden das eigene Leiden offenbaren zu müssen, reduziert sich somit bzw. verschwindet. Außerdem steht eine Flasche gutes Wasser und ein Glas für ihn bereit.

Anamnese

Als Nächstes schreibe ich Name, Adresse usw. auf. Und zwar handschriftlich auf eine Karteikarte. Erst dann frage ich: »Was führt Sie zu mir?« oder ähnlich. Ich höre zunächst einfach zu. Und zwar wirklich. Ich bin da. Ganz Ohr und dabei absolut neutral. Ich bin praktisch in Nullstellung. Ich mache

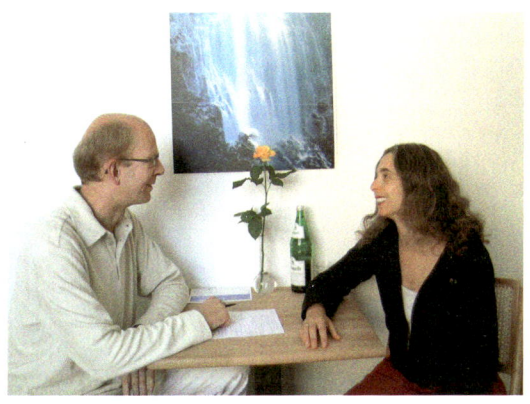

Die Anamnese.

143

mir lediglich Notizen, ohne dabei auch nur einen Augenblick die Aufmerksamkeit von meinem Patienten zu nehmen. Wenn etwas fertig erzählt ist, bestätige ich ihn, damit er weiß, dass ich ihn gehört und verstanden habe. Manchmal frage ich nach, wenn ich etwas nicht verstanden habe oder mehr Informationen möchte (vgl. Seite 49).

Diagnose

Dazu notiere ich meine unmittelbaren Beobachtungen. Ich beginne mit dem radiästhetisch-biophysikalischen Befund (vgl. Seite 50) von den Vortests bis zur Meridianmessung und Ermittlung des »Königs«. Bis hierher ist das Vorgehen bei praktisch jedem Termin gleich, es sei denn, der Patient wünscht es anders, möchte zum Beispiel schlichtweg seine Schulter oder den verschobenen Wirbel gerichtet haben und sonst nichts. Das wird im Vorgespräch bereits geklärt, und selbstverständlich wird nichts gemacht, was der Patient nicht möchte. Gehen wir jedoch davon aus, dass es wirklich eine »Standard-Konsultation« ist, mit allen Möglichkeiten. An dieser Stelle ist der allgemeine Ablauf zu Ende, und es geht weiter gemäß den Fakten, die mir inzwischen vorliegen. Im Folgenden beschreibe ich »Möglichkeiten«, die individuell mal mehr, mal weniger variiert werden.

Behandlung und Verordnung

Ein- oder Ausleiten

Oft prüfe ich bei der Erstkonsultation chemische Elemente, Nosoden, Medikamente wie Antibiotika oder synthetische Hormone usw. auf Resonanz. Dies gibt mir weitere diagnostische Daten, und ich kann dabei überprüfen, ob sie belastend vorhanden sind oder ob ein Mangel vorliegt. Bei belastenden Überschüssen leite ich die betreffenden Informationen mit dem Orgon-Photonenstrahler aus, bei Mangel gebe ich die benötigte Information (vgl. Seite 135). Nach jedem Ausleiten oder Einstrahlen prüfe ich die Meridiane bzw. Funktionsbereiche, die mir wichtig erscheinen, hinsichtlich Veränderungen. So kann ich die Bedeutung der jeweiligen Informationen feststellen. Die Ergebnisse sind häufig ebenso überraschend wie hilfreich. Nach dem Ein- oder Ausleiten biete ich reichlich gutes Wasser an und gebe auch Gelegenheit, wiederum Wasser zu lassen, denn hier wird oft sehr vieles und sehr Grundlegendes bewegt, und der Organismus erhält eine erste Möglichkeit, damit leichter umzugehen.

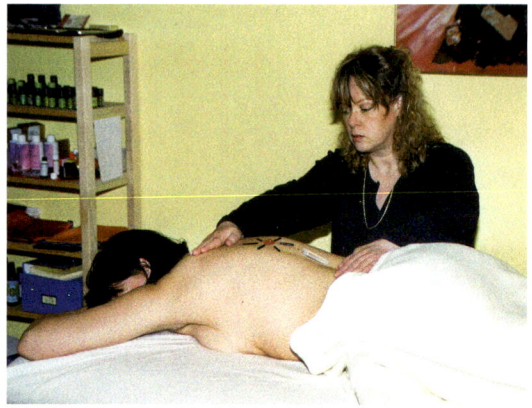

Behandlungen erfolgen vor der Heilmittelwahl.

Behandlungen

Oftmals ist das Ein- und Ausleiten eine »Vorbehandlung«, die Therapieblockaden beseitigt und die eigentlichen Behandlungen und Verordnungen erst möglich macht. Daher entscheide ich meist erst danach, welche weiteren Behandlungen oder Verordnungen anstehen. Diese Entscheidung ergibt sich in manchen Fällen unmittelbar aus der Diagnose, wie zum Beispiel bei einem verschobenen Wirbel, der eine Körpertherapie wie die Craniosacrale Therapie nahe legt. In anderen Fällen, in denen es mehrere mögliche Behandlungen gibt, frage ich auch dies meist mit der Rute ab, indem ich mental mein Repertoire durchgehe: »Farbtherapie?«, »Klangtherapie?«, »Akupunktur?« usw. So lange, bis eine positive Anzeige erfolgt oder bis klar ist, dass keine unmittelbare Behandlung ansteht, sondern eine Verordnung bestimmter Heilmittel notwendig ist.

Behandlungen, die ich sofort durchführen kann, ziehe ich in der Regel der Verordnung von Heilmitteln zeitlich vor. Schließlich verändern meine Behandlungen etwas im Körper oder im Kommunikationsfeld, wodurch zuvor ausgetestete Heilmittel danach womöglich nicht mehr passen. Um mir nicht doppelte Arbeit zu bescheren, behandle ich gerne zuerst und prüfe erst im Anschluss, ob noch zusätzliche Heilmittel verordnet werden müssen, und wenn ja, welche.

Heilmittelwahl

Im nächsten Schritt beginne ich, die passenden Heilmittel auszutesten. Habe ich bei den Vortests eine Belastung des Psychomeridians festgestellt, so habe ich dafür bereits das bestmögliche Heilmittel getestet. Dieses bleibt praktisch immer als »Zentralmittel« in der Verordnung. Ich kann jetzt durch Resonanzmessung verschiedener Testsätze weitere Heilmittel herausfinden. Dazu halte ich verschie-

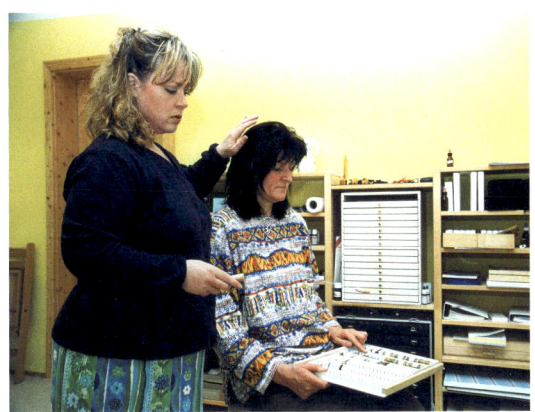

Heilmittelwahl.

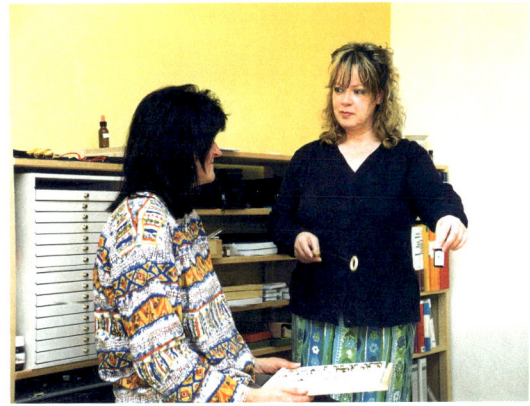

Resonanztest.

dene Testsätze vor den Patienten und schaue, ob Resonanz vorhanden ist. Wenn ja, gebe ich den Testsatz auf seinen Schoß und lasse ihn die erste Reihe der Testproben mit der Handfläche, Handkante oder Handkante plus Unterarm – je nach Größe und Form der Reihe – bedecken. Ich habe dabei die Frage im Bewusstsein, ob ein geeignetes Heilmittel dabei ist, und schaue, ob die Rute »Ja« oder »Nein« anzeigt. »Jein« werte ich in der Regel als Nein. Denn ich will das Beste und keine halben Sachen.

Bekomme ich in einer Reihe ein Ja, lasse ich mit einem Finger die einzelnen Heilmittel berühren. Dort, wo die Rute wiederum ein Ja anzeigt, entnehme ich das Mittel und lege es griffbereit beiseite. So finden sich nach und nach aus den verschiedenen Testsätzen mögliche Heilmittel zusammen: Kräuter, biologische Heilmittel, homöopathische Einzel- oder Komplexmittel, Heilsteine, vorgefertigte Farbinformationsfolien usw. Habe ich alles geprüft bzw. zumindest das, was ich für relevant halte, gehe ich zum nächsten Schritt über.

Resonanztest

Der Patient legt hierfür seine linke Hand geöffnet auf sein linkes Bein, so dass ich Teströhrchen, Steine und sonstige Proben leicht hineinlegen oder wieder herausnehmen kann. Als Erstes lege ich das zum Ausgleichen des Psychomeridians ausgetestete »Zentralmittel« in die Hand. Mit dem Resonanztest (vgl. Seite 69) prüfe ich beim nächsten bereitgelegten Heilmittel, ob es zusätzlich zu dem ersten noch notwendig ist. Zeigt die Rute hier noch immer »Resonanz« an, lege ich es hinzu. So verfahre ich mit einem nach dem anderen und prüfe eventuell die erstgetesteten noch einmal. So lange, bis alle möglichen Kombinationen durchgespielt und alle Mittel ausgeschieden sind, die durch die Kombination der anderen überflüssig werden. Übrig bleibt

eine »Kernverordnung« jener Mittel, die immer, ebenso in Gesellschaft der anderen, Resonanz zeigen. Das können zwei, sechs oder mehr Mittel sein.

An dieser Stelle muss ich entscheiden, was dem Patienten zuzumuten ist. Wie viele Regulationsansätze sind gleichzeitig sinnvoll, so dass der Organismus damit zurechtkommt? Was muss gleichzeitig sein, damit die Verordnung überhaupt wirkt, und was ist zu viel? Wie viel Zeit und Kraft hat der Patient, um die durch die Verordnung ausgelösten Veränderungen zu bewältigen? Hat er im Moment wenig Pflichten und viel Freiraum, oder gehört er zu jenen Selbstständigen, die die erste 40-Stunden-Woche bis Mittwoch, die zweite bis Freitag und die dritte am Wochenende zu bewältigen haben? Je nach Zustand des Patienten und der Art der vorliegenden Heilmittel kann es notwendig sein, mehreres gleichzeitig anzuwenden – oder eben nicht.

Sicherheitskontrolle

Unabhängig davon, wie ich hier entscheide, prüfe ich die übrig gebliebenen Mittel ein weiteres Mal. Ich möchte, dass alle Messpunkte den Vektor 1 zeigen, ebenso alle lokalen Störfelder. Meist ist dies der Fall. Das bestätigt mir zwei Dinge: Erstens, dass alle Mittel gut verträglich sind (dennoch überprüfe ich auch das noch wie bei der Verträglichkeitsmessung rechts am Kopf, vgl. Seite 71 und 146 »Nahrungsmitteltest«). Zweitens, dass ich eine für den Jetztzustand optimale Regulation bewirke, wenn diese Verordnung gegeben wird.

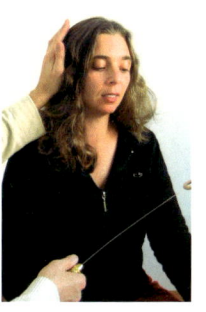

Sicherheitskontrolle.

Verordnung

Die so festgelegte Verordnung schreibe ich dem Patienten in einem »Fahrplan« auf. Hierfür frage ich jedes Heilmittel bezüglich der Dosierung, also Häufigkeit und Menge der Einnahme, ab. Ich gebe das Mittel in die Hand, halte meine linke Hand an seine rechte Kopfseite und frage zum Beispiel bei Tropfen: »Einmal täglich?« »Zweimal?« »Dreimal?« »Viermal?« – bis die Rute Ja anzeigt. Dann die Menge: »Mehr als 5 Tropfen?« »Mehr als 10?« »Mehr als 15?« »Mehr als 20?« usw. Bei »Nein« gehe ich in der Menge nicht weiter nach oben. Nehmen wir an, das war bei »mehr als 15 Tropfen«. Dann frage ich: »15 Tropfen?« – »Nein.« – »14?« »Nein.« – »13?« »Nein.« – »12?« »Ja.« Damit steht fest: Von diesem Mittel müssen 3-mal 12 Tropfen täglich eingenommen werden.

Ich halte mich allerdings nicht blind an dieses Resultat. Aufgrund meiner Kenntnis über das Mittel entscheide ich, ob die getestete Menge im sicheren Rahmen liegt, abhängig auch von der Konstitution des Patienten. Denn es kann durchaus sein, dass sich seine Körperintelligenz schlicht überschätzt. In solch einem Fall obliegt es meiner Sorgfaltspflicht, die erwünschte Dosierung so weit herabzusetzen, dass ich von einer guten Verträglichkeit ausgehen kann. Sind meine Kenntnis und Erfahrung bei einem Mittel nicht ausreichend, muss ich – je nachdem – die Packungsbeilage, die Rote Liste aller Arzneimittel, das Kompendium der Firma oder die homöopathische Arzneimittellehre zu Rate ziehen.

Bei Heilsteinen oder Farbinformationsfolien ermittle ich entsprechend dem obigen Vorgehen die beste Körperstelle und die Tragdauer. Bei der Farbfolie übernehme ich das Ergebnis wie es ist, bei Steinen wäge ich noch einmal aufgrund meiner Kenntnisse ab, ob das Ergebnis passt. Bei Lapislazuli, Pyrit oder Rhodochrosit würde ich mir sehr genau überlegen, ob ich diese wirklich für die Nacht verordne, auch wenn das so anzeigen sollte (was mir noch nie passiert ist). Den besten Platz ermittle ich, indem ich den Stein (oder die Folie) in meine linke Hand nehme und frage: »Bester Platz vorn am Körper?« »Bester Platz hinten am Körper?«. Nehmen wir an, bei der Frage »Vorn am Körper?« kommt »Ja«, so geht es weiter mit: »Vorn am Rumpf?« – »Ja.« – »Obere Rumpfhälfte?« – »Nein.« – »Untere Rumpfhälfte?« – »Ja.« – »Mittellinie?« – »Nein.« – »Links von der Mittellinie?« – »Nein.« – »Rechts von der Mittellinie?« – »Ja.«. Dann fahre ich in diesem Bereich mit dem Stein (oder der Folie) über den Körper, bis die Rute wiederum »Ja« anzeigt. Dort halte ich ihn (bzw. sie) an den Körper und frage die Dauer ab. Es ist in diesen Fällen individuell oft sehr verschieden, wie viel ich abfragen muss und wie viel mir intuitiv schon klar ist. Nicht selten halte ich den Stein (oder die Folie) einfach »zack« an eine bestimmte Stelle, weil ich weiß, dass er bzw. sie da passt.

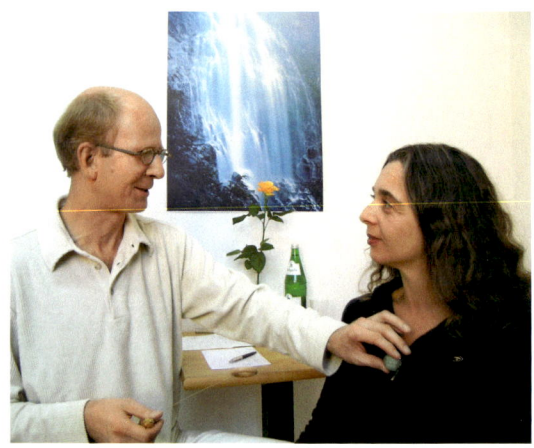

Austesten der richtigen Position.

Es gibt an dieser Stelle eine Menge Variablen, was das genaue Vorgehen betrifft – schließlich sprechen wir nicht umsonst von *individueller* Therapie! Manchmal wird beim Festlegen der Verordnung deutlich, dass noch eine Behandlung »eingeschoben« werden muss, eventuell eine Farbbestrahlung, eine Klangtherapie, Akupunktur, Körpertherapie usw. Oder es stellt sich heraus, dass noch eine Therapieblockade vorliegt, die zuerst ermittelt und zumindest für den Moment gelöst werden muss (entsprechende Maßnahmen für zu Hause kommen ebenfalls in den »Therapiefahrplan«). Was immer sich aktuell als notwendig erweist, wird ausgeführt und das Ergebnis anschließend mit der Rute überprüft. In seltenen Fällen muss ich getroffene Verordnungen sogar wieder verwerfen und bessere Möglichkeiten suchen. Auf jeden Fall bleibe ich so lange dran, bis ein Weg gefunden ist, der alle Störungen verbessert und möglichst alle Meridiane auf den Vektor 1 bringt.

Nahrungsmitteltest

Bin ich mit meiner Verordnung zufrieden und habe dem Patienten die jeweiligen Anwendungen aufgeschrieben, führe ich noch die Nahrungsmittel-Verträglichkeitsprüfung durch, sofern ich es für sinnvoll halte (was meist der Fall ist). Leider gibt es viele Belastungen im Umfeld meiner Patientinnen und Patienten, auf die ich keinen Einfluss habe – die Ernährung jedoch lässt sich aktiv verbessern. Sofern die Patientinnen, Patienten dazu bereit sind! Die meisten und wichtigsten Lebensmittel habe ich in einem übersichtlichen Testsatz in Glasröhrchen. Hier lasse ich den Patienten die linke Hand auf ein Fach legen, zum Beispiel das Fach mit verschiedenen Getreidesorten. Meine linke Hand befindet sich dabei wieder wenige Zentimeter neben seiner rechten Kopfseite. Bekomme ich die Ja-Anzeige (die gleichbedeutend ist mit »verträglich« oder »alles okay«), weiß ich, dass sämtliche Getreide verträglich sind. Bekomme ich eine andere Anzeige, weiß ich, dass mindestens ein Getreide nicht in Ordnung ist. Dann wird jedes Röhrchen einzeln mit dem Finger berührt, bis das eine unverträgliche Getreide ermittelt ist. Auf diese Weise werden alle Testsätze durchgecheckt.

Bei der Nahrungsmittel-Verträglichkeitsprüfung habe ich grundsätzlich vier mögliche Rutenbewegungen. Zur gewohnten Ja- und Nein-Bewegung kommt noch das Jein, entweder ein Wechsel hin und her zwischen Ja und Nein oder eine schräge Bewegung. Dieses Jein bedeutet »schlecht verträglich«. Während die Nein-Bewegung mit Allergie oder starker Unverträglichkeit gleichzusetzen ist, bedeutet Jein eben nur geringe Unverträglichkeit. Die vierte Variante ist ein schnelles Kreisen, das bei mir »toxisch!« bedeutet. Nahrungsmittel dieser Art sind für meinen Patienten das pure Gift.

Entsprechend sieht die Liste der Nahrungsmittelunverträglichkeiten nach dem Test aus:

»Nahrungsmittel X«
• als »unverträglich« getestete Nahrungsmittel liste ich ohne weitere Zusätze auf. Sie sollten strikt gemieden werden.

»(Nahrungsmittel Y)«
• als »schlecht verträglich« getestete Nahrungsmittel liste ich in Klammern auf. Sie sollten nach Möglichkeit gemieden werden. Gewisse Inkonsequenzen sind hier meist tragbar.

»Nahrungsmittel Z!!!«
• als »toxisch« getestete Nahrungsmittel liste ich unterstrichen mit drei Ausrufezeichen auf und weise extra darauf hin. Diese sollten auf jeden Fall unbedingt gemieden werden. Zudem leite ich deren Informationen in der Regel mit dem Orgon-Photonenstrahler aus.

Nahrungsmittel, die nicht im Testsatz sind, deren Überprüfung mir aber wichtig erscheint, frage ich mental ab. Manchmal weise ich meinen Patienten auch darauf hin, dass er sich vorstellen soll, wie er das Betreffende gerade verzehrt. Dann sind die Ergebnisse meist sehr eindeutig. Hervorragend ist es, wenn bestimmte Nahrungsmittel in der Form mitgebracht werden, wie sie auch zu Hause verzehrt werden. Schließlich können hier durchaus qualitative Unterschiede zu meinem Testset bestehen. Ebenso zum Ausleiten mit dem Orgon-Photonenstrahler ist es am besten, wenn mir dazu die Originalnahrungsmittel vorliegen. Spätestens beim Überprüfungstermin nach etwa vier bis fünf Wochen steht das auf der Tagesordnung.

Abschluss

Nach vollendeter Verordnung (samt »Therapiefahrplan« für den Patienten) und abgeschlossenem Nahrungsmitteltest, der vervollständigten Karteikarte, eventuell ausgestellten Rezepten oder Bezugsquellenangaben für nicht in der Apotheke erhältliche Mittel (Jentschura-Basenkur, Kräuterblut usw.) bleibt nur noch die Frage: »Haben Sie weitere Wünsche oder Fragen?« Ist dies der Fall, gehe ich natürlich darauf ein.

Abschließend wird über einen Folgetermin oder eine eventuelle Behandlungsserie gesprochen; entsprechende Termine werden gegebenenfalls vereinbart. Da die meisten Patientinnen und Patienten schon lange an ihren Krankheiten leiden, wenn sie zu mir kommen, und sehr oft schulmedizinisch längst »austherapiert« sind, ist es häufig erforderlich, mehrere Termine festzulegen. Im Durchschnitt erfolgt eine Überprüfung mit neuen Behandlungen und Verordnungen nach vier bis fünf Wochen. – Zur Beruhigung: Die meisten Lebensmittel können im Laufe dieser Überprüfungen wieder gegessen werden.

Natürlich wird dieses Kapitel den vielen Möglichkeiten und Variationen der Individuellen Therapie nicht gerecht. Es schildert im Grunde nur eines von zahlreichen möglichen Beispielen. Wichtig ist uns jedoch zu zeigen, dass sich in der Individuellen Therapie jeder Schritt als sinnvolle Folge aus dem vorangegangenen ergibt. Dies ist neben der Einhandrute als begleitendem Werkzeug das zweite beständige Prinzip der ansonsten bewusst *individuellen* Therapie.

Schlussgedanken

Wir hoffen, deutlich gemacht zu haben, dass die Individuelle Therapie trotz den vielen unbekannten Faktoren, die jede Therapie mit sich bringt, eine sehr sichere Therapie ist, wenn sie sorgfältig durchgeführt wird. Viele Therapeutinnen und Heilpraktiker, welche die Ausbildung der Individuellen Therapie besucht haben, konnten dies bestätigen. Zwar setzen die meisten schwerpunktmäßig noch immer dieselben Methoden ein wie zuvor – von einigen

Anregungen aus der Ausbildung einmal abgesehen. Dennoch sind sie häufig effektiver und sich vor allem ihrer Sache sicherer.

Wir Autoren können uns noch gut erinnern, wie es uns am Ende der Studienzeit in der Heilpraktikerschule erging: »Bei all dem theoretischen Wissen über mögliche Fehler und daraus entstehende Komplikationen traue ich mir überhaupt nichts mehr zu. Heilen? Was für eine gefährliche und unsichere Kunst, bei der man auch noch größte Verantwortung für das Wohlergehen anderer trägt ...« Nicht wenige Kolleginnen und Kollegen mit ausgezeichneten Fähigkeiten belastet dies immer noch.

Schade, wenn man sich aufgrund möglicher Fehler und Gefahren nicht mehr zu helfen und zu heilen traut. Das kann jedem von uns begegnen, wenn wir zum Beispiel unverhofft an einem Unfallort stehen. Unser zentrales Anliegen ist es, mit der Individuellen Therapie ein Universalwerkzeug weiterzugeben, das in vielen Fällen einsetzbar ist. Ein Konzept, das hilft zu helfen! Denn gegenseitige Hilfe ist die Grundlage unseres Zusammenlebens, und wir alle können im Rahmen unserer Möglichkeiten helfen und heilen.

Dieser »Rahmen der Möglichkeiten« ist tatsächlich neben den gesetzlichen Einschränkungen, die meist nur bestimmten Interessengruppen dienen, die einzige wirkliche Begrenzung unseres heilkundlichen Könnens. Die Individuelle Therapie macht auch deutlich, dass niemand alles kann. Doch Möglichkeiten, die in meiner *individuellen* Therapie nicht enthalten sind, finden sich vielleicht in der *individuellen* Therapie anderer. Der »Rahmen unserer Möglichkeiten« lässt sich erweitern!

Wir wünschen Ihnen, liebe Leserinnen und Leser, und den Ihnen anvertrauten Menschen bei der Ausübung der Heilkunde und der Individuellen Therapie schlicht: alles Gute!

Anhang

Literatur

Grundlagen

Bischof Marco: Biophotonen, Verlag Zweitausendeins

Hauschka Rudolf: Substanzlehre, Vittorio Klostermann Verlag, Frankfurt 1950

Pischinger Alfred: Das System der Grundregulation, Haug Verlag, Heidelberg 1998

Pschyrembel, Klinisches Wörterbuch, Walter de Gruyter Verlag, 259. Auflage, Berlin 2002

Sheldrake Rupert: Das Gedächtnis der Natur, Scherz Verlag, München 1988

Steiner Silvia: Menschen, Geist und Geisterwelten, Eigenverlag 2003

Steiner Silvia: Ein Anti-Stress-Buch: Ökonomischer Umgang mit geistiger Energie, Eigenverlag 2004

Steiner Silvia: Ziele finden – die richtigen, ISBN 3-0344-0190-6, BoD (Books on Demand)

Wendt Lothar, Prof. Dr. med.: Gesund werden durch Abbau von Eiweißüberschüssen, Schnitzer Verlag, ISBN 3-922894-44-5

Radiästhesie, Biophysik

Manning Jeane, Begich Nick: Löcher im Himmel, Zweitausendeins Verlag 1996

Ludwig Wolfgang, Dr.: S I T – System-Informations-Therapie, Schwingungsmedizin in Theorie und Praxis, Spitta Verlag, Balingen 1994

Newerla Barbara und Peter: Strahlung und Elektrosmog, Neue Erde Verlag, Saarbrücken 2003

Raum & Zeit Spezial Nr. 3, Ehlers Verlag, Geltinger Str.14e, D-82515 Wolfratshausen, Telefon 08171/41876-7, Fax 08171/41876-6, erschienen 1993

Kinesiologie

Thie John F.: Gesund durch Berühren, Sphinx Medien Verlag, Basel 1987

Diamond John: Die heilende Kraft der Emotionen, Verlag für Angewandte Kinesiologie, Freiburg im Breisgau 1987

Wasser

Zerluth/Gienger: Gutes Wasser, Neue Erde Verlag, Saarbrücken 2004

Naturheilkunde

Gienger/Glaser: Salz – Nahrungsmittel, Heilmittel oder Gift, Neue Erde Verlag, Saarbrücken 2003

Maier Wolfgang: Der Mondschild, Neue Erde Verlag, Saarbrücken 2001

Homöopathie

Boericke William: Homöopathische Mittel und ihre Wirkungen, Verlag Grundlagen und Praxis, Leer 1986

Dorcsi Mathias: Homöopathie Band 5: Arzneimittellehre, Karl F. Haug Verlag, Heidelberg 1983

Hahnemann Samuel: Organon der Heilkunst, O.-Verlag, Berg am Starnberger See 1985 (6. Auflage unter dem Titel »Organon original«)

Vithoulkas Georgos: Die wissenschaftliche Homöopathie, Burgdorf Verlag, Göttingen 1986

Wichmann Jörg: Die andere Wirklichkeit der Homöopathie, Neue Erde Verlag, Saarbrücken 2002

www.homoeopathie-forum.de
www.homoeopathie-zeitschrift.de
www.homoeopathie-aktuell.org

Blütenessenzen, Bachblüten

Albrod Dirk (Hrsg.): Illustrierte Enzyklopädie der Einheimischen Blütenessenzen, Edition Tirta, Reise Know-How Verlag Peter Rump GmbH, Bielefeld, ISBN 3-89416-784-X

Phytotherapie

Fischer-Rizzi Susanne: Medizin der Erde, Heyne Verlag, München 1999

Hageneder Fred: Geist der Bäume, Neue Erde Verlag, Saarbrücken 2000

Kalbermatten Roger: Wesen und Signatur der Heilpflanzen, ISBN 3-85502-744-7

Künzle Johann: Das große Kräuterheilbuch, Walter Verlag 1995

Jänicke/Grünwald/Brendler: Handbuch Phytotherapie, Wissenschaftliche Verlagsgesellschaft Stuttgart, ISBN 3-8047-1950-3

Schunk Rainer, Dr.: Heilkraft aus Heilpflanzen, Kaulfuss Verlag, Abtswind

»PhytoMagister«, Kaufhold Software, Mühlenstr. 65, D-45731 Waltrop, Telefon 02309/79930, kaufholdsoft@phytomagister.com, www.phytomagister.de *(Kräuter-Repertorium und sehr umfassende Datenbank zur Phytotherapie. Absolut empfehlenswert!)*

Steinheilkunde

Cairn Elen Lebensschulen (Hrsg.): Steinheilkunde – Ursprung und Entwicklung einer natürlichen Heilweise, Neue Erde Verlag, Saarbrücken 1999

Gienger Michael: Die Steinheilkunde, Neue Erde Verlag, Saarbrücken 1995

Gienger Michael: Die Heilsteine Hausapotheke, Neue Erde Verlag, Saarbrücken 1999

Gienger Michael: Lexikon der Heilsteine, Neue Erde Verlag, Saarbrücken 2000

Gienger/Miesala-Sellin: Stein und Blüte, Neue Erde Verlag, Saarbrücken 2000

Gienger Michael: Die Edelsteinuhr, Neue Erde Verlag, Saarbrücken 2001

Gienger Michael: Heilsteine – 430 Steine von A bis Z, Neue Erde Verlag, Saarbrücken 2003

Gienger Michael: Die Heilsteine der Hildegard von Bingen, Neue Erde Verlag, Saarbrücken 2004

Gienger Michael (Hrsg.): Edelstein-Massage, Neue Erde Verlag, Saarbrücken 2005

Gienger/Hahn: Die Kraft der Kristalle, Neue Erde Verlag, Saarbrücken 2005

Newerla Barbara, Sterne und Steine, Neue Erde Verlag, Saarbrücken 2000

www.steinheilkunde.de
www.die-steinheilkunde.de
www.steinheilkunde-ev.de
www.cairn-elen.de

Akupunktur/Traditionelle Chinesische Medizin

Connelly Dianne M.: Traditionelle Akupunktur: Das Gesetz der Fünf Elemente, Verlag Anna-Christa Endrich, Heidelberg 1987

Kaptchuk Ted J.: Das große Buch der chinesischen Medizin, O. W. Barth Verlag, München 1988

Schnorrenberger Claus C.: Lehrbuch der chinesischen Medizin für westliche Ärzte, Hippokrates Verlag, Stuttgart 1979

Stux G./Stiller N./Pomeranz B.: Akupunktur, Lehrbuch und Atlas, Springer Verlag, Berlin/Heidelberg 1985

Reflexzonen

Bach H.-D.: Äußere Kennzeichen innerer Erkrankungen, Bio Verlag Ritter, Tutzing 1997

Gleditsch Jochen M.: Reflexzonen und Somatotopien, WBV Biologisch-Medizinische Verlagsgesellschaft, Schorndorf 1983

Kliegel Ewald: Reflexzonen – Landkarten der Gesundheit (Skriptbuch), Selbstverlag (E. Kliegel + T. Gutsche GbR, Rotenbergstr. 152, D-70190 Stuttgart, Telefon 0711/264780, Fax 0711/2629578, E-Mail: info@reflex-zonen.de, www.reflex-zonen.de)

Kliegel Ewald: Reflexzonenmassage an der Hand, Haug Verlag, Heidelberg 2001

Kliegel Ewald: Kompendium der Reflexzonen auf CD-ROM, Selbstverlag (s.o.).

Marquardt Hanne: Reflexzonenarbeit am Fuß, Haug Verlag, Heidelberg 1975

Tischendorf F.W.: Der diagnostische Blick, Schattauer Verlag, Stuttgart 1998

Körpertherapie

Agustoni Daniel: Craniosacral Rhythmus, Heinrich Hugendubel Verlag, Kreuzlingen/München 1999, ISBN 3-89631-278-2

Upledger/Vredevoogd: Lehrbuch der Craniosacraltherapie, Haug Verlag, Heidelberg 1996, ISBN 3-7760-1550-0

Adressen

Material und Bezugsquellen

Einhandruten

Lansche-Versand
Gewerbepark Edelweiss 2
D-88138 Weißensberg
Telefon 08389/923192, Fax 08389/923140
E-Mail: info@lansche-versand.de
www.lansche-versand.de
Einhandruten (»Öko Tensoren«) verschiedenster Ausfertigungen.

Steine & mehr
Stefanie Cumpl
Hauptstr. 14
D-73540 Heubach
Telefon 07173/184823, Fax 07173/184824
E-Mail: info@cumpl.de
www.cumpl.de
Günstige Einhandruten aus eigener Produktion.

Testsets, Hausapotheken, Heilmittel, Zubehör

Homöopathie
Homöopathische Mittel erhalten Sie in Ihrer Apotheke. Testsets für Ärzte und Heilpraktiker (auch Nosoden) können direkt von den Herstellerfirmen oder über Apotheken und Vertriebsfirmen bezogen werden, die solche Sets zusammenstellen:

Deutschland
Altstadt-Apotheke am Paradeplatz
Hans-Peter Brand eK.
Herrenstr. 17
D-92224 Amberg
Telefon 09621/47280, Fax 09621/472829

Sehr gute Homöopathika, großer Arzneimittelbestand und große Auswahl homöopathischer Hausapotheken.

Arcana Arzneimittelherstellung Dr. Sewerin GmbH & Co.KG
Austernbrede 7
D-33330 Gütersloh
Telefon 05241/93010, Fax 05241/38603
E-Mail: info@arcana.de
www.arcana.de

DHU Deutsche Homöopathie-Union
Postfach 410280, D-76202 Karlsruhe
Ottostr. 24, D-76227 Karlsruhe
Telefon 0721/4093-01, Fax 0721/4093-263
E-Mail: info@dhu.de
www.dhu.de
Breite Auswahl homöopathischer Medikamente: D- und C-Potenzen, LM-Potenzen in liquider Form oder als Globuli.

Gudjons
Handpotenzierte homöopathische Arzneien
Wankelstr. 1
D-86391 Stadtbergen
Auftragstelefon: 0821-4447 855
Info-Telefon 0821/4447877, Fax 0821/438444
E-Mail: Gudjons@online.de
www.Gudjons.com
Verwendung selbst ausgewählter Pflanzen und Mineralien, Herstellung der Verreibungen direkt am natürlichen Fundort.

Kattwiga GmbH
Zur Grenze 30
D-48529 Nordhorn-Brandlecht
Telefon 05921/7802-0, Fax 05921/7802-20
E-Mail: kattwiga@t-online.de
www.kattwiga.de
Hersteller homöopathischer Komplexmittel, auch Testsätze für Therapeuten.

Klösterl Apotheke
Johannes Zeise-Wallbrecher
Waltherstr. 32a
D-80337 München
Telefon 089/532554, Fax 089/5389819
E-Mail: apotheke@kloesterl.de
www.kloesterl-apotheke.de
Ausschließlich handverschüttelte Potenzen aus eigenem homöopathischen Labor. Abgabe in 1,5 Gramm Glasröhrchen und 1 Gramm Schraubfläschchen für Hausapotheken und Testsets.

Staufen-Pharma GmbH & Co.
Bahnhofstr. 33-35+40
D-73033 Göppingen
Telefon 07161/676-0, Fax 07161/676-298
E-Mail: info@staufen-pharma.de
www.staufen-pharma.de
D-Potenzen homöopathischer Einzelmittel, spagyrische Essenzen in der Tradition von Dr. Zimpel sowie homöopathisch-spagyrische Komplex-Präparate. Auch große Bandbreite an Organpräparaten und Nosoden.

SUNRISE-Versand
Dr. Wolfgang Schmelzer
Kandelstr. 5
D-79199 Kirchzarten
Telefon 07661/9880-0, Fax 07661/9880-29
E-Mail: info@sunrise-versand.de
www.sunrise-versand.de
Alles für die Homöopathie, auch reichhaltiges Literaturangebot.

WALA Heilmittel GmbH
Boßlerweg 2
D-73087 Bad Boll-Eckwälden
Telefon 07164/930-0, Fax 07164/930-297
E-Mail: info@wala.de
www.wala.de
Potenzierte Einzelmittel, Komplex- und Organpräparate, die nach geisteswissenschaftlichen Gesichtpunkten ausgewählt, komponiert und rhythmisiert werden.

WELEDA AG Heilmittelbetriebe
Möhlerstr. 3–5
D-73525 Schwäbisch Gmünd
Telefon 07171/919-0, Fax 07171/919-424
E-Mail: dialog@weleda.de
www.weleda.de
Potenzierte Einzel- und Mischpräparate nach der Anthroposophie Rudolf Steiners ausgewählt, zusammengestellt und rhythmisiert.

Österreich
SPAGYRA-Homöopathische Arzneimittel
A–5082 Grödig, Marktplatz 5a
Telefon 06246/72370, Fax 06246/73165
E-Mail: office@spagyra.at
www.spagyra.at

HOMOEOCUR, Stadt-Apotheke Retz
A–2070 Retz
Telefon 02942/2287, Fax 02942/228720
E-Mail: Leisser@homoeocur.at
www.homoeocur.at
C, D, LM bzw. Q-Potenzen und Hochpotenzen bis M

(C 1000) nach der Einglasmethode von Hand dynamisiert.

Schweiz
Drogerie zum Chrüterhüsli AG
Gerbergasse 69
CH-4001 Basel
Telefon 061/269912-0, Fax 061/269912-2
Sehr großes Spektrum, sehr gute Nosoden, Phytotherapeutika usw.

Laboratoire Homoeopathique Scientifique,
Dora Schmidt-Nagel
Rue du Pré-Bouvier 4
CH-1217 Meyrin (Genève)
Telefon 022/71 91 919, Fax 022/71 91 920
Tel. (deutschsprachig): 022/71 91 910
E-Mail: info@schmidt-nagel.ch
www.schmidt-nagel.ch

Blütenessenzen, Pflanzenessenzen

Die Original-Bach-Blütenessenzen sind apothekenpflichtig. Das Gesamtrepertoire an Blüten- und Pflanzenessenzen hat sich jedoch um ein Vielfaches erweitert. Entsprechend gibt es heute etliche weitere Hersteller, die sehr gute Blütenessenzen anbieten.

Deutsche Blütenmittel (DBM)
Fa. Keilholz
Oberrödel 11
D-91161 Hilpoltstein
Telefon 09177/815, Fax 09177/9542
Hervorragende Blütenessenzen, riesiges Sortiment mit Hunderten von Blüten.

Healing Herbs Ltd.
Dr. Julian Barnard
P.O. Box 65
GB-Hereford HR2 0DX
Telefon 01873/890218, Fax 01873/890314
E-Mail: info@healingherbs.co.uk
www.healingherbs.co.uk
Sehr gute, handverarbeitete Blütenessenzen nach den Originalrezepten Dr. Edward Bachs.

Australian Bush Flower Essences Pty. Ltd.
45 Booralie Road
Terrey Hills, NSW 2084
Australia

Telefon 02 9450 1388, Fax 02 9450 2866
E-Mail: orders@ausflowers.com.au
www.ausflowers.com.au
Busch-Blüten-Essenzen nach dem Naturheilkundler und Homöopathen Ian White.

Flower Essence Services
P.O. Box 1769
Nevada City, CA 95959
USA
Telefon 530 – 265 – 0258, Fax 530 – 265 – 6467
E-Mail: info@fesflowers.com
www.fesflowers.com
Kalifornische Blütenessenzen nach Michael Katz und Patricia Kaminski.

Institut für Bach-Blütentherapie
Mechthild Scheffer
Eppendorfer Landstr. 32
D-20249 Hamburg
Telefon 040/43257710, Fax 040/435253
E-Mail: info@bachbluetentherapie.de
www.bach-bluetentherapie.com
Vertrieb der »Original-Bachblüten« (Nelsonbach) in Deutschland (nur über Apotheken).

Nelsonbach
Broadheath House, 83 Parkside
Wimbledon
GB-London SW19 5LP
Telefon 020/87804200, Fax 020/87805871
E-Mail: pharmacy@nelsonbach.com
www.nelsonbach.com
Herstellung der »Bach Original Flower Remedies«, heute in maschineller Fertigung.

FLOREM Sàrl
42 rue du Maire Rupp
F–67160 Steinseltz
Telefon 038/8543854 (D: 0180/1122321)
Fax 038/8548648 (D: 0180/1122322)
E-Mail: info@florem.com
www.florem.com
Bieten alle Blütenessenzen der vorgenannten Hersteller an.

Milagra Blütenessenzen GmbH
Postfach
D-70100 Freiburg
Telefon 0800/027725127, Fax 0034/95/6687293
Baumgartenstr. 43
CH-2540 Grenchen
Telefon 0034/95/6687703, Fax 0034/95/6687828
E-Mail: milagra@retemail.es
www.milagra.de
Anbieter vieler Blütenessenzen unterschiedlicher Hersteller.

Steinkreis
Ruth und Werner Berger
Buchöster 11
D-83342 Tacherting-Emertsham
Telefon 08622/98788-8, Fax 08622/98788-9
E-Mail: r.u.w.berger@t-online.de
www.steine-und-mehr.de
Sehr interessante Baum-Essenzen aus eigener Produktion.

Phytotherapie

Phytotherapeutische Mittel erhalten Sie haupt-sächlich über die örtliche Apotheke sowie über Naturkostläden, Reformhäuser oder Teeläden (Kräutertees). Bei phytotherapeutischen Heilmittelpräparaten arbeite ich gerne mit den Pflanzen-auszügen der Firma Alcea.

Alcea Heilmittel GmbH
Alfred-Nobel-Str. 5
D-50226 Frechen
Telefon 02234/93341-0, Fax 02234/93341-29
E-Mail: info@alcea.info
www.alcea.info

Alcea Heilmittel AG
CH-8580 Hefenhofen
Telefon 071/41181-88, Fax 071/41181-89
Hier gibt es auch Testsätze für Therapeuten. Das Alcea Arzneimittelverzeichnis beschreibt das Wesen der Pflanzen ganz wunderbar, wird aber leider nur an Ärzte und Heilpraktiker versandt. Aber: Wer ohne einen solchen Schein leben muss, muss da nicht leer ausgehen! Das Buch »Wesen und Signatur der Heilpflanzen« von Roger Kalbermatten (ISBN 3-85502-744-7) enthält ebenfalls die guten Beschreibungen und dazu sehr schöne Bilder der einzelnen Pflanzen.

Farfalla Essentials AG
Florastr. 18
CH-8610 Uster
Telefon 01/9059900, Fax 01/9059909
E-Mail: info@farfalla.ch
www.farfalla.ch
Hervorragende ätherische Öle, viele hochwertige natur-kosmetische Produkte.

Drogerie Gerber
Inhaber: Martin Tresch
Marktplatz 4
CH-4500 Solothurn
Telefon 032/624513-1, Fax 032/624513-4
Ätherische Öle, Homöopathie, Spagyrik, Heilsteine, Nosoden u. v. m.

Maienfelser Naturkosmetik
Hans-Peter Lindenmann
Im Burgfrieden 17
D-71543 Maienfels
Telefon 07945/2582, Fax 07945/1571
E-Mail: maienfelser-naturkosmetik@t-online.de
www.maienfelser-naturkosmetik.com
Seit 25 Jahren hervorragende ätherische Öle und hand-verarbeitete Naturprodukte aus kontrolliert biologischem Anbau bzw. nach den Richtlinien des deutschen Tier-schutzbundes.

WALA Heilmittel GmbH
Boßlerweg 2
D-73087 Bad Boll-Eckwälden
Telefon 07164/930-0, Fax 07164/930-297
E-Mail: info@wala.de
www.wala.de
Besitzen einen sehenswerten, üppigen Kräutergarten, aus dem spezielle Pflanzenheilmittel und auch Naturkosme-tika (Dr. Hauschka) nach geisteswissenschaftlich ent-wickelten Verfahren hergestellt werden.

WELEDA AG Heilmittelbetriebe
Möhlerstr. 3–5
D-73525 Schwäbisch Gmünd
Telefon 07171/919-0, Fax 07171/919-424
E-Mail: dialog@weleda.de
www.weleda.de
Großes Angebot pflanzenheilkundlicher Mittel nach der Anthroposophie Rudolf Steiners.

Biologische Heilmittel, Nahrungsergänzungsmittel

Biologische Heilmittel erhalten Sie über die Apo-theke (zum Beispiel Phönix-Produkte, Spirulina, Bio Reu Rella) oder im Fall vieler Nahrungsergänzungsmittel auch über folgende Anbieter:

Lohnt sich
Günter Glaeske
Hölderlinstr. 23
D-72127 Kusterdingen
Telefon 07071/157740, Fax 0721/151432278
E-Mail: post@lohntsich.de
www.lohntsich.de
Nahrungsergänzungsmittel zu günstigen Preisen, ver-sandkostenfreie Lieferung innerhalb Deutschlands. Hier erhalten Sie Rechtsregulat, Spirulina (Algen) u. v. m.

ProVitas
Umwelt- & Gesundheitsprodukte
Enzianweg 7
D–71364 Winnenden
Telefon 07195/983138, Fax 07195/983137
E-Mail: info@provitas.de
www.provitas.de
Produktinformationen: www.in-for-mationen.de
Breite Palette von Nahrungsergänzungsmitteln und frei verkäuflichen biologischen Heilmitteln. Vita Biosa, Chlorella Algen u. v. m.

Tech-Med Labor GmbH
Saalachstr. 92
A–5020 Salzburg
Telefon 04350/350, Fax 04350/3550
E-Mail: TML@orthotherapia.net
www.orthotherapia.net
Qualitativ hochwertige Nahrungsergänzungsmittel und biologische Heilmittel.

Edelsteine und Edelsteinessenzen

Edelsteine und Edelsteinessenzen erhalten Sie in Mineralienfachgeschäften. Achten Sie hierbei auf Händler, die Ihnen Auskunft über Herkunft und Qualität von Steinen geben können, und lassen Sie sich auf der Rechnung/Quittung bestätigen, dass die gekauften Steine echt und unbehandelt sind. Leider werden viele Mineralien und Edelsteine gefärbt, gebrannt, mit Kunststoffen behandelt oder sogar radioaktiv bestrahlt, was sie für heilkundliche Zwecke unbrauchbar macht. Mehr dazu erfahren Sie im »Lexikon der Heilsteine« von Michael Gienger oder beim Steinheilkunde e.V.:

Steinheilkunde e.V.
Forschungsprojekt Steinheilkunde
Unterer Kirchberg 23/1
D–88273 Fronreute
Telefon 07505/95 64 51, Fax 07505/95 64 52
E-Mail: info@steinheilkunde-ev.de
www.steinheilkunde-ev.de
Forschung, Öffentlichkeitsarbeit, Verbraucherschutz.

Edelstein-Essenzen
Ulrich Arndt
Kandelstr. 53
D–79312 Emmendingen
Telefon 07641/931226
E-Mail: info@edelstein-essenzen.de
www.edelstein-essenzen.de
Edelstein-Essenzen nach Alchemie und Ayurveda.

Edelsteen Remedies
Groene Toermalijn Uitgeverij
Amandus Korse
De Bongerd 23
NL–6584 DG Molenhoek
Telefon 080/583380, Fax 080/587147
Edelstein-Essenzen in eigenem Herstellungsverfahren (Einlegen der Steine in Trägerflüssigkeit über Wochen und Monate); seit 1981!

Laurin's Garten
Roßgumpenstr. 10
D–72336 Balingen-Zillhausen
Telefon 07435/919930, Fax 07435/919931
E-Mail: laurins_garten@t-online.de
www.laurinsgarten.de
Vertrieb der Edelstein-Essenzen von Edelsteen Remedies, Amandus Korse, in Deutschland. Außerdem »Grünes Gold«: Gold, Platin und Edelmetalle aus ökologisch verträglichem Abbau und Sozialprojekten in Kolumbien. Weitere Nahrungsergänzungsmittel u. v. m.

United Nature
Firos Holtermann ten Hove
Eisenbolz 7
D–87480 Weitnau
Telefon 08375/974856, Fax 08375/8881
Edelstein-Essenzen in Herstellungsverfahren ähnlich der Bach-Blüten bzw. nach Gurudas.

Atlantis Quintessenzen
Rolphe Alcide Grimaître
Wülflingerstrasse 28a
CH–8400 Winterthur
Telefon 052/2230022, Fax 052/2229266
E-Mail: naturheilpraxis@tiscalinet.ch
www.gesund.ch/atlantis
Edelstein-Essenzen in eigenem Herstellungsverfahren nach schamanischen Heilweisen.

PHI Essences BV
Andreas Korte
Rijksweg Zuid 1, NL–5951 AM Belfeld
Telefon 077/4754252, Fax 077/4754131
E-Mail: info@phiessences.com
www.phiessences.com
Edelstein-Essenzen und Pflanzen-Essenzen, bei denen die Schwingung des Heilmittels über Kristalle auf das Trägermedium übertragen wird.

Chemische Elemente, Umweltgifte

Testsätze mit chemischen Elementen, Umweltgiften und anderen Substanzen können sowohl zur Diagnose der Krankheitsursache sehr hilfreich sein, zugleich aber auch der Therapie dienen, indem belastende Schad-Informationen mit ihrer Hilfe ausgeleitet werden.

INVERTO Resonanz Geräte
D. Zundl
Gartenstr. 8
D-79541 Lörrach
Telefon 07621/52163
Hersteller des mehrfach erwähnten Orgon-Photonenstrahlers. Liefert dazu auch Testsätze, u. a. mit chemischen Elementen.

Staufen-Pharma GmbH & Co.
Bahnhofstr. 33–35+40, 73033 Göppingen
Telefon 07161/676-0, Fax 07161/676-298
E-Mail: info@staufen-pharma.de
www.staufen-pharma.de
Testsätze mit Umweltgiften und vielen anderen Substanzen.

Zubehör für Testsets
Kattwiga GmbH
Zur Grenze 30
D-48529 Nordhorn
Telefon 05921/7802-11, Fax 05921/7802-20
E-Mail: kattwiga@t-online.de
www.kattwiga.de
Testsätze für Therapeuten, auch unbestückte Testkästen und kleine, absolut dichte Rollrandfläschchen.

Lansche-Versand
Gewerbepark Edelweiss 2
D-88138 Weißensberg
Telefon 08389/923192, Fax 08389/923140
E-Mail: info@lansche-versand.de
www.lansche-versand.de
Reichhaltiges Zubehör für Homöopathie und Naturheilkunde; Flachbodengläser sowie Etuis und Rollen für Testsets und Hausapotheken u. v. m.

Sonstiges
Weitere im Buch erwähnte Materialien und Hilfsmittel finden Sie bei:

INVERTO Resonanz Geräte
D. Zundl
Gartenstr. 8
D-79541 Lörrach
Telefon 07621/52163
Hersteller des mehrfach erwähnten Orgon-Photonenstrahlers.

Rolf Gardi-Loser
Linckweg 4
CH-3052 Zollikofen
Telefon 031/9118018, Fax 031/9118019
E-Mail: Rolf.Gardi@dplanet.ch
www.interdimensional.net
Spezielle Stimmgabeln zur Klangtherapie.

Monika Grundmann
Bauhofstr. 14
D-91560 Heilsbronn
Telefon 09872/2999, Fax 09872/2606
E-Mail: monika.grundmann@gmx.net
Spezielle Stimmgabeln zur Klangtherapie, Farbfolien und Seidentücher zur Farbtherapie, Orgon-Photonenstrahler nach D. Zundl, Beinöl, Naturkosmetika usw.

Peter Henauer
Bülachstr. 49
CH-8154 Oberglatt
Tel./Fax 01/8503633
www.RaySave.ch
Tatsächlich funktionierender Bildschirm-Strahlenschutz (Ray-Save PC und Ray-Save TV).

Lansche-Versand
Gewerbepark Edelweiss 2
D-88138 Weißensberg
Telefon 08389/923192, Fax 08389/923140
E-Mail: info@lansche-versand.de
www.lansche-versand.de
Reichhaltiges Zubehör für Homöopathie und Naturheilkunde, u. a. Schröpfgläser, Salbendosen, Cremetiegel, Flaschen und Gläser, Ohrkerzen.

Lichtservice Schäfer
Wildberg 74
D-88138 Weißensberg
Telefon 08389/989202, Fax 08389/989203
E-Mail: info@lichtservice-schaefer.de
www.lichtservice-schaefer.de
Vertrieb des besprochenen »Dinshah-Farbstrahlers«.

Cairn Elen Lebensschulen
Roßgumpenstr. 10
D-72336 Balingen-Zillhausen
Telefon 0700/66 74 26 48, Fax 0721/151 50 84 04
E-Mail: info@cairn-elen.de
www.cairn-elen.de
Ausbildung »Individuelle Therapie« mit Rainer Strebel und Seminare zum Umgang mit der Einhandrute, Seminare und Ausbildungen zur Steinheilkunde, Geomantie u. a.

FreiRaum
Barbara & Peter Newerla
Hegelstraße 38
D-72108 Rottenburg
Tel./Fax 07472/282238
E-Mail: post@newerla.de
www.newerla.de
Seminare und Ausbildungen in Radiästhesie und Geomantie.

Andrea Müller
Panoramastr. 26
D-74831 Gundelsheim
Tel./Fax 06269/428686
E-Mail: CairnElenHN@aol.com
Ausbildungen für Beraterinnen und Berater (Gesprächstrainings usw.).

Zentrum und Schule für klassische Homöopathie
Haid-und-Neu-Str. 5A
D-76131 Karlsruhe
Telefon 0721/966424-2, Fax 0721/966424-5
Ausbildungen und Fortbildungen in Homöopathie.

Akademie für Homöopathie
Grubmühlerfeldstr. 14 a+b
D-82131 Gauting
Telefon 089/893414-0, Fax 089/893414-66
E-Mail: homoeopathie-forum@az-online.de
www.homoeopathie-forum.de
Ausbildung zum Klassischen Homöopathen und Heilpraktikerschule.

Zentrum für Naturheilkunde
Hirtenstr. 26
D-80335 München
Telefon 089/545931-0, Fax 089/545931-99
E-Mail: office@zfn.de
www.zfn.de
Ausbildungen in Homöopathie, Phytotherapie, Spagyrik, chinesische Medizin, Akupunktur, Kinesiologie.

Freiburger Heilpflanzenschule
Ursel Bühring
Oberbirken 17
D-79252 Stegen
Telefon 07661/9811961, Fax 07661/9811962
E-Mail: info@heilpflanzenschule.de
www.heilpflanzenschule.de
Ausbildungen in Phytotherapie / Kräuterheilkunde.

Gisela Müller
Rigistr. 34
CH-6353 Weggis
Telefon 041/3902668
Ausbildungen und Fortbildungen in Farbtherapie sowie Klangtherapie nach Peter Goldman.

Rolf Gardi-Loser
Linckweg 4
CH-3052 Zollikofen
Telefon 031/911801-8, Fax 031/911801-9
E-Mail: Rolf.Gardi@interdimensional.net
www.interdimensional.net
Klangtherapieseminare.

Heilpraktiker Rainer Strebel
Schulstr. 22
D-73614 Schorndorf
Tel./Fax 07181/972897
E-Mail: info@individuelle-therapie.de
www.individuelle-therapie.de
Klangtherapie, Farbtherapie und Körpertherapie im Rahmen der Ausbildung »Individuelle Therapie« sowie offene Grund- und Aufbaukurse zu diesen Themen.

E. Kliegel + T. Gutsche GbR
Rotenbergstr. 152
D-70190 Stuttgart
Telefon 0711/264780, Fax 0711/2629578
E-Mail: info@reflex-zonen.de
www.reflex-zonen.de
Seminare und Ausbildungen in Reflexzonentherapie.

Naturheilpraxen

In diesen Naturheilpraxen werden die »Individuelle Therapie« bzw. ähnliche Systeme und Konzepte praktiziert (nach PLZ geordnet):

HP Andrea Vester
Dankelsbachstr. 39
D-66953 Pirmasens
Telefon 06395/8365

HP Dr. Miriam Schumaier
Bührerstr. 34
D-71640 Ludwigsburg
Telefon 07141/2990303

Dr. med Manfred Kuhnle
Heinzlenstr. 1
D-72336 Balingen
Telefon 07433/930300, Fax 07433/930301

HP Rainer Strebel
Schulstr. 22
D-73614 Schorndorf
Telefon 07181/972897, Fax 07181/61439

HP Erika Hubert
Hallerstr. 8
D-74248 Ellhofen
Telefon 07134/9142-30, Fax 07134/9142-31

HP Heike Jacobs
Schillerstr. 16
D-74924 Neckarbischofsheim
Telefon 0171/8069628

HP Heidrun Willy
Edersberg 10
D-76646 Bruchsal
Tel./Fax 07257/903823

HP Birgitta Zerluth
Christophstr. 37
D-86956 Schongau
Telefon 08861/9309885, Fax 08861/7613

HP Ursula Pantze
Pfalzgraf-Friedrich-Str. 8
D-92318 Neumarkt/Opf.
Telefon 09181/32960, Fax 09181/461344

Beratung und Service

FreiRaum
Barbara & Peter Newerla
Hegelstraße 38
D-72108 Rottenburg
Tel./Fax 07472/282238
E-Mail: post@newerla.de
www.newerla.de
Radiästhetische und baubiologische Untersuchungen.

Johann Haslbeck
Gießen 5
D-84570 Polling
Telefon 08631/8666, Fax 08631/1864102
E-Mail: kristallquelle@freenet.de
www.kristallquelle.de
Radiästhetische und baubiologische Untersuchungen.

Steine und mehr
Stefanie Cumpl
Hauptstr. 14
D-73540 Heubach
Telefon 07173/18482-3, Fax 07173/18482-4
E-Mail: info@cumpl.de
www.cumpl.de
*Radiästhetische Messungen und Schlafplatzuntersuchun-
gen.*

(Stand der Adressen: Winter 2004/2005.
Alle Angaben ohne Gewähr. Aktualisierungen:
siehe die angegebenen Internetseiten.)

Über die Autoren

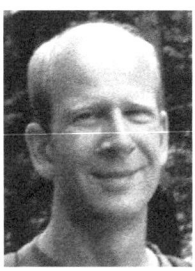

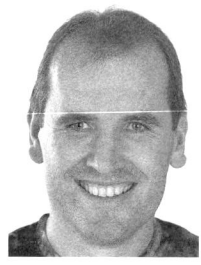

Rainer Strebel
geboren 1961, Vater von drei Kindern, Heilpraktiker, lebt und praktiziert in Schorndorf, Baden-
Württemberg. Strebel entdeckte, dass jedes Thera-
pie- und Diagnoseverfahren eigene Stärken
und Qualitäten hat, und entwickelte das Konzept
der Individuellen Therapie. Seminar- und Vor-
tragstätigkeit zu Körperarbeit, Klangtherapie,
Craniosacraltherapie, Steinheilkunde u. a. Ausbildungen in Individueller Therapie für interessierte
Laien und Therapeuten.

www.individuelle-therapie.de

Michael Gienger
Edelsteinberater, langjährige Beschäftigung mit
der Steinheilkunde und anderen Naturheilverfahren. Zahlreiche Buchpublikationen, Vorträge
und Seminare zur Steinheilkunde. Er hat sich auf
diesem Gebiet internationales Ansehen erworben.
Mitbegründer der Forschungsgruppe Steinheilkunde Stuttgart, des Steinheilkunde e.V. sowie der
Cairn Elen Lebensschulen. Engagement im Projekt »Mineralien in der Heilkunde«, das die Brücke
von der Erfahrungsheilkunde zur Wissenschaft
schlagen konnte. Heute in erster Linie als Autor,
Lektor und Herausgeber tätig.

www.michael-gienger.de
www.cairn-elen.de
www.steinheilkunde.de
www.edelstein-massagen.de

Stichwortverzeichnis

Abbildungsnachweis

Annette Jakobi	9, 14 oben, 28, 31, 32 oben Mitte, 33, 34 Mitte, 35 Mitte, 38 oben, 40, 47, 51 oben, 56 unten, 60, 61 links, 62, 66, 67, 69 oben, 99 links, 103, 105 unten rechts, 109 unten, 112 links, 114, 115, 116, 117 Mitte, 117 rechts, 118 unten rechts, 119 rechts, 121 unten, 122, 125, 127, 129 links, 135 links oben, 137, 138 links, 143, 145 unten, 146
Atelier Bunter Hund	15 unten, 16, 17, 18 unten, 19, 20, 21, 22, 23, 24, 25, 26, 27, 29, 39, 42, 45 rechts, 48 links unten, 51 unten, 56 oben, 57, 58, 69 unten, 83 rechts, 84 links, 85 rechts, 86 unten, 87 rechts, 88 unten, 89 rechts, 91, 98, 99 rechts, 100, 101, 102, 104, 105 oben, 106 unten, 138 rechts
Anja Gienger	11 oben u. unten, 12, 13 unten, 14 unten, 32 unten, 37, 41, 44 unten, 45 links, 48 links oben, 48 rechts, 49, 105 unten links, 109 oben, 110, 117 links, 120, 121 oben, 124 oben, 126, 129 rechts, 130, 133, 135 links Mitte, 136, 139 unten, 142
Fred Hageneder	80, 81, 82, 83 links, 84 rechts, 85 links, 86 oben, 87 links, 88 oben, 89 links, 90, 96, 132
Michael Gienger	13 oben, 32 oben links, 44 Mitte, 46, 71 – 77, 78 links, 79, 92, 112 Mitte, 112 rechts, 113, 135 rechts
Klaus Grundner	11 Mitte, 18 oben, 124 unten rechts, 144, 145 oben
Ines Blersch	124 unten links, 158 rechts
Erich Körbler	55, 78 rechts
Aaron Schwab	36 oben, 118 unten links
Deutsche Homöo-pathische Union	118 oben
H. Heydenaber	119 links (aus: Bierbaum, »Naturheilpraxis heute«, mit freundlicher Genehmigung des Verlags Urban & Fischer)
Rainer Fromm	32 oben rechts
Gaby Gad	35 unten
Rudolf Ihring	34 unten
Eugen E. Hüsler	10
Martin Köpnick	34 oben
Peter Lind	15 oben
Hanne Marquardt	139 oben
Andrea Müller	158 links
Roemelt MV	61 rechts
Ute Schmidt-Hüser	35 oben
Andreas Thumm	140
Ute Weigel	44 oben